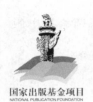
国家出版基金项目
NATIONAL PUBLICATION FOUNDATION

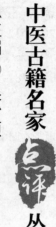

「十三五」国家重点图书出版规划项目

中医古籍名家 点评 丛书

总主编◎吴少祯

宋·王璆◎撰

沈澍农◎点评

沈澍农 陈陌 董臻◎校注

是斋百一选方

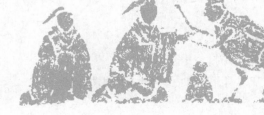

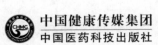

中国健康传媒集团

中国医药科技出版社

图书在版编目（CIP）数据

是斋百一选方／（宋）王璆撰；沈澍农点评．—北京：中国医药科技出版社，2021.12

（中医古籍名家点评丛书）

ISBN 978 - 7 - 5214 - 2764 - 6

Ⅰ．①是… Ⅱ．①王… ②沈… Ⅲ．①方书 - 中国 - 宋代 Ⅳ．①R289.344

中国版本图书馆 CIP 数据核字（2021）第 251612 号

美术编辑 陈君杞
版式设计 南博文化

出版 **中国健康传媒集团** | 中国医药科技出版社
地址 北京市海淀区文慧园北路甲 22 号
邮编 100082
电话 发行：010 - 62227427 邮购：010 - 62236938
网址 www.cmstp.com
规格 710 × 1000mm $^1/_{16}$
印张 20 $^1/_2$
字数 283 千字
版次 2021 年 12 月第 1 版
印次 2021 年 12 月第 1 次印刷
印刷 三河市万龙印装有限公司
经销 全国各地新华书店
书号 ISBN 978 - 7 - 5214 - 2764 - 6
定价 **59.00 元**

获取新书信息、投稿、为图书纠错，请扫码联系我们。

出版者的话

　　中医药是中国优秀传统文化的重要组成部分之一。中医药古籍中蕴藏着历代名家的思维智慧与实践经验。温故而知新，熟读精研中医古籍是当代中医继承、创新的基石。新中国成立以来，中医界对古籍整理工作十分重视，因此在经典、重点中医古籍的校勘注释，常用、实用中医古籍的遴选、整理等方面，成果斐然。这些工作在帮助读者精选版本、校准文字、读懂原文方面发挥了良好的作用。

　　习总书记指示，要"切实把中医药这一祖先留给我们的宝贵财富继承好、发展好、利用好"，从而对弘扬中医药学、更进一步继承利用好中医药古籍提出了更高的要求。为此我们策划组织了《中医古籍名家点评丛书》，试图在前人整理工作的基础上，通过名家点评的方式，更进一步凸显中医古代要籍的学术精华，为现代中医药的发展提供借鉴。

　　本丛书遴选历代名医名著百余种，分批出版。所收医药书多为传世、实用，且在校勘整理方面已比较成熟的中医古籍。其中包括常用经典著作、历代各科名著，以及古今临证、案头常备的中医读物。本丛书致力于将现有相关的最新研究成果集于一体，使之具备版本精良、校勘细致、内容实用、点评精深的特点。

参与点评的学者，多为对所点评古籍研究有素的专家。他们学验俱丰，或精于临床，或文献功底深厚，均熟谙该古籍所涉学术领域的整体状况，又对其书内容精要揣摩日久，多有心得。本丛书的"点评"，并非单一的内容提要、词语注释、串讲阐发，而是抓住书中的主旨精论、蕴含深义、疑惑谬误之处，予以点拨评议，或考证比勘，溯源寻流。由于点评学者各有专擅，因此点评的形式风格也或有不同。但其共同之点是有益于读者掌握、鉴识所论医籍或名家的学术精华，领会临床运用关键点，解疑破惑，举一反三，启迪后人，不断创新。

我们对中医药古籍点评工作还在不断探索之中，本丛书可能会有诸多不足之处，亟盼中医各科专家及广大读者给予批评指正。

中国医药科技出版社

2017年8月

余序

　　作为毕生研读整理、编纂古今中医临床文献的一员，前不久，我有幸看到张同君编审和全国诸多相关教授专家们合作编撰《中医古籍名家点评丛书》的部分样稿。感到他们在总体设计、精选医籍、订正校注，特别是名家点评等方面卓有建树，并能将这些名著和近现代相关研究成果予以提示说明，使古籍的整理探索深研，呈现了崭新的面貌。我认为这部丛书不但能让读者系统、全面地传承优秀文化，而且有利于加强对丛书所选名著学验主旨的认识。

　　在我国优秀、靓丽的文化中，岐黄医学的软实力十分强劲。特别是名著中的学术经验，是体现"医道"最关键的文字表述。

　　《礼记·中庸》说："道也者，不可须臾离也。"清代徽州名儒程瑶田说："文存则道存，道存则教存。"这部丛书在很大程度上，使医道和医教获得较为集中的"文存"。丛书的多位编集者在精选名著的基础上，着重"点评"，让读者认识到中医药学是我国优秀传统文化中的瑰宝，有利于读者在系统、全面的传承中，予以创新、发展。

　　清代名医程芝田在《医约》中曾说："百艺之中，惟医最难。"特别是在一万多种古籍中选取精品，有一定难度。但清代造诣精深的名医尤在泾在《医学读书记》中告诫读者说："盖未有不师古而有济于今者，亦未有言之无文而能行之远者。"这套丛书的"师古济今"十分昭著。中国医药科技出版社重视此编的刊行，使读者如获宝璐，今将上述感言以为序。

中国中医科学院

余瀛鳌

2017年8月

目录 | Contents

卷之三

第四门

中风　瘫痪　风痫　暗风　痛风　手麻　足弱　寒湿痹　臂腿骨痛
鹤膝风

卷之七 ·················· 95

第九门

伤寒　感冒　中暑 ·············· 95

第十门

第十一门

口齿　咽喉　牙痛　牙宣　齿䘌　齿不生　口气　口疮　齿漏　重舌

失音　噎

卷之九 ·········· 117

第十二门

头目　头痛　目疾　烂眩风眼　头风　酒齄　粉刺　面药　鼻内息肉

卷之十 ·· 130

第十三门

卷之十四

第二十二门

卷之十五 ··· 189

第二十三门

卷之十六 ··· 204

第二十四门

痈疽疮肿　瘰疬　疥癣　头疮　漏疮　瘤赘　软疖　敛疮口　驴马涎汗入疮
丁疮　便毒　乳痈　杂疮　髭疮　狐刺 ······················ 204

　　南宋王璆编撰的《是斋百一选方》是宋代较有影响的方书之一，清代藏书家陆心源谓："凡方之传授，治之效验，记述甚详，在宋人方书中足称善本。非王衮《博济方》、严氏《济生方》所能及也。"该书约刊于宋庆元二年（1196），另有说谓刊于宋绍兴十四年（1144）。后经元代建安刘承父校正，内容略有增补，再次刊刻，名为《新刊续添是斋百一选方》。其中，续添之方在方中注明有"续添"二字，共有12条。至日本宽政十一年（1799），日本医家千田恭（子敬）将其所藏钞本与荻子元所藏元刻本互校，并补入《医方类聚》中的王璆选方，整理刊行为另一版本，即后世通行之宽政本，亦称"濯缨堂覆元刊本"。此次增补没有在文中设明显标记，只有一处有说明，为卷十八第二十六门之末附记："上二方，《类聚》援《是斋》方，因附于此。"

　　此外，全书在部分条文排列顺序上略有错乱，又有一些方剂以药为名，方药组成中却无该药。这些乱象不知在何时、因何故而致。

一、成书背景

　　王璆，南宋山阴（今浙江省绍兴市）人，字孟玉，号是斋。曾任淮南幕官、汉阳太守。王氏素喜好医药，热衷于搜集医方，将试而有效者选而录之，并仔细整理，分门别类，历时 19 年，编辑成书。"百一"者，言其选之精也；冠以其斋名"是斋"，则得其书名"是斋百一选方"。

两宋时期，验方收集和方书编纂出现了空前繁荣的景象，这与当时的时代背景密切相关。政治上，分裂、混乱的五代十国时期结束，历史进入了一个相对太平的时段。战时疾病横行所积累下来的医学实践经验，加上宋代对文官队伍的培养和建设十分重视，使文化背景较深的儒士在医学知识研习和创新上有特殊的需求和独到的优势。经济上，两宋经贸的发展促使许多外来医药理论和药材进入中国，促进了新的医学理论、方剂组成、药物炮制和剂型工艺的形成。科技上，指南针扩大了对外交流，印刷术使医药知识得以更加便捷地记录和传播。文化上，庞大的文官队伍在皇帝的鼓励下热衷于谈医论药，具有较深文化底蕴的士人促进了方书、方药在理论上的巨大进步，也改变了医药人员的组成结构。而这一切都与宋代统治者对医方搜集和方书编录的重视密不可分。

宋代统治者对医药知识的重视和人们对维持健康的需求，使得士人知医成为风尚。这一时期出现了一批知医论药的名士，他们积极倡行和参与医药活动，开展医学教育，组织编纂、整理医书。从王侯将相到文人儒士，不乏对医学颇有造诣者，范仲淹更有"不为良相，当为良医"的情怀。在这种思想的影响下，随着"儒医"阶层的形成，社会对医药产生了前所未有的关注，促进了方书的大量问世。而儒臣辑抄方书俨然成了一时之风。此前，唐代就有陆贽撰《陆氏集验方》，刘禹锡撰《传信方》；宋代有沈括集《灵苑方》《良方》（后人加入苏轼相关撰集则成《苏沈良方》），郭思摘编《千金宝要》，王衮编撰《博济方》，李迅编《集验背疽方》，陆游编《续集验方》等。《是斋百一选方》便是在这样的时代背景下编撰而成的。

二、主要内容与特点

《是斋百一选方》是文人集方的代表作之一。全书共 20 卷，分 31 门，载方 1100 余首，内容涉及内、外、妇、儿、皮肤、口齿、五官诸科。全书以病证分类，条理井然。所载之方除详列证治、组方、用法之外，对医方的出处、流传以及治验亦有说明。载方大多为王璆见闻所得，或辑录于所读文献。许多配方精当、行之有效的医方因而得以保存流传。其中，卷之二十非论治病，而是记载了美须美发、膏药配制、生活杂方、特色"京汤"4 门与医疗相关的旁及内容。

全书医方来源广泛，多有亲朋口传之方，也有出自各种典籍者。所涉医籍包括《全生指迷方》《灵苑方》《普济本事方》《博济方》《备急千金要方》《太平惠民和剂局方》《苏沈良方》《无求子伤寒百问》《杨氏家藏方》《圣惠方》《外台秘要》《集验方》等，大多为宋代医籍。除医籍之外，还有《夷坚志》《梦溪笔谈》《泊宅编》《太平广记》《石林避暑录话》《四时纂要》《酉阳杂俎》等唐宋笔记小说。

由于年代久远，上述不少医籍在流传过程中逐渐散佚，但通过《是斋百一选方》保留了部分原貌。如《博济方》原为 3 卷，明代以后散佚，今本系清人官修《四库全书》时自《永乐大典》辑出，并改编为 5 卷，已非原貌。今本中逐气散出自《博济方》卷三《水气》，但由《是斋百一选方》可知，逐气散原属卷二。又，《全生指迷方》原书共 3 卷，较早亡佚，清修《四库全书》时从明代《永乐大典》中辑出，厘为 4 卷。后世医家多以指迷茯苓丸治疗肩臂痛，但于今本《全生指迷方》中并未见到相关记载，而在《是斋百一选方》中得以窥见该方全貌。

《是斋百一选方》继承了《肘后备急方》《小品方》等验方方书

的思路，有序列出了多种疾病的妙方。全书以"效验为先"为原则，所载多是王璆亲验有效或知闻他人曾用的奇效之方，"立效""甚妙""得效"之语几乎可见于各方叙述。说明王璆平素关心医药，对疾病分类比较熟悉，且恒久地有心收集各种医方。所以，书中所载之方值得深入研究，学习利用。同时，王璆又恪守着真实客观的态度，不夸大，不妄言。例如第十四门治腋气方下明载："轻粉傅之，虽不能去根本，尝用立效。"第二十三门的治奔豚方下亦注明："此药亲曾服，果有功效，但不能去根。"

全书收方以实用为主，较少讲说医理。但有时也要言不烦地提示辨证和用药的要点。如第二十三门去铃元："此药专实脾胃，以其有青盐引入下部，遂大治小肠疝气，服之累有效。寻常治疝气药，多是疏导，久而未有不为害者，此药用姜汁专一发散，而无疏导之害，此所以为妙也。"分析了该方药性与他方的区别。

很多方剂采用了特别的剂型或精心设计的加工制作过程，这些也都是中医药宝贵的历史财富，应该研究和继承。例如，书中有数方将某一药物等分为 4 份，各用不同的药炒过，取他药性味而不用其质，然后将分别炒过的药合而服用，丰富了所用药物的性能，如第十八门治蛊胀法的枳壳、第二十三门固真元中的苍术等。

《是斋百一选方》颇具时代特色。例如用方剂型，以丸药为主，散药在次，汤剂较少，而"丸"又因避宋钦宗赵桓之名讳（即避"桓"的同音字），全书皆写作"元"（相近时期的方书多写作"圆"）。又如，时人用甘香药物做"汤"待客，并将其作为日常保健饮品，这已经成为当时的社会风尚。书末专辟"京汤方"门类，记载了数十首汤方。

文人辑方书具有笔记意味。全书文化气息浓厚，书中记载了不少类似"医话"的内容，反映当时的医药文化现象，因之具有不同于普通方书之处。

书中多首方剂之下交代了方源，对由谁传出、如何流传、如何应验做扼要记载，借以证明所载内容的真实性以及所载方的价值。例如第二十三门说："已上八方，绍兴一小人王小八者，以卖糕为业，不知何处得此方，治人甚验，所得颇厚，遂弃业行医。因赂其妻兄郑二而得之。"此八方竟是"赂"得！这样一些非方剂本身内容的记载，更增加了方剂来源的真实性。但后世方书转载时往往因其不属医药本身而将这类内容略去。

第二十九门膏下补记："诸疾亦度情而用，甚妙。此方得之于一僧，颇有异，誓不传与取利之家。苟或取利，则入山遇虎，入水遇蛟，传者切宜戒之！葛丞相传，郑知县亨老得之昆山僧，皆此方，屡合以施人。奇妙奇妙！"强调传方行善而不可用于取利，若用于取利则将有恶报。

第二十六门载："治产难。密以净纸书本州太守姓名，灯上烧灰，以汤调下即产。此虽厌胜，颇验。"难产的厌胜之法，竟是将地方官姓名烧灰服下，反映了地方官权的泛化。诸如此类的生动记载，书中还有不少。

本书记述的真实性，还体现在一些专门用语上。如书中有30多处药物下记载其用量为若干"文"。笔者初读时不知何意，难以读解。后发现更特别者，如卷十六第二十四门治癞头疫之大风油、治疮方之乳香，用量皆为"五十文省"。考"省"一义为"节减"，引申为"不足"，在宋代公文收支记述中常见，则知"五十文省"意为"不到五十文"。由此得知，全书他处药下"文"字之用法皆同此，是记述铜钱的数量，并由此借指用这些铜钱可购得的药量。那么，同一方中的药物，为什么有的用重量、个数计，有的用资费计呢？据理推想，以资费计量的药是医者不常备，必须在药房购买的，而其他药物当是医者自有或随带或易求得的。能以资费代药量，说明可能当时药价比较稳定，行内人都很熟悉，因而可以直接用资费表述。不过，

30 多处用"文"计药量，对比全书用药总数来说还是很少的。因此，这可能是忠实记录了方剂源出者用药时少量药物为市购的实际情况。

　　不少方剂的记载使用了当时的民间俗语，不加以考究就不易读懂。而考究之后，不单有助于本书的阅读，亦有助于语言文字的研究。例如第一门"上用宣州木瓜三枚，切下盖子，以竹刀斡去穰"，其中的"斡"，《汉语大字典》没有相应义项，而《汉语大词典》有"挖取，掏取"一义，与"斡去瓤"句相合；第十二门"牙关紧者，斡开口灌"，"斡"亦取"挖"义。又第十三门"每患缠喉风，或喉闭，或痾疾，用一斡耳，以生姜自然汁一茶脚化下"；第二十三门"上为细末，如烂甚者，入炒黄丹参斡耳子"。"斡耳""斡耳子"各种辞书未见，结合前例看，当指挖耳勺。相近时代方书中亦见此用例者。如明代《普济方》卷五十五香矾散："上为细末，用药少许，先以新绵缠细箸头捻令脓干，然后用药挑入耳中，明日用斡耳子斡去昨日药，再用如前法，以瘥为度。""斡耳子"和"斡"的用例俱见。《洪氏集验方》《小儿卫生总微论方》《杨氏家藏方》等方书中亦有"斡耳"用例。又本书第二十四门："将磁片刮令极净，捣或碾为细末，然后再入乳钵，熬研如粉，无声乃止，每用一耳㨟，掺疮上即愈。"《说文·手部》："㨟，掏㨟也。"玄应《一切经音义》卷七引服虔《通俗文》："㨟出曰掏。""㨟"音"wò"，掏、挖之义。则"耳㨟"即是"斡耳子"。如此，则当以"㨟"为正，"斡"通"㨟"。但后世此二字不常用于此义，概易作"挖"。"挖"字出现于明代，通行前曾用"穵"来记写。《广雅·释诂》："穵，深也。"《广韵·黠韵》："手穵为穴。"但"穵"亦是罕见字，《汉语大字典》所引"穵"的例证也都出于明代以后。当然，由"穵"分化成"挖"，这比较容易发生，是一条明线。而在此前，"挖"意记作"斡""㨟"，二字与"挖"音亦相近，应该也是"挖"字形成的一个暗源。亦即，历史上由"斡""㨟""穵"三字记写之义共同演变为由"挖"来记写。

可见，这种文人辑方采用了的较为通俗、写实的用语风格，也为语言文字研究提供了鲜活生动的语料。

此外，《是斋百一选方》现传主要刊本是宽政本。据我们的校读观察，该本在文字上是比较尊重原书的，这也是日本古人传抄辑校中国古书的传统。因而，本书用字在相当程度上可以视为元代用字的原貌。

三、版本情况

《是斋百一选方》现今通行本为 20 卷，另有 30 卷、28 卷、8 卷之说。杨守敬《日本访书志》云："按此书《四库》不著录，《宋志》二十八卷，《书录解题》三十卷，《曝书亭集》称所藏元本仅二十卷，遂疑为后人所选择。然按刘承父所咨，则此为是斋全本，《解题》《宋志》皆误也。"著录 8 卷者，实与《肘后备急方》传本相混，当仔细审之。冈西为人《宋以前医籍考》注云："按《平津馆馆藏书籍记》《孙氏书目》《邵亭知见传本书目》《开有益斋读书志》《郑堂读书记》并载有'王氏百一选方八卷'者，皆为写本，而有杨用道序。据《平津馆馆藏书籍记》，其内容即与明李栻所刻《葛仙翁肘后备急方》全同，即知其书实为杨用道《附广百一方》，而漫袭是书之题名而已。"

目前国内所藏除宽政本之外，还有两种抄本，一个是宽政七年（1795）日本医学院惟源和奉敕校订本（以下简称"源本"），另一个是据宽政刊本的清抄本。另外我国台湾亦藏有日本钞本（以下简称"钞本"），该本所据不详，仅录有 20 卷本之前 10 卷的内容。

四、学习要点

1. 《是斋百一选方》为验方辑抄，最有意义的就是为多种疾病提供了有实用价值的方剂，因而，可以研究选择应用。

2. 在浩瀚方书中，本书最大的特色是其原始性、实录性。其中不少方剂的使用方法极为特殊，值得研究探讨。

3. 是书所载之方，有的述证较为简单，因而需要读者仔细研判原方方义和使用特点。

4. 本书记述的语言带有时代特色，若不细心研究，则容易误读误判，从而影响实际应用。本次整理我们竭尽心力，但难免存在疏漏或失误。读者在利用本书时仍需认真阅读、仔细研究，尽量避免因对文本的误解而影响实用。

5. 中医方书每多相互借鉴、辑收。是书收载了前世方书部分有效方剂，而载方也多为后世方书所摘编。因此，遇到难解的条文、用语，可在前后时代书籍中寻求同条文本，其间异文有时会帮助我们理解原著。

整理说明

1. 本次整理，以宽政本为底本，该本既为足本，又为精校本，其余诸本为参校本。

2. 底本为竖排繁体，本次整理厘为横排简体，繁体字、异体字统改为现代通用字，表示行文前后之"右"径改为"上"，不再另注。同一字、词仅在第一次出现时进行校注，以后除语境中特别易混者不重复作注。

3. 凡底本与校本互异者，若系底本错误，予以勘正，并出注说明；若难以判定是非或两义均通者，出注并存或酌情表示倾向性意见；若底本不误而校本误者，不出注。

4. 源本多有发挥，特别是在载方时与他书同源方多做对比，指出异同，有助于对原书的理解。故本次整理时，选择其中方名不同、方剂组成有异的内容以"源按"形式出注。此外，钞本中有差别的内容择录（用药分量小别的情况忽略）。

　　宋人方书其最著者，陈氏《三因方》、许氏《本事方》之类，我邦既刻之行于世久矣，而至王氏《百一选方》才传抄本，世罕觏^①者。医官千田子敬特好阅之，试诸刀圭^②，奇特尤多。然其文字差舛^③，有不可读者，是以访求数本而为之厘订，将命剞氏^④与《三因》《本事》诸书同布于世焉。会西京荻子元元凯应召来斯都，相见于医学中，语次及此书，子元便贷^⑤以其所藏元人镂板完好者，因改取此为蓝本，更加详校，子敬于是无复遗憾焉。迨其迄功^⑥，丐^⑦予作序，予考历代医传无传王氏者，惟宋陈振孙《书录解题》载：《是斋百一选方》三十卷，山阴王璆孟玉撰，百一言其选之精也。又宋陈造《江湖长翁集》有百一方题言称：王氏名璆，字孟玉，是斋其号，山阴人，绍熙中仕为汉阳史，斯书裒集^⑧十九年始成。又天台章楫序称：是斋王史君^⑨

---

① 觏（gòu 够）：遇见。
② 刀圭：药物、医术。
③ 差舛：差错。
④ 剞（jī 基）氏：即剞劂（jué 决）氏，指刻板印书的经营人。
⑤ 贷：给予。
⑥ 迄功：完工。
⑦ 丐：请求。
⑧ 裒（póu 抔）集：辑集。
⑨ 史君：同"使君"。对州郡长官的尊称。

珤，守古沔阳，公馀①哀集始就②，盖其人非医，效陆忠宣忠州之录者③。《古今医统》作字孟欲，误矣。又清朱彝尊《曝书亭集》有此书跋，谓：《书录解题》云三十卷，宋《艺文志》作二十八卷，其所藏元本仅二十卷，因疑经后人选择者。今此本亦二十卷，即与朱所言符矣。而其分门三十一，录方一千有馀，条列井井甚备，则未可遽④据《解题》及《宋志》所载卷数，而斥为非王氏原帙也。子敬已研精方术，最爱是册，而子元从千里外来，以勴⑤其举者，实非偶然也。近者同僚山本宗英直刻《杨氏家藏方》，吉田快庵赖千刻《仁斋直指》，津轻意伯健寿刻《外科精要》，桂川甫周国瑞活字嵌印，以行数种，其他诸医官家锓⑥方书，陆续告竣。盖医学之盛，未曾有如今日者，乃是国家深仁之所施及。於戏⑦！不亦韙⑧乎哉！因并书之。

宽政十一年⑨岁在己未端午日

丹波元简廉夫撰

---

① 公馀：谓公务之余。

② 就：完成。

③ 陆忠宣忠州之录者：指唐代陆贽所作《陆氏集验方》。唐代著名政治家、文学家、政论家陆贽（754—805），字敬舆，曾任宰相，贞元十一年（795）被贬为忠州别驾。在忠州时著《陆氏集验方》50卷。去世后追赠兵部尚书，谥号"宣"。

④ 遽（jù 巨）：急忙。

⑤ 勴（lǜ 虑）：助。

⑥ 锓（qǐn 寝）：雕刻。

⑦ 於戏：感叹词，同"呜呼"。

⑧ 韙：赞赏。

⑨ 宽政十一年：即1799年。宽政，日本光格天皇年号，为1789～1801年。

　　方书传于世众矣，其断断①能已疾②者盖③寡。古人方书，一药对一病，非苟④云尔也。后世医家者流，不深明⑤夫百药和剂之所宜，猥⑥曰医特意尔，往往出己见，尝试为之，以故⑦用辄不效。甚者适以⑧益其疾，而杀其躯者有之，毋怪乎馈药者以未达而不敢尝⑨，有病者以不治为得中医也⑩。嗟乎！医方所以除疾疢而保性命，其何至是？得匪⑪其择之不精，处之不审⑫故欤？是斋王史君琰，博雅君子也。生长名家，蓄良方甚富，皆其耳目所闻见，已试而必验者。每叹

---

① 断断：确实。

② 已疾：治愈疾病。

③ 盖：却。

④ 苟：随便。

⑤ 深明：通晓，精通。

⑥ 猥：浅薄。

⑦ 以故：因此。

⑧ 适以：恰好。

⑨ 馈药者以未达而不敢尝：语本《论语·乡党篇》："康子馈药，拜而受之，曰：丘未达，不敢尝。"馈，馈赠。

⑩ 以不治为得中医也：语本《汉书·艺文志·方技略》："有病不治，常得中医。"谓有病不治，往往合于中等医生的水准。

⑪ 得匪：即"得非"，莫非是。

⑫ 审：周密，详细。

人有可疗之疾，药不相值①，卒于②不可疗。思济③斯人，讵④忍秘而不示？属守古沔，公馀裒集始就，乃锓诸郡斋，目⑤之《百一选方》，其精择审处盖如此。然则公之用心仁矣，是书之衍⑥其传也，宜哉！

庆元丙辰⑦孟冬初吉郡文学天台章楫序

---

① 相值：相当。

② 卒于：终于。

③ 济：济救，拯救。

④ 讵：岂。

⑤ 目：题名。

⑥ 衍：广，广泛。

⑦ 庆元丙辰：即1196年。庆元（1195～1201年初），南宋宁宗赵括的第一个年号，1201年2月5日改为元嘉泰元年。

百一选方序 | ⊛

　　予少多病，刻意①方书，且博求于人，得于方书之外，往往取效如意。岁丁巳之官京西，正月十有八日，谒②汉阳史君王公璆，公一见如旧知，问为政，不吾靳③，因惠《百一选方》一部四帙。予向④之求而得、用而效者，尽在焉，乃叹得书与识公皆不早也。公云：吾裒集十九年乃成书。其勤如是，我辈顾安享用之。士君子以仁存心，凡其济世利人不能行，慊如⑤也。公之此书，足以酬满所志，而况政术父母斯民⑥，有不可掩者在，予皆不可忘，故识⑦之。

　　上出于宋高邮陈唐卿选《江湖长翁集》第三十一卷，元本失载，故附于兹。

---

① 刻意：竭尽心思。
② 谒：拜见。
③ 靳：吝啬。
④ 向：从前。
⑤ 慊（qiǎn 浅）如：不足貌。
⑥ 父母斯民：像父母一样对待老百姓。
⑦ 识（zhì 治）：记。

刘承父谨咨题记①｜⬤

　　此集已盛行于世，近得是斋全本，其为方也一千有馀，分门析类，列之于目，井井可观，皆系经验不传之秘。凡丈夫、妇人、小儿诸证，纤悉②委曲③，靡所不备，鼎新④刻梓，三复校正，并无讹舛，凡我尊生君子，伏幸详鉴。

　　岁在癸未端阳⑤前一日，建安刘承父谨咨。

---

　　① 刘承父谨咨题记：此标题原脱。原篇内容原在"新刊续添是斋百一选方目录"标题下的墨围，即"牌记"内。本书未用原目录，故将此题记抽出，单独成篇，并新加标题。此题记概述了刘承父得到该书并校刊的梗概，据此题记，本书元刊本为刘承父翻刻而成。

　　② 纤悉：细致而详尽。

　　③ 委曲：事情的原委。

　　④ 鼎新：更新。

　　⑤ 端阳：农历五月五日。

卷之一

第一门①

丹药

三煅神丹法②，一煅银芽③，二煅金芽④，非寻常伏火朱砂之比。赵彦正有序，言多不录。

白附子六两　　地骨皮　　川椒　　枸杞子　　石韦　　细辛　　天茄子各三两

上并不事治，杵罗⑤为细末。用磁⑥合子⑦一枚，须是径三寸，围九寸，高四寸，并用大寸。先将药末入合子内，可厚一指以来⑧，实筑，然后将颗块朱砂五两，或七两，或十两，蜜拌令匀，以墨染纸裹

---

① 第一门：源本"第一门"前有"日本医学院法印，臣源惟和奉敕校订"。下每门前均同。

② 三煅神丹法：源按："谨按此方诸丹药书不载之，赵彦正传未详。"

③ 银芽：《本草纲目·金石部》第八卷之"银"："时珍曰：闽、浙、荆、湖、饶、信、广、滇、贵州诸处，山中皆产银，有矿中炼出者，有沙土中炼出者。其生银，俗称银笋、银牙者也。"《本草纲目·石部》第十卷之"金牙石"："时珍曰：崔昉《本草》云：金牙石，阳石也。生川陕山中，似蜜栗子，有金点形者妙。《圣济经》治疗风大方中，用金牙石、银牙石。银牙，恐即金牙石之白色者尔，方书并无言之者，姑阙。"

④ 金芽：疑为"金牙"，《证类本草》卷第五载金牙："味咸，无毒。主鬼疰，毒蛊，诸痋。生蜀郡，如金色者良。"

⑤ 罗：一种密孔筛子。此作动词，用罗筛物。

⑥ 磁：同"瓷"。

⑦ 合子：同"盒子"。

⑧ 以来：表示概数，左右或以上。

之，安在合子中心，上更用药末周围实筑，至合子口，可留一分，更铺以椒一分，满之；又用墨纸一重盖定，生油调蛤粉固合口缝，铁线十字系定合子。用纸筋和胶泥_{大率三斤泥、一斤沙土相和，如捏塑泥，要不裂也，}固济①合子周围，可厚一指半，阴干，平地安定，下不得用物，亦不得作坑。然后以醋拌灰滚定周回，抱②了泥合。又周围立倚炭二十斤，并合子上用炭以瓦围束，勿令炭落。上用熟炭一斤，令渐渐生着③，至半日通着④，直至来日⑤冷，打开合子，取出丹砂，其形块大小轻重都不变，但色紫耳。再用蜜拌如前，三煅成丹，共六十斤炭。此法奇妙，炼时忌鸡犬、妇人、孝子见。昆仑纸⑥多上墨，尤佳。

【点评】北宋以前不见有"川椒""川芎"等词。虽然蜀、川皆指今四川地区，但"蜀"的历史更加悠久。秦设立蜀郡，东汉以后，蜀郡之名几经反复，大体延续至唐。北宋乾德三年（965）宋太祖赵匡胤灭蜀，初置西川路于成都。咸平四年（1001），宋真宗又划分四川地区为益州路、梓州路、利州路和夔州路，合称"川峡四路"或"四川路"，后来才简称"四川"。

太素丹⑦　治停寒肺虚，痰实喘急，咳嗽经久，痰中有血，及疗气虚感冷，脏腑滑泄，脾胃羸弱，不进饮食。此药治一切危困之疾神效。周彦广侍郎传。

炼成钟乳粉_{一两}　真阳起石_{二钱，新瓦上用熟火煅过，通红为度，去火候冷，}
_{研极细}

---

① 固济：黏结。多指黏结缝口使密合。
② 抱：用同"包"。
③ 生着：谓点燃。
④ 通着：谓全部燃烧。通，普遍，全部。
⑤ 来日：第二天。
⑥ 昆仑纸：《传信适用方》卷二《补益》载酒煎附子四神丹："用鸡清磨浓墨，涂薄纸作昆仑纸，表里俱涂，厚涂为妙。"
⑦ 太素丹：源按："谨按《杨氏家藏方》白丹、《得效方》白元并同。"

上，已上①二味合研令匀，用糯米粽子尖拌和为元②，如鸡头③大。临和时，入白石脂一钱，须大盘子，不住④手转，候八九分坚硬，阴干，用新粗布以滑石末出光。每服两粒至三粒，空心⑤人参汤或陈米饮下。

白丹 李元方传。

焰硝二两，细研　白矾三两，细研　寒水石四两，细研　块子砒霜一两，细研

上用烧药罐子一个，盛得十两药，先以火炙，以生姜汁涂数遍，炙干。先下砒末，在罐子底按实，次下焰硝末按实，次下白矾末按实，次下寒水石末盖头，填满罐子，上用圆瓦儿盖合口，坐在地上。簇炭五斤发顶火⑥煅，烟尽为度。去火，候冷取药，砒最在底，刮令净尽，研极细，砒别研⑦尤好。次入纯白石脂一两，只用好白墡土⑧亦得，同研细如粉，滴水和成剂，于手心内，以数人转手，元如梧桐子大。先阴干，或晒，或焙，令十分干。再入新甘锅⑨子内，用圆瓦儿盖合口，坐在砖上。簇炭三斤，一煅通红为度，用铃铃甘锅子，倾丹入一厚磁楪⑩内，如玉霜白。每服一二粒，空心，用冷水吞下，以干物压之，忌温热物。少时有孕不可服此药。如无药罐，只用炼得五十两银甘锅子两个，分药作两处，按实烧亦可。此药大治虚寒，壮脾

① 已上：同"以上"。已，通"以"。
② 元：同"丸"。避宋钦宗赵桓名讳而改，亦作"圆"。本书第十五门有旧注云："元者，即药之丸也，丸字犯御讳，以元字代之。"
③ 鸡头：此指鸡头米，即芡实。
④ 不住：不停，不断。
⑤ 空心：空腹。
⑥ 顶火：谓从上方用火。
⑦ 别研：另研。古方书"别"多用"另"义。
⑧ 白墡(shàn 善)土：即"白墡土"，中药"白垩"反义取名之别称。《神农本草经》云："味苦，温，主女子寒热，癥瘕，月闭，积聚。"
⑨ 甘锅：同"坩埚"。以耐火材料制成的可熔炼金属的器物。
⑩ 楪：同"碟"。

胃，进饮食，有大效。寒水石，南人谓之软石膏。

范忠宣公法炼**金液丹**①。

透明硫黄四两　　**猪脂肪**半斤

上先将硫黄碎为小块子，以沙石铫子②炼脂肪成汁，去却筋膜，后下硫黄在内，急以柳枝子搅，才候消，不可炼过③，却④便下火。先用汤一盏，以新绵罩其上，将所熬硫黄并脂倾在绵上，硫黄沉脂浮，候冷拨去脂，将凝住硫黄以皂角汤洗十馀遍，候不黏腻，以柳木槌研三五日，细如粉，水浸，蒸饼⑤为元如梧桐子大，每服三五十元，米饮下。

陈莹中手书中录此方云：颍川范忠宣公家法也。忠宣无问老幼，有病无病，旦旦⑥服之，如嗜茶饭。以其硫黄为脂所制，不留脏腑间。壮气养真，莫甚于此，真仙法也。

太上紫霞丹⑦　　升降阴阳，神仙药也。福州石医方。

硫黄研细　　**针沙**罗去细者。各四两　　**五倍子**一两，打破

上同用，沙锅内以水煮一时，放冷，先拣了五倍子不用，然后淘去针沙，将硫黄用池纸⑧一张于灰上渗令干，团作球，用荷叶一枚裹之，安地上，以大火煅，俟⑨药红即拦去火，经宿研令极细，用饭膏和元，如皂角子大，阴干，每服一二元，空心白汤下，此药治气虚头痛如神。

---

① 范忠宣公法炼金液丹：源按："谨按《圣惠方》金液丹治脏腑积冷，腰脚疼痛。磁石半斤，硫黄二两。《和剂局方》硫黄十两，研细飞过，用磁合子盛，以水和赤石脂云云。《十便良方》《得效方》并同《局方》皆无猪脂肪。"

② 铫（diào 吊）子：煮物瓦罐。

③ 过：谓过度。

④ 却：再，又。

⑤ 蒸饼：蒸制的面食，即今馒头。饼，古代面食的通称。

⑥ 旦旦：天天。

⑦ 太上紫霞丹：源按："谨按《圣惠方》紫精丹无五倍子。"

⑧ 池纸：古代产于池州（今安徽省池州市）的一种优质书写用纸，色白而光洁。

⑨ 俟：等待。

水金丹 钱观文方。

透明硫黄—斤 轻粉—两

上先将硫黄研令极细，于一斤之内取研细硫黄一两，与轻粉一两合和，同研一时辰许，别顿一处。先用真蚌粉一十斤，于一片新瓦上实填瓦口令平，次用银盂子一枚，可盛硫黄末一斤已上者，顿瓦中心，四边用蚌粉紧拥作池子，极要实，然后轻手脱去盂子，将十五两研细硫黄末用一大匙，抄入池子内，次入合和轻粉硫黄末二两，铺盖顶上，以匙捺①令小实。用熟火五斤，就瓦四边煅之，候硫黄成汁透底造化，硫黄、轻粉二气融和，用细蚌粉一大盂，猛罨②药池之上，其残火留经宿，直至寒烬取之，已成一片，刷去蚌粉尽净，研令极细，用面糊为元，如梧桐子大。治男子、妇人一切虚危固冷，肠滑不禁，腹内缠疼③，泻注不已，手足厥逆；饮食生冷，吐泻不止；兼治妇人、室女④赤白带下，面黄痿瘦。补暖丹田，壮元阳。每服七粒，或十粒，空心人参汤下。

雄朱丹⑤ 治宿寒痼冷，饮食呕逆，经隔五七年，即疲瘠异形，变为劳瘵。钱观文方《类聚经》以下十八字⑥作：久则赢弱，变为痨瘵。

朱砂 雄黄各二两

上用沙合子⑦一个，先以牡丹皮二两，内外薰令黄色，入前药在

---

① 捺(nà 纳)：按捺。
② 罨(yǎn 眼)：覆盖。
③ 缠疼：绞痛。
④ 室女：未出嫁的女子。
⑤ 雄朱丹：源按："谨按《直指方》引本方无沉香一味。又《和剂局方》有龙脑、麝香、乌蛇、白僵蚕、天南星五味，无胡椒、官桂、赤石脂、木香、沉香、荜茇、丁香、白术、乳香九味。"
⑥ 以下十八字：指"饮食呕逆……变为劳瘵"句，合十八字。
⑦ 沙合子：黏土烧制的器物。沙，同"砂"。合，同"盒"。

内，用酽米醋①和腊茶②作饼子盖定，以赤石脂固合子口缝，又用赤石脂泥裹合子一重，再用黄泥纸筋又裹一重，约一指厚。先以草火③烧令合子极干，再用五斤火④渐渐添至一秤⑤，候火力渐消，取出，堀⑥地坑一尺以来，埋一宿，去火毒，取出细研，续入后药。

附子_{炮裂，去皮脐，别为细末⑦}　胡椒　官桂_{去皮}　赤石脂　木香　沉香
荜拨　丁香　白术_{各一两}　乳香_{半两，与赤石脂同研细}

上为细末，入前煅药同研匀，却⑧以清酒二升三合，熬去二分，入附子末，煮成糊为元，如梧桐子大，每服十元，温酒盐汤下，空腹食前服。

【点评】古人以火煅法炮制药物（特别是石类药）时，担心会带来火毒之气，因而需要用一些办法"伏火"。本方煅制朱砂、雄黄时预加牡丹皮，并密封煅烧，此为"预伏火"；又在煅烧后"堀地坑一尺以来，埋一宿"，借土地的阴湿之气降伏煅烧过程中的火毒，是为"后伏火"。古籍中以后伏火为主。

蜀仙丹　钱观文方。

辰砂_{四两，细研，水飞过}　杏仁_{二两，去皮尖，研}

上用宣州木瓜三枚，切下盖子，以竹刀斡⑨去穰，先入朱砂实按，次入杏仁填满，却以盖子覆之，用竹签定，以生绢袋子裹之，入

---

①　酽（yàn 验）米醋：味厚的醋。
②　腊茶：又称"蜡茶""蜡面茶"，宋代福建出产的建茶的一种。以上等嫩茶芽碾细，加入香料等制成茶饼，点泡出的茶汤呈乳白色，似熔腊，故得名。
③　草火：柴草之火。
④　火：此指木炭。
⑤　一秤：古代重量单位，"一秤"为7.5千克。
⑥　堀：当作"掘"。
⑦　别为细末：源本作"别研为细末"。
⑧　却：再，又。
⑨　斡（wò 卧）：挖，掏取。

磁器中，蒸一百遍，候数足取出，刮去木瓜粗皮，一处①研细，候可元，即元如绿豆大，每服十粒，空心温酒米饮下。大壮元气，去百病。木瓜最忌铁，见铁即不作效。

资寿小金丹 补益真元，治诸虚不足，上盛下虚，喘急泄泻，手足厥逆，小腹结痛，翻胃②脾寒，霍乱呕吐，食不腐化，白浊梦遗，便多盗汗，恍惚虚惊，耳鸣目眩，久痢赤白，肠风痔漏；妇人诸疾，经候不匀，带下崩中，子宫虚冷，久无胎孕。此丹温平不僭③，常服镇养心气，滋益精神，轻身延年，活血驻颜。

代赭石一斤 馀粮石四两 石中黄二两 赤石脂五两一分

上四味，各研为细末，再秤数足，同入罗三两遍，再匀研细腻，旋旋抄二三匙，入盏中，滴水元如梧桐子大，急手元毕，再元入盘，以光实无皱裂为度。赤石脂性硬，故须旋旋元之，待阴干，入新甘锅子内，装载用木炭每排三两行，用炭排十字，眼中放药锅子，再四围聚木炭，以多为佳。自顶放熟火，令慢慢烧，下不得用扇，直至火与药通红，自冷方取出。入干净磁器中收，每服两粒或三粒，枣汤送下，或米饮下。妇人艾汤空心食前服。

峡州教授王执中刊一书，名《既效方》，云：**金丹**治疗极多，治疟尤神效。其方：代赭石一斤，馀粮石减半，赤石脂、石中黄各四两，同研。滴水元如梧桐子大，三斤炭煅尽为度，每服三五粒，空心冷盐水下。又有**小金丹**，亦治疟。代赭八两，火煅醋淬七次，禹馀粮六两，火煅醋淬七次，赤石脂四两研，石中黄二两研。上，滴水元如梧桐子大，阴干，三四日于银器中滚，令光滑，用磁罐子盛炭火六七斤，烧煅通赤，却用盆盛冷水盆内坐，银盂子倾药在盂内，出火毒，每服三五粒，空心温米汤送下。治状与此方略同。

---

① 一处：一起。

② 翻胃：即"反胃"。

③ 僭（jiàn 件）：过分。

【点评】自秦汉始，人们就希望借助外物之力达到补虚长寿的目的，因而服食金石炼制成丹药。然而，正如《五杂俎》所言："金石之丹，皆有大毒，即钟乳、朱砂，服久皆能杀人，盖其燥烈之性，为火所逼，伏而不得发，一入肠胃，如石灰投火，烟焰立炽"。药物经过煅制，制成的石药、丸药就会带上"火毒"，这种强势火毒服用后会伤害人体，因而丹药炼制又须"伏火"。伏火，就是古人降除火毒的方法（参见前文"雄朱丹"点评），但并不能完全奏效。

就中国医药发展的历史来说，服丹药是人们追求健康历程中的一段特别的探索。始于秦汉，衰于唐末。到南宋时期，金石丹药影响已经较小。但王璆作为文人，可能接触这类资料较多，所以仍有浓厚的兴趣，因而将"丹药"置于全书首篇。本门共9首丹药方，除第一首外，都用到了石药。

第二门

心气　心风

治心气不足方。

大附子一个，去皮脐，切作片子，疏绢袋盛，用生地黄自然汁一大升，银石器中慢火①熬，候地黄汁将尽，取出附子，晒干，为细末，再入地黄馀汁，研成剂，元如绿豆大，每服三十元，米饮吞下。

---

① 慢火：文火，火力较小且缓的火。

若病二三十年者，只两个附子可较①；三二年者，一个附子可较。

【点评】本方以地黄汁制附子，再以地黄汁为丸，一质一液，阴阳互济，扶阳不忘助阴，方简而能兼顾，实为小方之佳构。

治心气虚损，昆山神济大师方，献张魏公丞相，韩子常知府阁中服之有效。

猪腰子一只，用水两碗，煮至一盏半，将腰子细切，入人参半两，当归上去芦，下去细者，取中段半两，并切，同煎至八分，吃腰子，以汁送下。有吃不尽腰子，同上二味药滓焙干，为细末，山药糊元，如梧桐子大，每服三五十元。此药多服为佳。平江医者丁御干为葛枢密云：此药本治心气怔忡而自汗者，不过一二服即愈，盖奇药也。

【点评】"山药"本名"薯蓣"，又作"署预"，因唐代宗名"豫"而讳"预"，改称"薯（署）药"；又因宋英宗名"曙"而讳"署"，故又改称"山药"。宋以前的文献也存在"山药"一词，但基本作为山野药物的泛称，且不能确定流传中文字是否曾有改易。如明版《外台秘要》有两处"山药"，检宋本，则皆作"薯蓣"。

引神归舍丹　治心气，亦治心风。盛觉民传王宣子尚书方。

大天南星厚去皮取心，秤一两，生用　附子一个，重七钱以上者，炮，去皮脐
朱砂一两，水飞

上为细末，用猪心血为元，如梧桐子大，如不稠黏，入面糊少许，煎忘忧草根汤下，子午之交②，各一服，每服十五元，神效。

治心气，桂真官方。吕少张淳熙壬寅丁③家难，积忧之后，遂成

---

①　较：痊愈。亦作"校""觉"等。
②　子午之交：指半夜和正午。即夜晚 11 时和上午 11 时。
③　丁：当，遭逢。

狂易之疾，服此一剂即定。继以蕤仁之类心气药，七日而安。廖硕夫知府云。

上辰砂半两，为细末，以好酒二升，银石或砂器内慢火煮至半升许，入麝香一钱，更煎数沸，取出随意饮之，以尽为度。心神既定，却服补心气药即愈。

乳朱砂　大治一切心气。盛觉民传王宣子尚书方。

朱砂一两，有墙壁透明者方可用

上以石韦叶裹之，以布线缚定，用人乳汁一小瓯①，入银盏内，以物覆之，重汤②内煮，候乳汁干，研细，元如梧桐子大，空心温酒下六元。石韦叶当以新布拭去毛方可用。

大治心气，育神养气，**香参散**。道宁苏先生，仁仲戊子年心气大作，服此而愈。苏韬光传，韬光姓苏。

新罗人参刴③薄片，称半两，湿纸裹煨　大北枣三枚，以丁香三七粒纳其中，湿纸裹煨　生姜指大一块，切作两片，以青盐少许纳其中，湿纸裹煨

上件㕮咀，以水一升，于银石器内慢火熬成一盏以下，睡觉烦闷时顿服④。若常服，则每粒⑤可作数剂。

【点评】"㕮咀"是中医古籍中常见的药物破碎之法，主要用于干植物药的破碎。关于其确切意义，金元以来中医界流行的说法是古代无铁器，故将药用牙咬细，碎成小块。虽然古代中药破碎使用中确实有时可能用咀嚼，但咀嚼法不可能成为诸多干药共同的加工方法。很多干药质地坚硬，或辛辣刺激，或有毒而无法咀

---

①　瓯：杯。

②　重汤：隔水蒸煮。

③　刴：铡切。今人常混写为"锉"。"刴"指用铡刀铡切，"锉"指用锉刀锉屑，二字实不相同。

④　顿服：一次性服用。

⑤　每粒：源本作"每料"。

嚼。再者，服用他人口嚼过的药物也难以被接受。因此，口嚼不可能成为内服药材的常用加工方法。

出土医药文献赋予了"吱咀"新的释义。马王堆汉简、老官山汉简、武威汉简中"吱咀"都作"父且"，"父"为"斧"的古字，"且"为"俎"的古字，"父且"即"斧俎"，意指用斧去砍斫敲打药材，令其细小，同时底下垫以砧俎。

至南北朝，陶弘景《本草经集注·序录》云："凡汤酒膏药，旧方皆云吱咀者，谓秤毕捣之如大豆者，又使吹去细末，此于事殊不允。药有易碎、难碎，多末、少末，秤两则不复均。今皆细切之，较略令如吱咀者，差得无末，而粒片调，于药力同出，无生熟也。"《金匮玉函经》卷七亦云："凡吱咀药，欲如大豆，粗则药力不尽。"虽未说具体做法，但"如大豆"之说与陶氏说相应。可知，在陶弘景倡导改为"细切"之前，"吱咀"是在药臼中捣碎。释为"口嚼"，是因为"父且"二字后世改从口旁，金元人望文生义。

治心神不定，恍惚不乐，火不下降，时有振跳，消阴养火，全心气，**朱雀元**。苏韬光传。

茯神二两，去皮　沉香半两，并为细末

上炼蜜元，如小豆大，每服三十元，食后人参汤下，甚妙。

软朱砂法　补心气，轻健手足，治废忘。赵从简方。

颗块有墙壁辰砂一两，研如粉

上以好清麻油四两、白及二两、木通一两，于油内煎令焦黄，滤去，放令油如人体温，于磁器内和辰砂末，令如糍糕，以皂角浆水洗去油，却用新汲水洗去皂角浆，于磁合内以新水养之，每日早晨换水，空心就舌上圆七粒，如桐子大。若用一匙头许，以温酒化下亦得。有人病心虚，每见垂挂动摇之物辄恶之，服此遂愈。

十四友元　补诸虚不足，益血，收敛心气。治怔忡不宁，精神昏倦，睡卧不安①。

柏子仁别研　远志去心　酸枣仁去皮，炒香　紫石英明亮者　熟干地黄　川当归洗净，去芦　白茯神　人参　白茯苓　黄耆　阿胶蛤粉炒　肉桂不见火。已上各一两　龙齿一两半　辰砂半两，别研

上为细末，炼蜜为元，如梧桐子大。每服三四十元，枣汤下，食后临卧服此。韩魏公方云：予旧有心疾，怔忡健忘，梦寐恍惚，多不得睡，睡状无不有，心药无不服。用尽医工，谓此疾本思愁忧虑耗心血而得之，今欲安心，当用地黄、当归等滋养心血。若更服发散药，如菖蒲之类，心气愈散，必有以收敛之始见功。又本用心过而成，宜更用阿胶、黄耆补之，乃撰成此方，大觉有神效，始谓收敛药用诃子。予曰：诃子但入肠胃，不如龙齿、肉桂大行血，亦欲以行诸药，浑同②无害也。

小补心元③　绍兴府慧应都正方，钱文子传。

天门冬　麦门冬　干山药各一斤　熟干地黄　五味子　石菖蒲各二十两　人参去芦　茯神去木　茯苓各十两　远志去心　官桂去皮。各六两　地骨皮　酸枣仁　龙齿各四两　柏子仁三两

上为细末，炼蜜为元，如梧桐子大，朱砂、麝香为衣。每服三十元，温酒盐汤下。

补心神效元　翟参政家方。

黄耆剉了，蜜汤少许拌匀，焙干　茯神去木　人参去芦　远志去心。各四两　熟干地黄三两　柏子仁别研　五味子　酸枣仁汤泡七次，去壳炒熟，别研。各二两　朱砂一分，别研

上为细末，炼蜜元，如梧桐子大，每服五十元，米饮或酒任下。

---

①　睡卧不安：源按："谨按《和剂局方》睡卧不安下有‘故经曰：脏有所伤，情有所倚，人不能知其病，则卧不安’二十一字。"

②　浑同：等同。

③　小补心元：源按："谨按本方与天王补心丹大同小异。"

盗汗不止，麦麸汤下；乱梦失精，人参龙骨汤下；卒暴心痛，乳香汤下；虚烦发热，麦门冬汤下；吐血，人参汤下；大便下血，当归地榆汤下；小便出血，茯苓车前子汤下；中风不语，薄荷姜汤下；风痫涎潮，防风汤下。

治心风，张德明传，其阁中失心数年，服此药而愈。后再作，服第二方遂安。

水银半两　生薄荷一大握，和水银如泥，研细　麝香一钱　建茶好者，研，一分　半夏一两，以生姜汁煮三五十沸，取出作块子，切，更煮令熟，焙干，捣为细末

上件药都入在薄荷泥内，更研千百转，元如芥子大，金银汤①下十五元，临睡时服，三日再进一服。

第二方

朱砂　乳香各一分，并别研　人参　白茯苓　茯神　琥珀各半两　石菖蒲半两，小而节密②者　酸枣仁温酒浸半日，去壳了纸上，炒令香熟，一分。以一两半浸去壳，只得一分仁　远志酒浸半日，新布裹推去心，焙干半两。以一两只得半两肉

上为细末，炼蜜为元，如梧桐子大，每服二十元，食后酒下，日进二服。如不能饮酒，以枣汤下。此药可常服。

治心风吐药，**瓜蒂散**，《全生指迷方》。张德明阁中服之，吐涎甚多，遂安。又以医陈武功亦效。

瓜蒂末　赤小豆末等分

上二味，研匀，热米饮调一钱，羸人半钱，得吐即止。德明阁中服三钱方吐，数日后又服，遂全安。

治失心，张德明传，秦太师以治徐履之疾。

黄丹　硝石各二两

上煅硝石成汁，以皂角逐小段子投其中，直候无火方止，去皂角，以黄狗肝一具，用竹刀切作片子，掺药末数钱于中，同煮食之。

---

① 金银汤：似指金银花汤。本书后文有3处金银薄荷汤。
② 密：原作"蜜"，据文义改。

又方

蛇含石　代赭石各四两，并煅通红，醋淬　铁粉二两　麝香二钱重　朱砂五钱，一半入，一半为衣

上件为细末，用糯米粉二两作糊为元，分作二百六十元，每服一二元，枣汤下。

宁志元①

好辰砂一两，将熟绢一小片包裹，以线扎定。豮猪②心一枚，以竹刀子切破，不得犯铁，用纸拭去血，入朱砂包子在猪心内，却用麻线缚合猪心，又以甜笋壳再裹了麻皮扎定。无灰酒③二升，入砂罐子或银器内煮，令酒尽为度，去线并笋壳，取辰砂别研，将猪心以竹刀细切砂盆内，研令烂，却入后药末六件，并辰砂、枣肉为元，留少辰砂为衣。药末须隔日先碾下，枣肉于煮猪心日绝早煮熟，剥去皮核，取肉四两用。此方濮十太尉之子六将使传，乃侄尝患心风，服此一料，病减十之八矣。

人参　白茯苓　当归去芦，洗去土　石菖蒲　乳香别研　酸枣仁各半两。用酸枣仁五两，汤浸去皮，可剥半两净仁，炒令赤香熟为度

上同和元，如梧桐子大，以留下朱砂为衣。每服五十元，人参汤下，不拘时候。

抱胆元　治男子妇人一切癫痫疯狂，或因惊恐怖畏所致，及妇人产后血虚，惊气入心，并室女月脉通行惊邪蕴结。此方累曾经效。本是忠懿王之子有疾，忽得一僧授此，服之即效，本名**灵砂观音丹**，忠懿得之未敢信，忽然有一风犬，饲以此药立效，即破犬腹而视，其药乃抱犬胆，因易今名。张升之传。

---

① 宁志元：源按："谨按《和剂局方》宁志膏无当归、石菖蒲、茯苓。《御药院方》并同。《妇人良方》于《局方》加辰砂、茯神、琥珀。又《直指方》于本方加茯神、柏子、琥珀、远志。"

② 豮（fén 坟）猪：阉割过的猪。

③ 无灰酒：不加石灰的酒。古人为控制酒的酸度及便于久存而在酒内加石灰，但石灰能聚痰，所以合药用须无灰酒。无灰酒是酒中佳品。

水银二两　　朱砂一两，细研　　黑铅一两半　　滴乳香①一两，细研

已上将黑铅入铫子内，下水银结成砂子，次下朱砂、滴乳香二味，乘热用柳木槌研匀，元如鸡头大，每服一元，空心用井华水②吞下。病者得睡，切莫惊动，觉来③即安；再进一元，可绝根本。

治惊气入心络，暗不能言语④。《夷坚己志》十五卷章倅⑤事。

密陀僧研极细如粉

上以茶调服一钱匕，一服即愈。昔有人为狼及恶蛇所惊，皆以此药疗而愈。田师中太尉秘方。亦治暗风，密陀僧大如两指者一块，以铁线密缠，留铁线一条悬空挂之，四旁以火煅，令通红，酒一升，醋一升，合和淬药⑥，取酒醋尽为度。出火毒一宿，研令极细，每服一钱，麝香酒调下，吐涎不妨。

归神丹　治一切惊忧思虑，或梦思恍惚，作事多忘，但是⑦一切心气不足，癫痫狂乱，悉皆治之。华宫使传。续添

颗块朱砂二两　　獖猪心二个　　灯心三两

上将猪心切开，入朱砂、灯心在内，麻线系合，于银石器内煮一伏时⑧取出，不用猪心及灯心，只将朱砂研极细，用真茯神末二两，酒煮薄糊和朱砂为元，如桐子大，每服九元至十五元，加至二十一元，用去心麦门冬煎汤下。癫痫至甚者，乳香人参汤下；夜寝不寐，或多乱梦，炒酸枣仁汤下。

---

① 滴乳香：中药薰陆香之别名。
② 井华水：亦作"井花水"。每日清晨水井中打出的第一桶水。
③ 觉来：指醒来。
④ 治惊气入心络，暗不能言语：源按："谨按《直指方》密陀僧散同。"
⑤ 倅（cuì 翠）：副。一般指州郡长官的副职。
⑥ 淬药：一种石类或金属类药物的加工方法。将药物烧红，置于某种液体中迅速降温，然后再如此循环。
⑦ 但是：凡是。
⑧ 一伏时：一昼夜。

卷之二

第三门

脾胃　翻胃　食药　痼冷　积滞　腹痛

大温脾丹①

神曲三两，炒　麦蘗炒　附子炮，去皮脐　干姜炮　良姜　吴茱萸汤洗②　桂去皮　陈橘皮汤洗　白术各二两　细辛去叶　桔梗各一两

上为细末，用面糊为元，如梧桐子大，每服五十元，米饮汤下，食前服之。

挝③**脾汤**挝，陟瓜切，捶也

川姜炮　良姜炮　陈皮去白　青皮去白　草果煨熟　缩砂仁　白术　官桂各一两　甘草二两，炒

上为细末，每服一大钱，入盐少许，沸汤点服④，不拘时候。

桂曲元　健脾温，进饮食，助克化⑤。治食少易伤，胸满恶心，或心腹疼痛，病后衰弱，气不复常。

————————————

① 大温脾丹：源按："谨按《杨氏家藏方》无良姜、陈橘皮、白术三味，有人参、甘草、枳实三味。"
② 汤洗：犹言"烫洗"。汤，"烫"的古字。
③ 挝(zhuā 抓)：捶打。
④ 点服：犹言"冲服"。用沸水快速冲兑药末然后服用的方法。
⑤ 克化：消化。

人参　荜拨　白术　干姜炮　高良姜微炒　缩砂仁　肉豆蔻面裹煨

陈皮汤洗，去白　桂枝去粗皮。各一两　甘草剉，炒　丁香各半两　神曲三两块，剉，炒熟

上杵罗为细末，熟汤①泡，蒸饼和元，如梧桐子大，食前一时米饮下五十元至七十元。

香朴汤

草果　厚朴姜制了者　陈皮各二钱　良姜四钱　甘草炙　川姜炮　白术各一钱

上为粗末，每服三钱，水一盏，姜三片，枣一个，同煎至七分，去滓，带热服，不拘时候。有气者，加木香二钱。

【点评】古方书作服法中，早期容积计量一般用"斗""升""合"；晋唐时期，"盏"开始用于表示药量，如"每服二盏"；宋代煮散兴盛后，煎煮药物用水量减少，因而"盏"改用于计量煎煮药物的用水量，如"水二盏，煎至八分"。宋代典型的煮散法即如香朴汤所示，将药物打成粗末，混合，从中取少量药末，用约一盏水煎，煎时另加姜枣，煎耗为五成至八成，煎取出药汁顿服。

厚朴煎元　孙兆尝云：补肾不若补脾，脾胃既壮，则能饮食，饮食既进，能生荣卫②，荣卫既壮，滋养骨髓，补益精血。是以《素问》云：精不足，补之以气；形不足，补之以味。宜服厚朴煎元，温中下气，去痰进食。

厚朴极厚者，去粗皮，剉指面大片，秤　生姜不去皮，净洗，作片子。二味各一斤。用水五升同煮，水尽，去姜，只将厚朴焙干　舶上茴香四两，炒　干姜四两，剉，骰子大　甘草剉，半寸长，二两。二味再用水五升，同焙干厚朴一处煮，水尽，不用甘

---

① 熟汤：百沸汤。
② 荣卫：即"营卫"。荣，荣养。

草，只将干姜、厚朴焙干　**附子**二两，炮，去皮脐

上同为细末，生姜煮枣肉为元，如梧桐子大，每服三五十元，空心米饮或酒下。

大养脾元　京师古老钱张防御家方。

丁香皮　**良姜**各一两　**藿香叶**　**甘草**各一两半

上并生用，碾为细末，炼蜜为元，如弹子大，随意服之。

治脾胃因饥饱不时生病，**太仓元**。蒋签判方。

橘皮不去白，汤洗，一两　**陈仓米**用簸去空者，半两

上二味，为细末，姜汁糊为元，如梧桐子大，每服五七十元，米饮汤下。等分亦可。

白术沉香散　坠气，益脾胃。

沉香　**人参**紫晕者　**白茯苓**　**半夏曲**　**诃子肉**　**木香**《类聚》作二两　**川姜**各一两　**白术**　**干山药**各一两半　**甘草**六钱　**丁香**半两　**附子**两个，炮

上为细末，每服二大钱，水一中盏，生姜三片，枣子一个，木瓜一片，煎七分，食前服。

八味理中元①　治脾胃虚弱，胸膈痞闷，心腹疼痛，腹满身重，四肢不举，肠鸣泄泻，饮食不化。

川姜　**缩砂仁**　**麦蘖**各二两　**神曲**炒　**白茯苓**　**人参**各一两　**甘草**一两半，炙　**白术**四两

上为细末，炼蜜为元，每两分作十元，姜汤空心嚼下，或加半夏曲一两，入盐点服亦可。

大藿香散　大治一切心肺脾胃气变为万病，服之皆愈。盛季文传于贺方回云：顷②在河朔，因食羊肝生脾胃泄泻脓血，仍③发脾气，呕吐霍乱，心腹撮痛，时出冷汗，四体厥逆，殆不可忍。邑宰万俟湜

---

① 八味理中元：源按："谨按《和剂局方》去神曲，名养脾圆。"
② 顷：往昔。
③ 仍：又，再。

怀此药，煎以进，再服即定。

藿香叶一两　木香　青皮去穰，麸炒　神曲炒　人参去芦　肉豆蔻面裹煨　良姜炒　大麦蘗炒　诃子煨，去核　白茯苓　甘草炒　厚朴姜汁制，炒　陈皮去白。各一两　白干姜半两，炮

上为细末，每服二钱。吐逆泻痢不下食，或呕酸苦水，翻胃恶心，并用水一盏，煨生姜半块拍破同煎，盐一捻安盏中，候煎药及七分热呷①；水泻滑泄，肠风脏毒，陈米饮入盐热调下；赤白痢，煎甘草黑豆汤下；脾元受虚邪变为寒热，或脾胃虚冷，醋心②气胀，宿滞酒食，噎满不化，膈上不快，面色积黑，痰气作晕，头目眩掉③，水一盏，姜三片，枣子一个，擘④破，同煎至七分，入盐少许，嚼姜枣，汤热服；胃气吃噫，生姜自然汁半茶脚⑤，入盐点热呷；绝不思食，或吃少，气弱膈满，煨姜小块先嚼，入盐点，热服，中酒亦如之；一切气膈变成万病，如上服之。寻常不拘时候，如汤点，入姜、盐、紫苏最佳，大能消食顺气，利膈开胃，其功不可细述。

荜拨元⑥　亦名**泼雪丹**，又名**缩水丹**。《灵苑》⑦有治疗方，状甚详。

荜拨　人参　白茯苓去皮　干姜炮。各半两　胡椒　大附子炮，去皮脐　官桂去皮　荜澄茄　诃子面裹煨，去核。各三分

上为细末，炼蜜搜⑧和，杵三二百下，元如梧桐子大，食前盐米

---

① 呷（xiā 虾）：吸饮，喝。

② 醋心：胃酸上涌。

③ 眩掉：眩晕。

④ 擘（bò 簸）：分开。今音 bāi，又新造"掰"字。

⑤ 茶脚：即唐宋所用茶匙，唐代多名"茶则"，宋时又名"茶戉"，是取茶叶、点茶或调茶的工具。一茶匙约5毫升或稍多。

⑥ 荜拨元：源按："谨按《杨氏家藏方》无大附子、荜澄茄二味，主治脾胃虚冷，心腹疗痛，肠鸣泄泻，不思饮食。"

⑦ 《灵苑》：指北宋沈括所撰医方书《灵苑方》。原书已佚，部分内容保留在《苏沈良方》《备急总效方》《证类本草》中。

⑧ 搜：同"溲"，用水或其他液体调和。

饮下四五十粒。

快脾饮子 陈庆长方。

连皮草果　甘草炙　附子炮，去皮脐　陈皮去白。各五两　良姜　厚朴
去皮净秤。各五两三分

上咬咀为散，每服四钱，生姜十片，枣二枚，水一大盏半，煎至
八分，去滓，空心服。

安中汤 苏家方。

草果仁　陈皮连白　川姜炮　良姜　益智仁　蓬莪术炮　京三棱炮
甘草炙。上八味，各一两一分　神曲炒　麦蘗炒。二味各三分

上为细末，食后每服二钱，入盐汤点服。

椒附健脾散 馀姚陆医方。

川椒去目，微炒出汗，秤　厚朴去粗皮，姜汁制　缩砂仁　肉豆蔻面裹煨
诃子煨，去核　丁香　附子炮，去皮脐　木香　良姜切，炒　干姜炮　甘草
炙。已上各一两　荜澄茄　赤石脂　半夏姜汁制　陈皮去白　神曲炒　大麦
蘗炒。已上各七钱半

上咬咀，每服四钱重，水一盏半，生姜五片，枣三枚，同煎至一
盏，去滓，稍热，食前服。

姜橘元 吕仲武传馀姚陆医方。

生姜洗净，不去皮，切作片子，焙干　陈皮去白秤。各一斤　神曲二两，炒

上为细末，面糊元如梧桐子大。每服三十元至五十元，姜汤、熟
水①任下，不拘时候。

【点评】熟水本义指烧开的水，在医方中常见。宋元时期，其
含义有所变化，指日常保健饮品，以豆蔻熟水、麦门冬熟水、紫
苏熟水、沉香熟水等为常见。而将各种中药熟水用于医方，是宋
元以降具有时代特征的医疗行为，也是自古以来中医"药食同

---

① 熟水：宋元时期流行的一种日常保健饮品，常见的有紫苏熟水、沉香熟水等。

源"的具体体现。

大建脾散 郑器先传。

荜澄茄　干姜　白豆蔻　丁香各半两　白茯苓　甘草　肉豆蔻
青皮　半夏姜制一宿　茴香　缩砂仁　厚朴姜制一宿　神曲　陈皮　檀香
各一两　草乌炮，去皮脐尖　附子炮，去皮脐　草果仁各二两　白术四两

上为细末，每服二钱，水一盏半，生姜七片，枣一枚，煎至七
分，去滓，食前服。

大建脾元 调中养气，和胃健脾。治中焦积寒，胸膈气痞，呕逆
恶心，腹胁疼痛，脏腑虚滑，饮食多伤，困倦少力，肢体怠惰，昼少
精神。

肉桂去粗皮　厚朴去粗皮，细剉，用生姜一两研烂，同淹一宿，炒令香熟　干
姜炮　甘草炙。各一两　肉豆蔻面裹煨　丁香　胡椒　附子炮，去皮脐　木
香　荜拨　神曲炒　白茯苓去皮　白术　麦蘖炒　人参去芦　白豆蔻各半两
诃子面裹煨，去核，二钱半

上件为细末，炼蜜为元，如弹子大。每服一元，细嚼，温米饮送
下，食前服。

启脾元① 治脾胃虚弱，气不升降，中满痞塞，心腹膨胀，肠鸣
泄泻。可进饮食。

人参　白术　青皮汤洗，去瓤　神曲炒　麦蘖炒　陈皮汤洗，去瓤　厚
朴去粗皮，剉，姜制一宿，炒　缩砂仁　干姜。以上各一两　甘草炒，一两半

上为细末，炼蜜为元，如弹子大。每服一元，细嚼，米饮汤送
下，空心食前服。

大养脾元 滁州赵学谕方。

人参去芦　川姜炮　桂去粗皮　干山药已上各半两　白术　白茯苓
缩砂仁　胡椒　白扁豆炒　神曲炒　麦蘖炒。各一两

---

① 启脾元：源按："谨按《杨氏家藏方》名人参冲和圆，无厚朴、缩砂仁。"

上为细末，炼蜜和元，每两只作十元，食前细嚼，白汤下一元。

煮朴元① 健脾胃，疗中寒，止腹痛，进饮食。

厚朴去粗皮 益智连壳 青皮去白 陈皮去白 青盐各四两 大枣二百枚，去核 生姜一斤，净洗，连皮薄切

上同以水二升，酒二升，醋一升，慢火煮，令酒、水、醋尽，焙干为细末。别用枣肉为元，如梧桐子大，每服五十元，温米饮送下，空心食前。此药治腹痛甚妙。

正胃散 治翻胃呕逆，药食俱不下，结肠三五日至七八日，大便不通，如此者，必死之疾。全州大智禅师进方云：臣得自异人传授，十痊八九。

白水牛喉一条，去两头节并筋膜、脂肉，节节取下，如阿胶片，黑牛不可用，须就宰牛，人买下修事了，临病时旋炙修合。

上喉节用好米醋一大盏浸，频翻令匀，微火炙干，再蘸再炙，醋尽为度，存性，不得见太阳、火，为细末，每服一钱，食前用陈米饮调下。轻者一服见效。

熟水草果饮法。嗣秀王方。

乌梅肉四两 草果 干姜炮。各三两 赤茯苓二两 甘草炙，半两

上为㕮咀，每用半两，水一碗半，煎至一碗，去滓，磁器盛，如熟水调和，随意服之。

附子黄耆草果饮 张叔平上舍传。

白术 官桂去皮 附子炮，去皮脐 白芍药 草果炮，去皮 良姜黄耆去芦，微炒 厚朴削去粗皮，姜制一宿 白茯苓各一两 白豆蔻仁 檀香各半两 甘草炙，三钱 半夏三分，汤泡七次

上㕮咀，每服四钱，水一盏半，姜五片，枣一个，煎至七分，去滓，不拘时候。

---

① 煮朴元：源按："谨按《杨氏家藏方》同。《卫生家宝方》无益智、青皮、青盐、生姜，有附子、川干姜。"

治翻胃，**大效散**。罗太丞方。

田螺壳　黄蚬壳二件不以①多少，久在泥土中，多年陈者尤佳，各处烧成白灰

上每剂，用白梅肉四两、田螺壳灰二两、黄蚬壳灰一两，同搜拌令匀，作团，用砂合子②盛，盖了泥固缝，发顶火煅，令焦黑存性，取出碾细。每服二钱，用人参缩砂汤调下，陈米饮亦得。如无合子，只用建盏两只相合，依前法烧，食前服。凡人觉心腹疼痛，即翻胃先兆，此药亦能治之。

治翻胃单方③。

灶中土用十馀年者

上为细末，米饮调下三二钱许。

治翻胃吐食，及吃食咽酸，日吐黄水，曾经诸方不差者，服之神效。**安脾散**。

高良姜一两，以百年壁上土三二合敲碎，用水二碗煮干，薄切成片　南木香草果面裹煨，去壳　胡椒　白茯苓　白术　丁香怀干④　人参去芦　陈橘皮汤浸去瓤。已上各半两　甘草炙，一两半

上同为细末，每服二大钱，空心食前米饮入盐点服，盐酒亦得。顷者甲申之春，以事至临安寓，止⑤朱家桥詹翁店，詹翁年六十馀，苦⑥翻胃危殆，已治棺在床侧，适予有宣司之辟，往别而去，其詹翁已不能言。及十一月自淮上归，过其门，意此翁已不存，为之惨然⑦。方访问间，而此翁已出迎揖见，其颜色极红润，甚惊异之，问其所以，乃云：官人此日离去，即有一川官来歇，得药，数服遂无

---

① 不以：不管，无论。

② 砂合子：亦作"沙合子"，指黏土烧制的器物。合，同"盒"。

③ 治翻胃单方：原书目录作"翻胃单方四"。概指本方、安脾散下二方、姜合元下一方，合四首无名之方。

④ 怀干：将药物放在怀中，使之干燥的方法。

⑤ 止：居住。

⑥ 苦：因……而苦，引申指患某种疾病。

⑦ 惨然：忧戚哀伤的样子。

事。其后授得此方。昨以此在建康医朱机宜新妇①，及近日医圆通观维那②，皆作效。詹丞宗书。

治翻胃及不怡饮食，杨叔子知府传。

半夏^{汤洗十遍}　胡椒

上等分，为细末，姜汁为元，如梧桐子大，每服三五十元，姜汤下。

治翻胃及脾间诸疾，腹痛泄泻等。圆通维那可观传③，渠④曾亲得效。

皱面地葱花⑤^{即火杴草花也}

上不以多少，焙干为细末，蜜煮面糊为元，如梧桐子大，每服五十元，白汤送下，不拘时候。

枣合元　治脾胃虚冷，干呕恶心，呕吐涎沫，全不思食，十膈⑥五噎⑦，并皆治之。

丁香^{半两}　半夏曲^{一两}　干姜^炮　胡椒　木香^{各二钱}

上为细末，生姜汁浸，蒸饼为元，每一两作一十五元，每服一元，用大枣一枚去核，入药在内，用湿纸裹枣，煨令香熟，去纸细嚼，温生姜汤送下，空心食前。

---

①　新妇：此指妻子。

②　维那：佛寺中的一种僧职。

③　圆通维那可观传：据前文，"圆通"为观名，"维那"为僧职名，"可观"当为僧名。全句义谓本方为圆通观僧人可观所传。

④　渠：他。

⑤　皱面地葱花：源按："谨按《本草》地葱、天明精、火杴草，豨莶也，特珍收于豨莶条中。"

⑥　十膈：《鸡峰普济方》卷二十《气》："十膈散，治冷、热、忧、悲、喜、怒、愁、恚、食、气疾。十膈皆是一种病也，并因忧惊，冷热不调，又乖将摄，更加喜怒无则，贪嗜饮食，因而不化，滞积在胸中，上喘痰嗽，岁月渐深，胸膈噎塞，渐至疲羸，若久不除，必成恶疾。"《御药院方》卷四《治一切气门》分类略有不同："十膈气散，专治十般膈气，治冷膈、风膈、气膈、痰膈、热膈、忧膈、悲膈、水膈、食膈、喜膈，皆是病源也。"

⑦　五噎：气噎、忧噎、食噎、劳噎、思噎5种噎塞不通之病。《诸病源候论》卷二十《五噎候》："虽有五名，皆由阴阳不和，三焦隔绝，津液不行，忧恚嗔怒所生，谓之五噎。"

姜合元 疗中脘停寒，胸膈结痞，呕吐恶心，不思饮食。

附子炮，去皮脐　　肉桂去粗皮　　硇砂纸上飞过　　木香已上各一两　　陈皮去白
丁香　　沉香　　荜澄茄　　青皮去白。各半两　　茴香一分，炒

上件为细末，次入硇砂，研匀，酒煮面糊为元，每一两作二十元，每服一元，以生姜一块，剜如合子，安药在内，湿纸裹煨令香，去纸放温，细嚼，盐汤送下。

治翻胃，葛丞相传。

松节

上剉碎，酒煎服之。

扶老强中元 久服温暖五脏，大建脾胃，充实肌体，养真气，通和血脉，能逐宿食，除痰饮，散积滞，消胀满，破癥结，化水谷，补中壮气，令人喜食。

吴茱萸拣净，炒　　干姜炮。各四两　　大麦蘖炒，十两　　神曲剉，炒，二十两
又方，添陈皮、青皮各二两。

上为细末，炼蜜为元，如梧桐子大，每服四五十元，不拘时候，米饮下，熟水亦得。常服只用面糊为元。邢医云：更加白茯苓四两，去水尤佳。

治膈气。向司户方。

附子一个，先以铫子炒石灰，令十分热，埋附子于灰中，候灰冷取出，将石灰依前法再炒，如此三次，然后取附子，去皮脐，入丁香四十九个，不见火，同为细末，空心以糟茄儿①三两片反覆蘸药食之，然后食物。

六丁元 治翻胃如神。姜尧章传。

五灵脂五钱重　　生辰砂一钱重　　母丁香一两，不见火

上捣罗为细末，入黄狗胆、粽子尖为元，如鸡头大，姜汤米饮

---

① 糟茄儿：《居家必用事类全集·己集·蔬食》有"糟茄儿法"："八九月间，拣嫩茄，绝去蒂，用活水煎汤，冷定，和糟、盐拌匀入坛，箬叶扎口，泥封头。"

下，每服一元。三十年病三两元止。此即《本事方》**香灵元**只用丁香，及分两不同。母丁香，即丁香也，沈存中《笔谈》言之甚详。

治呕吐。无为徐医方。

胡椒二十一粒　　丁香十四粒　　半夏七个，汤洗去滑

上同为细末，生姜自然汁元，如鸡头大，每用一元，以干枣一枚，擘破去核，入药在内，以湿纸裹煨熟，放温，以米饮汤烂嚼送下。

治呕吐，胸膈痞满不通。

枳实去穰　　白茯苓剉

上各半钱，煎四味**大理中元**，一元作一服，或服**俞山人降气汤**①十五味者。

治翻胃，全不下饮食，开胃和气。**小木香散**。出《博济方》。

胡椒二十一粒　　木香一小块　　糯米一撮

上三味同炒，至米熟为度，杵为末，分作两服，每用水一盏，煎至六分，温服。庚戌年乳媪②病，得上三方而愈。

《千金》**大思食元**，《食药》又名**透气丹**，张承祖传。

乌梅去仁不去核　　神曲炒。各十两　　苍术四两　　麦蘖一十五两，炒　　干姜炮京三棱　　陈皮去白。各二两　　蓬莪术三两

上为细末，醋糊为元，如梧桐子大，每服三五十元，姜橘皮汤下。

七香元③　真徐家方。

甘草剉碎，炒　　甘松去土，拣净　　缩砂仁　　丁香皮　　姜黄　　益智各一两

---

① 俞山人降气汤：本门后文载有"俞山人真方降气汤"，王璆认为彼方用八味药为真。《太平惠民和剂局方》另载"俞山人降气汤"。方用前胡、厚朴、麻黄、当归、紫苏子、陈皮、半夏曲等十五味，用于气不升降，上盛下虚，膈壅痰实喘满，咽干不利等证。

② 乳媪（ǎo 袄）：乳母。

③ 七香元：源按："谨按《和剂局方》大七香圆无姜黄、益智二味，有陈皮、肉桂、藿香、乌药、麦芽五味。"

香附子擦去毛，净二两

上为细末，汤浸蒸饼为元，如小梧桐子大，每服二十元至三十元，细嚼白汤下。七香元极多，惟此方最真。

又方，冯仲柔传浙东药局见卖，亦是徐家方①，分两不同。

丁香皮六两　益智　莪术各三两　香附子二十两　甘草四两　甘松一两
缩砂仁二两

上为细末，面糊为元。

《和剂局方》**消食元**②，不用蜜，以蒸粟米饭为元，如梧桐子大，每服三五十元至七十元，甚妙。

《食药》**三棱元**③，行在糯米仓巷口，牟郎中家方。

陈仓米四两，拣净，以新好色巴豆二十一粒，剥去皮，慢火同炒，候仓米香黄，巴豆黑色为度，不令米焦，拣去巴豆不用，只用仓米　橘皮去白，焙干，与仓米等分秤

上同为细末，白面糊为元，如黍米大，每服三四十元，姜汤下，少甘草亦得。滁州蔡司理所传云：张方提刑家方，治诸般积聚，酒食百物所伤，陈米一升数年者，巴豆一两去壳，同炒，令紫色为度，去巴豆不用，秤炒米四两，入陈橘皮一两，麝香少许，神曲糊为元，如绿豆大，每服二十元，生姜汤下，食后服之。治小儿慢脾风，只服五元甚妙。郭医云：《食药》用巴豆者，春冬可服，夏秋不可服，易动脏腑。

【点评】同一方，在春冬用宜加巴豆炒制，在夏秋则不可。这是临床得来的宝贵经验，也是中医临床辨证施治要兼顾的方面。

附子仓米汤　补虚，生胃气，逐冷痰，和五脏，快胸膈，进饮

---

① 徐家方：源按："谨按《和剂局方》作小七香圆同。"
② 《和剂局方》消食元：源按："谨按《和剂局方》消食圆用炼蜜，原出《千金方》。"
③ 三棱元：方中未见三棱，疑脱。《赤水元珠》卷十三三棱丸方用三棱，另多砂仁、麦芽、木香。

食，止泄泻。平江章兴祖承务方，先妣亲得效。

附子一只，炮，去皮脐，八钱重者 人参去芦头 甘草微炒 半夏汤泡七次，切作片，焙干，姜汁制 黄耆 白术各半两 川姜二钱，微炒① 南木香一钱半

上为㕮咀，每服二大钱，水一大盏半，入炒陈仓米半合，同煎至八分，去滓，空心食前温服。

十味丁香煮散 治脾胃伤冷，中脘痞滞，胃口宿寒，停痰留饮，气积不散，心腹大痛，胁肋膨胀，泄利水谷，呕逆恶心，下竭上虚，食饮不下，肢体瘦怠，自汗不止，阳气暴脱。陆子逸传。

丁香 川姜炮 附子炮，去皮脐 甘草炙 陈皮去白 青皮去白 益智仁 良姜 红豆已上各一两 胡椒半两

上为细末，每服三大钱，水一盏半，入生姜三片，入盐少许，同煎至七分，去滓，带热空心食前服。

瘤冷元 韩府判传。

白术半两 神曲一两，炒令黄色 川姜炮 桂心各二钱 川椒一钱，炒香 吴茱萸三钱，洗

上为细末，用蜜水糊为元，如梧桐子大，食前米饮下五十元或百元。

白泽元② 治脾元积冷，脏腑虚寒，真元不固，肠虚泄利，心腹撮痛，气逆呕吐，自汗无时。

阳起石火煅通赤，研 附子炮，去皮脐，取末。各一两半 白檀香取末 滴乳香别研 麝香别研。各一两 钟乳粉成炼好者，二两

上件和匀，滴水成剂，分作六十元，每服一元，水一盏化开，姜三片，煎至七分，通口③温服，空心食前。葛丞相所传方，附子只用一两，去麝香，加天雄一两，炮，去皮脐。

丁香温气汤 治胃寒呕吐涎沫甚妙。张上舍传名莘，云其母常服

---

① 微炒：源本作"微炮"。
② 白泽元：源按："谨按《和剂局方》钟乳白泽圆、《杨氏家藏方》白泽圆并同。"
③ 通口：即"通口服"，一次全部服完。

有效。

丁香　吴茱萸汤浸，微炒　桂心去粗皮。各一两　附子炮，去皮脐　黄耆去芦　白茯苓各二两　人参去芦头　半夏沸汤泡七次　良姜　白术各一两半　甘草七钱，炙　诃子面煨，去核，三分　沉香少许

上件㕮咀，每服四钱，水一盏半，姜五片，枣二枚，煎至七分，去滓，不拘时候。

灵砂丹　治饮食所伤，一切积滞或痢赤白不差者。赤，甘草汤下；白，干姜汤下；赤白，干姜甘草汤下。酒食所伤及暴泻，白汤下，并食后临卧服，胜**感应元**。沈仁父传。

辰砂细研　硇砂研细。各二钱　黄蜡半两　巴豆去皮壳，完全者，四十九个

上先将蜡于银石器内熬溶，次投巴豆在内，煤①令黑，漉出不用，只将黄腊入前二味为挺子，要时旋元，大人服绿豆大七元，小儿量岁数大小加减，老人、小儿、产妇皆可服。最治酒饮。今人施痢药者，以黄丹代辰砂，亦验。《本事方》治泻痢，所用巴豆数不同，其说病证甚详。

【点评】感应圆，出《太平惠民和剂局方》卷三《治一切气》。原文如下：

"治虚中积冷，气弱有伤，停积胃脘，不能传化；或因气伤冷，因饥饱食，醉酒过多，心下坚满，两胁胀痛，心腹大疼，霍乱吐泻，大便频并，后重迟涩，久痢赤白，脓血相杂，米谷不消，愈而复发。又治中酒呕吐，痰逆恶心，喜睡头旋，胸膈痞闷，四肢倦怠，不欲饮食。又治妊娠伤冷，新产有伤，若久有积寒，吃热药不效者。又治久病形羸，荏苒岁月，渐致虚弱，面黄肌瘦，饮食或进或退，大便或秘或泄，不拘久新积冷，并悉治之。大病不过三服，便见痊愈。此药温无毒，并不燥热，不损胃

---

①　煤（zhá 铡）：亦作"煠"。将食物置于高温油水中涮过。本方中系将巴豆涮至发黑。

气，亦不吐泻。止是磨化积聚，消逐温冷，疗饮食所伤，快三焦滞气。旋圆如绿豆大，每服三五粒，量虚实加减，温水吞下，不拘时候。常服进饮食，消酒毒，令人不中酒。又治小儿脾胃虚弱，累有伤滞，粪白鲊臭，下痢水谷，每服五粒，黍米大，干姜汤下，不拘时候。前项疾证，连绵月日，用热药及取转并不成效者。

百草霜（用村庄家锅底上刮得者，细研，称二两）　杏仁（拣净者，去双仁者，百四十个，去尖，汤浸一宿，去皮，别研极烂如膏）　南木香（去芦头，二两半）　丁香（新拣者，一两半）　川干姜（炮制，一两）　肉豆蔻（去粗皮，用滑皮仁子，二十个）　巴豆（七十个，去皮、心、膜，研细，出尽油如粉）。

上除巴豆粉、百草霜、杏仁三味外，余四味捣为细末，与前三味同拌，研令细，用好蜡匮和，先将蜡六两熔化作汁，以重绵滤去滓，以好酒一升，于银石器内煮蜡熔，数沸倾出，候酒冷，其蜡自浮，取蜡称用。凡春夏修合，用清油一两，于铫内熬，令末散香熟，次下酒煮蜡四两，同化作汁，就锅内乘热拌和前项药末；秋冬修和，用清油一两半，同煎煮热作汁，和匮药末成剂，分作小链子，以油单纸裹，旋圆服饵。此高殿前家方也。"

据宋代叶绍翁《四朝闻见录》卷三《丙集·王医》记载，宋宁宗常患痢疾腹泻，以至于皇后都知可服用该药。文中所谓"胜感应元"，所据不明。

苏汤煎　治膈中不快，酒食不消，饮食或怡或不怡，善治脾元一切虚中积滞。宁安道方。

肉豆蔻　丁香　木香　硇砂各一分　京三棱　莪术各一两，烧存性

上为细末，将乌梅肉为元，如麻子大，每服十四粒，热紫苏汤送下，空心食前服。

【点评】紫苏汤多温服、热服，如《竹屿山房杂部》卷二《汤水

制》谓："热饮，冷则伤人。"

软黄元 取①一切虚中积滞，两胁有块，寒热往来不定。此方乃先君避地金州时②，医者夏巡所传。都机家叔位每用，以为神药，治危疾皆验，盖诸药既为蜡柜③，不复有狼虎之性，专于攻病而已。

粉霜 轻粉 硇砂 密陀僧 砒霜各一钱 雄黄 乌鱼骨 白丁香即雀粪也 黄鹰条即鹰粪。各二钱 巴豆仁一两，去膜，细研

上件药，一处研为细末，黄蜡一两，溶和为膏，旋元如小豆大，每服两元至五元，食后临卧冷水浸一时辰，却用冷水下。

《苏沈良方》**桂香散**，治脾胃虚弱及腹痛甚验方见妇人诸疾门。

玉抱肚 治停寒痼冷，心腹刺痛，常系于脐腹间，甚妙。梁县郑主簿涣传一方，用针砂如上法，炒讫，止④入硇砂半两，并不用馀药。

针砂四两，铁铫内火炒，用木或竹棒儿不住手搅，烟出尽为度，放冷 白矾半两 硇砂一钱 粉霜半钱

上件白矾等三味同研，为细末，与针砂拌和，只作一服，以水数点洒，用匙拌，摊令匀，厚皮纸⑤为贴，阔二寸以上，长四五寸贴之，外以帛子包，系疼处，或常系脐下，如觉大热，即以衣衬之。若药力过，再洒水如前拌用，其热如初，可用四五次，药力退，即将针砂再炒过，别入馀药，仍可用。

茴香煎元 治脾胃弱，肾气虚，饮食不美，噫醋吞酸，脐腹筑刺，小肠气痛，及中酒恶心。常服大益脾肾，大病之后，气体瘦弱，尤宜服之。汉阳章教授。续添

---

① 取：治疗。
② 先君避地金州时：原文"先君"二字前空二字，为避讳，古称"平抬"。避地，因避乱而迁居他乡。
③ 蜡柜：蜡裹。在做丸药时以热蜡裹药末再成丸。上引感应丸中作"匮"，义同。
④ 止：只，仅。
⑤ 皮纸：用桑树皮、楮树皮等制成的一种较为坚韧的纸。

川椒半两，去子及合口者　老生姜二两，细研　厚朴去粗皮　茴香　青盐海盐亦得。已上五味入磁罐，汤浸得所①，慢火煮干，各一两　大川乌　附子二味去皮脐、尖，剉骰子大，炒黄　益智仁　川楝子肉　桂②去皮　破胡纸③炒　陈皮去白　苍术米泔浸一宿。各一两

上为细末，醋糊为元，梧桐子大，每服三十元，温酒盐汤下，空腹食前。

蒜红元　治脾积，腹胀如鼓，青筋浮起，坐卧不得者。华宫使方。

拣丁香④　木香　沉香　槟榔　青皮去白　陈皮去白　缩砂仁　蓬莪术炮　去皮牵牛　草果子各一两　肉豆蔻面裹煨　粉霜各一钱　白茯苓去黑皮　人参各半两　蒜二百枚，一半生用，一半火煨熟

上为细末，以生熟蒜研细，生绢纽取汁，旋用药末为元，如梧桐子大，每服五七元至十五元，食后淡盐汤送下。忌咸酸鱼酢、茶酱淹⑤藏、鸡鸭生冷、马牛杂肉之类，只吃淡白粥一百日。

五香触痛元　大治冷物所伤脾胃，并酒食伤，久积成癖，胸膈痞塞，心腹疼痛不可忍者，服之立效。有伤滞脏腑不过一行，无伤滞脏腑不动。

丁香　藿香　木香　乳香　沉香　桂心　吴茱萸　青皮去白　蓬莪术　枳实去白，麸炒　京三棱各一两　硇砂四钱　一出⑥牵牛末三两　橘皮一两，去白，同巴豆五两去皮，炒令黄色，去巴豆不用

上为细末，面糊为元，如绿豆大，每服二十元至三十元，熟水送下。

---

① 得所：得宜。
② 川楝子肉　桂：底本"肉"下空开，则后药仅"桂"一字，不合宋时药名常规。虽然川楝子有取肉者，但本处"肉"似应属下作"肉桂"，或后药脱一"肉"字。《普济方》卷二二〇引此方二药药名同此，且其间间进了其他药。
③ 破胡纸：即中药补骨脂，又名破故纸、婆固脂、胡韭子等。
④ 拣丁香：即丁香拣过者。指好丁香。
⑤ 淹：通"腌"。
⑥ 一出：义不详，疑衍。又或为"生"的误字。

第四门

中风　瘫痪　风痫　暗风　痛风　手麻
足弱　寒湿痹　臂腿骨痛　鹤膝风

大圣一粒金丹　浙漕吕仲发传。治男子、妇人一切风疾，气血俱虚，阴阳偏废，卒暴中风，僵卧昏塞，涎潮搐搦①，不省人事，失音舌疆，手足瘫曳②，口眼㖞斜③，或瘫痪偏枯，半身不遂，言语謇塞，举止错乱，四肢麻痹。及治癫痫倒卧，目瞑不开，涎盛作声，或角弓反张，目睛直视，口禁闷绝，牙关紧急。并治风搏于阳经，目眩头痛，耳作蝉鸣，皮肤瞤④搐，频欠喜睡，项强拘急，不能回顾。及肾脏风虚，脚膝疼痛，步履艰难，偏风流注一边，屈伸不得。此药无问新久，并能治之。每服一粒，用生姜半两，和皮擦取自然汁，将药元于姜汁内，化尽为度。用无灰酒半盏，暖热同浸化温服，量病患酒性多少，更吃温酒一二升投之，以助药力。次用衣被盖覆使卧，汗出为效。势轻者，每服半元，不拘时候。如有风疾，常服尤佳。补益五

---

① 搐搦(nuò 诺)：痉挛，肌肉不自觉地抽动。
② 手足瘫(duǒ 朵)曳：手足筋脉弛缓无力，类似四肢不收。多由风邪乘袭经脉所致。
③ 㖞(wāi 歪)斜：歪斜不正。㖞，口歪义的专用字。
④ 瞤(shùn 顺)：颤动。

脏，固密真元，通流关节，祛逐风邪，壮筋续骨，又名**保命丹**，大有神效，不可具述，可宝惜①济世。

川乌头炮，去皮脐　大附子炮，去皮脐　白附子炮。各一两　白僵蚕净洗，炒，去丝　白蒺藜炒，去尖刺　五灵脂去石　白矾枯了，秤　没药研。各半两　朱砂研　细墨磨汁　麝香研。各二钱半

上件为细末，拌匀，用前墨汁和药，每两分作六元，窨干②，用金箔为衣，依前法服。

三建汤　治中风，风涎，不省人事。

附子　天雄　乌头

上件等分，生用，去皮脐，薄切，每药一两，生姜一两，同水三大盏，煎至一盏半，去滓，温服。

治卒暴中风，未可服它③药，先以**麝香煎**、**五积散**灌之，甚妙。候醒，随证治之。苏训直、李元特郎中皆云。

新武义唐亟④季润名灌云：切记，风中人不可便服风药，气中人不可便服气药。或觉有此证候，急用真好麝香肉三钱，乳钵内研令极细，以真清麻油，不拘多少，调令稀薄，可饮为度，即令患人一服顿尽，须辨菜子油不可用，药少即见效迟。如牙关紧，即撽⑤开灌入，候少苏省⑥，然后服**紫汤**。其方用川独活刷洗去沙土，薄片切，以豆淋酒煎浓汁服之，累服至一二斤无害。服此二药，永无手足偏废、语言謇涩之患。后见得是中风，只服**小续命汤**之类；见得是中气，只须服匀气药，自然无事也。渠作汉东教官，得之太守张少卫名玠，云屡试有效。季润亦以治数人矣，云麻油麝香又胜**麝香煎**、**五积散**。

---

① 宝惜：珍惜。
② 窨(yìn 印)干：放地下室阴干。
③ 它："他"的古字。
④ 亟：当作"丞"。后文有相同误例。
⑤ 撽：此用同"撬"。"撬"字后出，此义古医书中亦作"绞""校""捘"等。
⑥ 苏省：苏醒。

【**点评**】五积散是宋元以来医家常用名方之一，由苍术、桔梗、枳壳、陈皮、芍药、白芷、川芎、川归、甘草、肉桂、茯苓、半夏、厚朴、干姜、麻黄组成。所谓五积，即寒积、食积、气积、血积、痰积。该方原出《仙授理伤续断秘方》，但借《太平惠民和剂局方》得以广泛流传，故不少书籍提及此方时认为其出自《太平惠民和剂局方》。本书多次提及"五积散"，但并未论及方药组成，应是当时该方已经以成药形式出售，较易获取。本书另有多个方子只有名而未载方，大多出于《太平惠民和剂局方》，未载方药组成的理由应同此。

治大人小儿虚风呵欠，止吐化涎，**白附子散**。

白附子_{半两，炮}　天南星_{半两，炮}　黑附子_{炮，去皮脐，一分}

上为细末，每服二钱，水一盏，姜五片，慢火煎六分，不拘时候服。小儿一钱，水一盏，姜三片，慢火煎，不住手搅匀，至小半盏，分三服。吴内翰宣和癸卯在真州，李博士景开以治其孙，甚效。绍兴辛亥，康州陈侍郎彦修病风虚极昏，服三四服，醒然遂安。

治风湿及卒中。

生料五积散二钱，**顺元散**一钱，水一盏半，生姜五片，同煎至八分，去滓，稍热服。

顺元散　出《良方》，沈存中叔祖钱氏时得此方，卖于民间，故吴中至今谓之**沈家五积散**。大抵此药能温内外，但内外感寒，脉迟细沉伏，手足冷，毛发恂栗①，伤寒里证之类，大啜三两杯，当手足温或汗乃愈。今世名医多用此药治气，极效。和一切气，通血络，无出此药。《良方》所述如此_{元板作"包络"，恐非。}

乌头_{二两}　附子　天南星_{各一两，三味皆炮}　木香_{半两}

上为粗末，每服三大钱，水一盏半，姜七片，煎至八分，稍热

---

① 恂（xún 旬）栗：恐惧战栗貌，此指受寒后毛发直立。

服。绍熙辛亥耿侍郎微中，服此而愈。后表弟唐仲举因冒风湿，手足缓弱，略不能动，伏枕已三日，欲转侧须三数人扶掖，甚以为虑。予教令服此，只三服，次日履地脱然[1]。若风湿证，不必加**五积散**。

三圣散 大治手足拘挛，口眼㖞斜，左瘫右痪[2]，骨节酸疼，脚弱无力，行步不正，一切风疾，又名**舒筋散**<small>元板作手足风痹，今从写本</small>。

当归<small>洗，焙</small> 肉桂<small>去皮</small> 玄胡索<small>灰炒</small>

上等分，为细末，每服二钱，温酒调下，空心临卧，日进三服。除孕妇外，老幼皆可服。

醒风汤 专治男子妇人左瘫右痪，口眼㖞斜，中风口噤，全不能语，及半身不遂，手足顽麻，一切风疾，并皆治之。

天南星<small>二两，大者，汤泡七次</small> 甘草<small>二两，炮</small> 防风<small>四两，去芦头</small>

上为粗末，每服二大钱，水二大盏，煎至中盏，空心温服。

四生元 专治左瘫右痪，口眼㖞斜，中风涎急，半身不遂，不能举者，悉皆治之。

五灵脂 当归 骨碎补 川乌头<small>去皮尖</small>

上件各等分，为细末，用无灰酒、面糊为元，如梧桐子大，每服七元，渐加至十元、十五元，温酒送下。如服此药，莫服**灵宝丹**，恐药无效。

图南仲显治二十年左瘫右痪，口眼㖞斜，五种脚疼，服**龙虎丹**，又名**火龙元**。

地龙<small>四两，去土</small> 玄胡索<small>四两，生</small> 松节<small>二两</small> 核桃肉<small>十五个</small> 乳香<small>三钱</small> 蝼蛄<small>十四个</small> 蜈蚣<small>二条</small> 没药<small>三钱</small> 草乌头<small>四两，生，不去尖</small> 蝎<small>十四个，蝼蛄、蜈蚣、蝎三味，用好酒一升，同煎十数沸，取出焙干</small>

上为细末，用煮肉药酒打糊为元，如梧桐子大，每服十元。左瘫

---

① 脱然：舒展不受牵累的样子。

② 左瘫右痪：即瘫痪，身体或肢体不能正常活动的病态。宋以后渐有"左瘫""右痪"之分，并无实在意义。

右瘫，麝香酒下。合时就地对南写火字一个，铺纸一张在上，朝东望太阳，取气吹在药上，用盏盖，道火龙真言三次，吹在药上。真言：唵敕老肥偃偃婆摩诃。郭医云：庐州李副将得此疾，以**火龙元、四生元**相间而服，不一年，病去八九分《类聚》有四生元见《和剂局方》八字。

轻脚元　治左瘫右瘫，脚弱不能行履。六兄。

白芍药二两　木鳖子二两，别研　草乌头四两，去皮尖　白胶香二两，别研　赤小豆一升，别研，打糊

上为细末，以赤小豆看①多少打糊为元，如梧桐子大，每服七元，旋加至十元，温酒或木瓜汤下。如病在上，食后临卧服；病在下，空心服。忌热物少时。

治风痫暗风，**神应元**。许家方。

好腊茶半两　白矾一两，生用

上为末，研细，蜜为元，如梧桐子大，每服三十元，腊茶汤下，取涎自大便出，极妙。

治猪痫。李松。

上用獖猪心血于新瓦上煿②干，研为细末，入麝香拌匀，酒糊元，如梧桐子大，每服七元，麝香酒送下，或以麝香酒调一钱亦得。

大圣丹　《博济方》名乌龙丹，修制不同。

川乌去皮尖脐，切作片子，五两　五灵脂生用，新者，五两

上捣罗为细末，入脑麝③少许，滴水搜和如弹子大。每一元，年五十以上者分作四分，有年纪人作六服。取生姜自然汁，隔宿浸软，就盏内以手调开，用薄荷酒化，仍④再入脑麝少许于酒内。合此药时，以三月三日、五月五日、六月六日，或辰日，勿令孕妇、鸡犬

---

① 看：犹言"酌情"，酌量使用。
② 煿(bó 博)：煎炒或烤干。
③ 脑麝：龙脑和麝香的合称。
④ 仍：用同"乃"。

见。元就以米筛，先铺穰草，将药元摊在上，有风处阴令自然干，收之，不得罨损①，以纱绢袋悬之。拈此药了，不得以手擦眼；服此药，须忌两时热物。治男子妇人中风，半身不遂，言语謇涩，行步不正，诸药无效，或久远鹤膝风，暗风，无不治之，服至三十日除去根本。小儿分作八服。十五弟深患暗风十馀年，得此药遂安。

治暗风。

蛇黄不拘多少，米醋烧淬七次

上为末，每服二钱，温酒下，数服便愈，年深者亦效。

治暗风百日内者。禹锡侄乳媪亲曾得效。

天南星二两，大者，掘地坑深尺馀，火煅令红，去火，安顿南星在内，随手以米醋沃②之，瓦盆盖一伏时取出，洗去灰土，焙干，为细末　琥珀二钱，通明者，别研　朱砂半两，别研

上拌匀，以獖猪心血为元，如梧桐子大，每服十五元，人参或麦门冬汤下，临卧服。

灵效元　治男子妇人痛风。钱教授闻礼。

锡磷脂甘锅内煅通红　白胶香好明净者，研　五灵脂如沥青成块者　当归洗净，去芦　白附子　没药　香白芷　草乌头去尖　糯米炒，令黄色　桑柴灰须是纯桑木烧，它木不可杂。各一两

上为细末，用糯米糊元，如梧桐子大，每服三四十元，空心临卧温酒下。

锡磷脂元

锡磷脂一两　自然铜二两。同入甘锅内，火煅一时辰，醋淬　天雄一对，炮，去皮脐　附子一对，重六钱者，炮，去皮脐　草乌头二两，炮，去皮脐　防风　没药　天南星炮　赤小豆炒　白僵蚕　白附子　破胡纸炒　川萆薢　五灵脂　胡芦巴　白胶香各一两。《类聚》作二两　乳香半两　糯米三合　骨碎

---

① 罨损：发霉变坏。
② 沃：浸泡。

补四两，去毛

上一十九味，为细末，好无灰酒糊为元，如梧桐子大，每服三十元，更量虚实加减，胡桃酒送下，空心服。大治诸风神效。竺参议操傅云：得之江东路铃。韩宗愈参议之子友仁苦瘫痪，服药逾年不效，得此方，初服便觉稍减，服至一料，遂能行履。闻韩尝以医数人，皆有效也。

治痛风，高监之子服。

煎小续命汤下防风元。

治手足十指疼痛麻木。孙盈仲尝患此，其祖善医，云：有风而非虚，以此药治之而愈。

附子 木香

上二味等分，剉为粗末，用姜如常法煎，木香随气虚实加减。如治足弱，去附子用乌头，甚妙。

除湿汤 治一切中湿自汗，渐渐①恶风，翕翕发热，阳虚自汗，呼吸少气，风湿风温，表实里虚，表虚里实，腠理开疏，气道壅塞，虚汗盗汗，目黄身肿，小便不利，胸膈溢满，腰疼体痛，呕吐涎沫。葛丞相云：甚有效验渐恐渐字。

白术 白茯苓 苍术米泔浸 藿香叶去土 甘草 橘红 厚朴 半夏各一两 附子六钱，炮 生姜二两

上厚朴、半夏、生姜一处捣作饼子，焙干，同众药为粗末，每服三钱，水二大盏，姜钱十片，煎至一盏，不拘时候。

蠲痹汤 葛丞相方。

羌活去芦 姜黄 当归去土，酒浸一宿 黄耆蜜炙 赤芍药 防风去芦。已上各一两半 甘草半两，炙

上㕮咀，每服半两，水二盏，姜五片，煎至一盏，去滓温服。

---

① 渐渐：据文后旧注，当为"浙浙"。

治臂腿之间忽一两点痛着骨，不可忍。

芫花根

上一味，研为细末，米醋调，随大小傅①之，立止。庐州郭医云：此陶成一医者，曾以治一妇人产后而得此疾者，良验。但敷贴不住，须以纸花②覆其上，用绢帛扎定也。

大防风汤 祛风顺气，活血脉，壮筋骨，除寒湿，逐冷气。善法寺僧如真师孙遂良，绍熙壬子年患痢之后，足履痿弱，遂成鹤膝风，两膝肿大而痛，髀胫枯腊③，但存皮骨而已，拘挛蜷卧，不能屈伸，待人抱持而后能起，如此数月，分为④废人。淮东赵德远参议之甥，李廿七官人，惠以此方，服之，气血流畅，肌肉渐生，遂能良行，不终剂，平复如故，真奇方也。

防风_{去芦} 白术 杜仲_{去粗皮，炒，令丝断，秤} 川当归_洗 熟干地黄_洗 白芍药 黄耆_{微炒，秤。各二两} 羌活_{去芦} 牛膝_{去芦} 甘草_炒 人参_{去芦，秤。各一两} 附子_{炮，去皮脐} 川芎_{各一两半。抚芎不可用}

上为粗末，拌令匀，每服五钱，水一盏半，入生姜七片，大枣子一枚，同煎至八分，去滓温服，食前。又有人云：煎**四物汤**下**四斤元**⑤遂良既安，不曾服也。四斤元治脚气⑥往来相搏作痛。

【点评】四物汤为经典名方，由当归、川芎、白芍、熟地4味药物组成，出自《仙授理伤续断秘方》，治外伤瘀血作痛，而《太平惠民和剂局方》多用于妇人诸疾。后世《汤头歌诀》中有"血家百病此方通"之评语，意为本方经过适当化裁可用于治疗多种血

---

① 傅：敷药。此义古作"傅"，亦作"铺""勃"等，宋以后渐改作"敷"。

② 纸花：又称"纸花子"，即裁切好的纸片。此处指可用于治疗疮疡痈疽等外科疾患的医用贴纸。

③ 枯腊：干瘦。

④ 分为：判断，断定。

⑤ 四斤元：本书未载。见《太平惠民和剂局方》卷一。方用木瓜、牛膝、附子、虎骨等。

⑥ 脚气：病名，以腿脚软弱为主症。

分病证。

回阳汤 治丈夫妇人，无问老幼，卒暴风中气中，左瘫右痪，手足不遂，言语謇涩，口眼㖞斜，筋脉挛缩，半身不举，不省人事。屡用果有神效。汉阳章教授名揖传。续添

干姜炮 益智仁 大川乌炮，去皮脐。已上各一两 青皮半两 附子一只，七八钱重者，生用，去皮脐

上为㕮咀，每服秤半两，水二大盏，生姜十片，枣子一枚，入盐少许，同煎七分，去滓，空心食前温服。并滓再煎。

第五门

虚劳　平补　气疾　盗汗

治劳疾，病症已见而未成者。张宗朝运使家方，卢美中通判说。

稻草根 细切

上浓煎，不以时候①，如熟水饮之。

袁州寄居武节郎李应本相州法司，尝以吏役事。韩似夫枢密兵火②后，忽于宜春见之，云从岳侯军得官，今闲居于此。从容间问其家事，潸然③泪下，曰：应先有儿女三人，长子因议买宅，入空无人所居之室，忽觉心动，背寒凛凛，遂感劳瘵之疾，垂殆，传于其次，次室女也，长子既死，女病寻④亟⑤，继又传于第三子，证候一同。应大恐，即祷于城隍神，每日设面饭，以斋云水，冀遇异人，且许谢钱三十万。数日因往市中开元寺前，有一人衣俗士服，自称贫道，踵

---

① 不以时候：即不限时间，随时可服。
② 兵火：战争。
③ 潸（shān 删）然：潸，原作"潜"，据文义改。泪流貌。
④ 寻：旋即，不久。
⑤ 亟：危重。

足①而呼曰团练②：闻宅上苦传尸劳，贫道有一药方奉传。同入寺内，问其姓名，不答，口授云云，应即假笔书之。道人言欲过湖南。应留之饭，云：已吃饭了。欲赠之钱，云：自有盘缠。临行又言：此药以天灵盖、虎粪内骨为主，切须仔细寻觅，青蛇脑如无，亦可服药。前一日须盛享城隍，求为阴助。应曰：既求之于神，何必用药？道人曰：不然。即揖别西去。应以事颇异，敬如其言治药③。既成，设五神位，各具饮馔十品，如待宾客，以享城隍。又别列酒食，以犒阴狱，仍于其家设使者一位，于病榻之前。服药食顷，脏腑大下，得虫七枚，色如红爩肉④而腹白，长约一寸，阔七八分，前锐后方，腹下近前有口，身之四周有足，若鱼骨，细如针尖而曲。已死，试取火焚之，以铁火箸⑤扎刺不能入，病顿减。后又服一剂，得小虫四枚，自此遂安。今已十年，肌体悦泽，不复有疾。道人后竟不来。

天灵盖三钱，酥炙黄色，为末秤　虎粪内骨一钱，人骨为上，兽骨次之。杀虎，大肠内者亦可用，同青蛇脑小豆许，或绿豆许，同酥涂炙，色转为度，无蛇脑只醋⑥炙亦得　鳖甲极大者，醋炙黄色，为末，秤一两，九肋者尤妙　安息香半两　桃仁一分，去皮尖，研。已上为末，绢筛过　青蒿取近梢三四寸，细剉，六两　豉三百粒　葱白二十一枚，打破　东引桃柳李桑枝各七茎，粗如箸头大，各长七寸，细剉　麝香一钱，别研　枫叶二十一片，如无亦得，初不曾用　童子小便半升　槟榔一分，别为细末

上先将青蒿、桃柳李桑枝、枫叶、葱、豉以官省升量水三升，煎至半升许，去滓，入安息香、天灵盖、虎粪内骨、鳖甲、桃仁，与童子小便同煎取汁，去滓，有四五合，将槟榔、麝香同研匀，调作一

---

①　踵足：追随。
②　团练：原指地方武装团练的头目，泛用作有地位者的敬称。
③　治药：谓备办药物。
④　爩（yù 玉）肉：过油肉。
⑤　箸：筷子。
⑥　醋：钞本作"酥"。

服，早晨温服，以被盖覆出汗，恐汗内有细虫，以帛子拭之，即焚此帛，相次须泻，必有虫下。如未死，以大火焚之并弃长流水内。所用药切不得令病人知，日后亦然。十来日后，气体复原，再进一服，依前焚弃，至无虫而止此药。如病者未呕，可以取安；如已呕，俟其垂死，则令下次①已传染者服之。先病者虽不可救，后来断不传染。此方传之枢密之孙，诏州史君希道。

明月丹 治劳瘵。孙威敏公方，其曾孙盈仲传，《名方》与《良方》少异。

硇砂　鹏砂　雄兔粪

上三味，各等分为末，用生蜜元，如梧桐子大，每服七元，生甘草一分捶破，新水半盏，揉甘草浓汁吞下。每服日须初一日以后，十五日以前，五更时，令病人起坐，须预戒令不得作声息气，服之作声即不效。或怕水冷，微温不妨。每合药时，必于八月十五日三更前合。如急要服，则就每月十五日以前，月明夜合，勿令妇人、杂人、鸡犬、猫畜见。合时与服药时，供过人②并不得作声。切记！切记！

黄耆建中汤 治虚劳有热，胸中烦，手足热，心忪忡，口苦咽干，咳嗽，潮热等疾。服之能美饮食。陆彦安方，唐仲举家屡效。

黄耆去芦　白术　枳壳汤浸，去穰　前胡各三分　杏仁去皮尖　柴胡银州者　人参　白茯苓　甘草　当归　川芎　半夏汤洗七次　黄芩　白芍药　羚羊角　生干地黄　麦门冬去心。各二分

上十七味，为粗末，每服四钱，水一大盏半，生姜四片，煎至八分，去滓服，食后，日进二服。

治劳疾。

鳗鲡③鱼食之。

---

① 下次：次后，续后。
② 供过人：侍奉、照料的人。
③ 鳗鲡：同"鳗鲡"，即鳗鱼。

治发寒热，欲成劳瘵者。平江医僧杲都正方。

十全饮子①加黄连一味，依法煎服。热在骨节，更加青蒿或鳖甲煎。

猪骨煎 治男子妇人发热。热有多等，若虚劳发热，热从脊骨上起，此药有神效。更宜审细病状服之。

獖猪脊骨一条，去尾，五寸，细剉，用好法酒②六升、青蒿一握、乌梅十个、柴胡一两去芦、秦艽一两去芦，慢火同熬，耗一半，去滓，入蜜半斤，再熬成膏子　白茯苓去皮　当归去芦　川芎　人参去芦　肉苁蓉酒浸　巴戟去心，酒浸　五味子　牛膝去芦，酒浸　茴香微炒　破胡纸炒。各一两　鳖甲去裙③，醋炙黄　沉香已上各半两　鹿茸酒浸，醋④炙　附子炮，去皮脐。各二两

上为细末，用前猪骨膏子搜和得所，元如梧桐子大，每服三十元，渐加至五十元，米饮下，不以时候。

交感丹 或云此药太峻，恐走气，更看人禀赋如何。

香附子一斤，新汲水浸一宿，磨去黑毛，炒黄　茯神四两

上为细末，炼蜜为元，如弹子大，每朝以**降气汤**嚼下一粒。

降气汤

香附子半斤，修治如前法　茯神二两　甘草一两半，炙

上为细末，热汤点二钱用，下交感丹。

揩牙法

香附子五两，修治如前法，捣生姜四两，同淹一宿，炒令焦色　青盐二两，研细，拌匀，同上药收

上每夜临卧以少许揩牙，如常法。此三方俞居易阁学平生服食，以为传家之宝，云得之于铁瓮城中申先生，有序具载，凡人四十以

---

① 十全饮子：本书未载。《普济方》卷一一七有同名方，治伤暑、病疟等证，方用人参、半夏、山药、白扁豆、甘草、白术、紫苏叶、茯苓、香薷。疑即此方。
② 法酒：按官府法定规格酿造的酒。
③ 裙：指鳖甲边缘软的肉质，亦称"裙襕"。
④ 醋：钞本作"酥"。

后，百事慵懒，皆由心火不能下降，故作此方，以救世人，即不借此以济嗜欲。序多不录。

无名丹 补虚守神，涩精固阳道①，男子服之有奇效，非笔可尽其作用，非至神不能处之，遂无名可称其效，故以为无名。一方加远志、莲肉并去心、白茯苓三味，各一两。又云：用**苏合香元**酒下。

茅山苍术一斤，不浸，入药白，以面杖春，令稍滑，净筛，去粗皮，亦不须过当龙骨一两，别研如粉　赤石脂二两，研　　川乌头大者，一两，炮裂，削去皮脐　破胡纸二两，微炒　　川楝子三两，去核，微炒　　茴香舶上并南京者。各一两半，微炒

上捣罗为细末，合和令匀，酒煮面糊为元，如梧桐子大，朱砂为衣，多可百元，少止三十元，食前温酒或米饮、盐汤下。如欲恃药力，冷酒下五十元。妇人无子，服之有益。

【点评】本方提及的苏合香元，即苏合香丸，本书未载。该方唐代始出，时名"白术丸"，宋代改称"苏合香丸"。后世常用者出《太平惠民和剂局方》，方用苏合香油、白术、朱砂、薰陆香、青木香、乌犀屑、香附子、诃子、白檀香、安息香、沉香、麝香、丁香、荜茇、冰片等15味药。有芳香开窍、行气温中之功，主中风中暑、心胃气痛、寒闭昏厥之证。

该方组方有一定的西域色彩，不合于中医医方配伍监制的规则。元代滋阴派代表人物朱丹溪指出宋代滥用香药方的弊病，在《局方发挥》中评苏合香丸："彼燥悍香窜之剂，固可以劫滞气，果可以治血而补虚乎？"虽然如此，但只是说该方不应在平时滥用。苏合香丸为温开类代表方，至今仍是临床急救常用的好药。

养正金丹 补虚正气。

---

①　阳道：精液。

硫黄细研　肉桂去粗皮　干姜炮　附子炮裂,去皮脐　丁香不见火　肉豆蔻面裹煨　半夏姜制　厚朴去粗皮,姜制

上等分，捣罗为细末，面糊为元，如梧桐子大，朱砂为衣，每服三十五十元，空心食前，温酒或盐汤下。

壮气元

茴香炒　巴戟　破胡纸炒　胡芦巴　玄胡索　仙茅　附子炮　金铃子　桂已上各三两　木香一两半

上为细末，酒糊为元，每服五十元，温酒下。盐汤亦得。

沉香猪肚元

沉香　丁香　木香　川椒炒　荜澄茄　陈皮　胡芦巴炒　破胡纸炒　石茱萸①　桂　巴戟去心　茴香炒　牛膝　肉苁蓉　附子炮,去皮脐。各三两　槟榔　肉豆蔻各四两

上为细末，生猪肚一个，去脂。先用生绢袋盛药末，令在猪肚内缝合。用酸浆水一桶，于银石锅内煮，令猪肚软，取出放冷，不用猪肚。将药焙干，酒面糊为元，如梧桐子大，每服五十元，温酒下。妇人醋汤下。与**壮气元**相间服。史仲华传此。虽男子药，妇人久病气虚，服之大验，其母亲②取效。

玉蕊丹　治元阳虚惫，脐腹冷痛，面黄体瘦，口淡无味，精神恍惚，多困少力，腰膝酸疼，饮食减少，膀胱小肠久积气疾，脾元滑泄，神奇之甚。

南木香三分　蝎稍　舶上茴香　舶上硫黄生,研细　阳起石煅　硇砂以汤化去土,飞,令极净。各半两　黑附子一两　白矾一分,生

上八味，一处为末，入酒煮糊元，如梧桐子大，每服空心日午下十元，以齿嚼破，温酒下。小肠、膀胱疝气发疼，用绵灰二钱，温酒下十五元；阴阳二毒伤寒，甘草汤下十元；泻痢虚滑不止，腹内撮

---

① 石茱萸：中药"川楝子"之别称。

② 亲：亲自，亲身。

疼，煎艾汤下十元；妇人赤白带下，没药汤下五元；脾胃虚弱，米谷不化，温酒下十五元，二十元亦得。

双芝元　许都大觉民传。

麋鹿茸各五两，只用一色亦得，镑①细，酒浸一宿，取出搦②令干，慢火焙　沉香七钱　川附子两只，六钱者，炮，去皮脐

上为细末，鹿角胶三两，麸炒，别为末，用浸茸酒慢火熬成膏，入麝香三钱，研细，搜药入臼，捣数百杵，令匀，元如梧桐子大，每服三十元至五十元，空心温酒下。

斑龙元　杨梅卿方。

鹿角胶以酒浸胶数日，煮糊元众药　鹿角霜碾为细末　菟丝子净洗，酒浸两宿，蒸研　柏子仁净者，别研　熟地黄好者，酒浸两宿，蒸焙，馀酒入在胶内。各十两

上五味，先焙鹿角霜、菟丝子、地黄干了，碾为细末，方入柏子仁，在众药内研，却将鹿角胶酒约三四升，煮作糊元之，于石臼内杵二千下，令熟元之，如梧桐子大，早晚空心五十元至一百元止，逐日③早晚服，久之大有功效。盐汤或酒任下。

大补元阳，**麋角鹿茸元**。治真阳不足，脾肾虚寒，下焦伤惫，脐腹疼痛，两胁胀满，手足麻痹，目视茫茫④，遗泄⑤失精，精神不爽，阳事虚弱，小便滑数，气虚肠鸣，大便自利，耳内常聋。久服益脾元，壮肾气，助真阳，补虚损，散寒湿，养气滋血脉，留形住世。刘驻伯汝翼方。

鹿角饼子　鹿角霜各半斤　九节菖蒲　钟乳　覆盆子　石斛　蛇床子酒煮，炒香　当归洗　肉桂去皮　金铃子去核，酒浸　山药　泽泻　柏

---

① 镑：薄削。多用于角类药物。
② 搦（nuò 诺）：握，持。
③ 逐日：每天。
④ 茫茫：模糊不清楚。
⑤ 遗泄：遗精。

子仁研细，令入　续断　附子炮，去皮，以地黄汁煮，焙干　山茱萸取皮　萆薢去须，蜜水涂炙。各二两　杜仲三两，麸炒，丝断　天雄去皮　白茯苓　五味子净洗　人参去芦　槟榔　胡芦巴酒浸，焙　麝香别研　细辛各一两　破故纸酒浸，炒香　远志去心　天门冬去心　牛膝酒浸　胡桃去皮，研，令入　巴戟酒浸，炒　苁蓉洗，酒浸，焙干　熟干地黄净洗，焙　茴香炒　菟丝子酒浸，蒸三次，研。各四两　防风一两

上件如法修治，捣罗为末，用酒煮面糊为元，如梧桐子大，每服三十元、四十元，渐加至五六十元，空心温酒或盐汤吞下。

既济丹　升降水火，育神益血。久服延年，令人不老。张魏公方。

嫩鹿茸三两，酥炙　牛膝酒浸一宿　肉苁蓉酒浸一宿　熟干地黄酒浸，蒸　当归去芦，酒浸一宿　柏子仁别研入　枸杞子酒浸一宿　酸枣仁微炒，别研　沉香别碾　山药炒　远志用甘草半两煮，去甘草不用　茯神各一两半　附子二两半，炮，去皮脐

上焙干，为细末，枣肉元，如梧桐子大，每服五六十元，空心食前温酒盐汤下。

玄兔丹　五味子一名玄及。

菟丝子十两　五味子七两　白茯苓五两　莲肉三两

上为细末，以山药六两，打薄糊为元，每服五十元，盐、酒任下。

五味子元　明目下气，除烦止渴，养气血，活经络，无所不治。

北五味子一裹，约二斤，拣净，用酒一斗，浸一伏时取出，或晒或焙，碾为细末

上将所浸药酒熬成膏，搜前件药末，元如梧桐子大，每服百粒，盐汤、温酒任下，空心食前临卧。并无所忌。浸药酒不用绿豆曲者，恐解药力。

十精元　升降阴阳，既济水火，平补心肾，及治下虚上盛。刘上舍名**大椿子寿方**。

破故纸炒　远志去心　白茯苓　益智仁炒　青盐炒，别研。各一两　菟丝子酒浸　牛膝　川当归酒浸一宿。各二两　石菖蒲九节者　山茱萸各半两

上为细末，用獖猪腰子一只，去膜，和酒研细，煮面作糊元，如梧桐子大，每服四五十元，食前盐汤或温酒下。如小便赤而少，煎车前子汤下；如心虚，精神不定，用茯神汤下；如夜间烦躁不得睡，用酸枣仁末调汤下；如心气盛塞，煎麦门冬汤下，日二服。一方去菖蒲，加熟干地黄二两，用羊腰子元。

双补元　治下部弱，肾水冷。平补，不燥不热。刘子寿上舍。

熟地黄补血　菟丝子补精。各半斤

上为细末，酒糊为元，如梧桐子大，每服五十元，人参汤下。如气不顺，沉香汤下；如心气虚，茯苓汤下；如心气烦躁不得眠，酸枣仁汤下；肾气动，茴香汤下；小便少，车前子汤下；小便多，益智汤下。此法乃子寿之祖在京师辟雍①，得史载之传此法，服此药四十年，年八十一。

服椒法　川人宋监丞得之于青城山，九十岁道人杨梅卿传。

川椒一斤，去枝并目，须是真川椒方可，台椒不可使用。青盐二两，热汤泡在椒内，出一寸许，次日入在锅内，煮令干，止馀半盏汁，取出顿筛子上，用盆沥干，其汁别收，便将椒放地上，用新瓦盆覆之，出椒毒。半日，却用筛子摊暵②阴干，仍以甘菊末四五两，掺在椒内，却将馀汁拌之，收入瓶中，每日服三五十粒，盐、酒任下，日进两服，服之二年，眼明脚热，见小字分明。

治心肾气不足，漏精遗沥。

白术六两　石菖蒲一寸，九节者，去毛，四两　破胡纸入少酒，炒，三两

上为细末，炼蜜元如梧桐子大，每服五十元，空心温酒、盐汤任下。或加舶上茴香二两，炒用。

---

① 辟雍：古时天子所设的大学。
② 摊暵(làng 浪)：摊晒。暵，曝晒。"暵"应与"晾"同源。

治诸虚不足，**麝香鹿茸元**。王医师方。

当归酒浸一宿　鹿茸去皮，酥炙　鹿角霜各三两　麝香二钱，研细　肉苁蓉酒浸一宿　附子炮裂，去皮脐。各二两

上六味末之，用鹿角胶四两，镕作汁和药，元如梧桐子大，每服五十元，空心温酒盐汤下，日一服。鹿角胶全用难和药，可入汤二三合同煮，如阙，以阿胶代之。

沉香降气汤

沉香七钱，剉　甘草炙　缩砂仁各二两　香附子六两，去毛

上件捣罗为细末，盐汤点服。

俞山人真方降气汤　治虚阳上攻，气滞不快，上盛下虚，膈壅痰实，咽干不利，咳嗽中满，喘急气粗，脐腹膨胀，满闷虚烦，微渴引饮，头目昏眩，腰痛脚弱，四肢倦怠。此药专治脚气上攻，中满喘急，下元虚冷，服补药不差者，饮之立效。

真紫苏子须自种真者，叶上下通紫色，叶心如花者，自九月收子，用水淘去浮者，焙干秤　半夏真齐州者，用沸汤洗七遍，切片，焙干，以生姜自然汁浸一宿。各五两　前胡泔浸，焙干秤　甘草炙　川当归去芦头并土　厚朴去粗皮，姜汁浸炙。各二两　肉桂去粗皮　陈皮去白。各三两，虚冷人加肉桂一两，又加绵黄耆二两

上八味，为粗末，每服三大钱，水一盏半，生姜三片，枣子一个，同煎，取八分盏清汁，食后服，更以两服滓并煎一服饮之。凡人患中风、中气、肿满及脚气等疾，多是虚气上攻，胸膈不快，不进饮食，此药大能降气。昔京师俞山人专卖此药，有名四方，然人多不得真方，故服之无效，唯此八味者最真，其他加人参、附子、五加皮、大腹皮、萝卜子者，伪方也。此方本出《千金翼》，名紫苏子汤。昔湘东王患脚气，十年困笃，一日得此方遂安。然最要真紫苏子，须人家自种者，若店中所卖，皆野苏子，不可用，张文潜云。

导气丹　钱观文方，徐都承传与孟郎中公实。

橘皮　生姜二味各一斤，同碾为曲　木香二两　荜澄茄四两　牵牛一两，

碾为末

上为细末，面糊为元，如梧桐子大，每服三十元，烧萝卜汤下，食后服。

不老汤

香附子九实①者，去尽黑皮，微炒，四两　姜黄汤浸一宿，洗净，焙干，秤二两

甘草一两，炙

上三味，捣罗成细末，每服一大钱，入盐点空心服。皇祐至和间，刘君锡以事窜②岭南，至桂州遇刘仲远先生口授此方。仲远此时已百馀岁。君锡服此方间关岭表数年，竟免岚瘴之患。后还襄阳，寿至九旬。尝云闻之仲远说，凌晨盥栉③讫，未得议饮食，且先服此汤，可保一日无事，旦旦如此，则终身无病矣。

榻气元　此钱氏小儿方加木香一味。清流刘尉服之取效。

胡椒一两　木香一钱重　蝎尾去毒，半两

上为细末，糊元绿豆大，每服廿元，陈米饮送下，无时。

团参元　蒋签判方。

团参　桑白皮剉。各二两　人参　陈皮洗　桂去皮　白术　诃子去核

麦门冬去心　大腹皮剉，炒　杏仁炒，去皮尖　半夏曲各一两　槟榔剉　芫

花醋炒　附子炮，去皮　泽泻　吴茱萸炒　枳实麸炒，去穰。各半两

上为细末，姜面糊元，如梧桐子大，米饮下十元。未效，加至三十元。刘尉服时，去芫花，加牵牛粉半两取效。牵牛只取第一次粉用，元作大元，却以水一盏煎服，尤妙。

治气上不得卧，**神秘汤**。《千金方》，葛丞相传。

橘皮　生姜　紫苏　人参　五味子

上等分，各五两，㕮咀，以水七升，煮取三升，分三服。《指迷

---

①　九实：香附子以紧实者为良。"九"字义不详。有本作"丸"，恐非，本书避"丸"字。

②　窜：放逐，流放。

③　盥栉（zhì 治）：梳洗。

方》以桑白皮易五味子。

万和散 气药，文签判方，名止。

茴香_炒 萝卜子_生 官桂_{去粗皮} 蓬莪术_{湿纸裹，煨。各一两} 香白芷_{一两半} 陈皮_{一两一分，去穰} 麦蘖_{一分} 荆三棱_{三两半，用湿纸裹，炮} 干姜_{三分，煨} 甘草_{一两三分，炙} 白术_{米泔浸一宿} 桔梗 牵牛子_{炒，过熟不妨。各半两}

上为细末，每服一钱，水八分盏，煎至六分，和滓，稍热服。或入枣煎如汤点服亦得。妇人血气，入当归少许；心痛，炒茴香酒调下；中酒，热酒调下；小儿久泻不止，及泻后伤动胃气，不思饮食，瘦瘁①，并以一钱，枣半个，水五分，煎四分，热服。治男子妇人一切气刺气闷，气胀食伤，及中毒积滞，两胁脐下，四肢攻注，宿有气疾，心腹痞塞，呕吐，不思饮食，伤风烦闷，鼻出清水，夜多盗汗，渐成瘦弱，肠滑水泻不止等疾。

四七汤 治七种气②。**大七气汤**临文子③曾服有效。

人参 茯苓_{各二两} 半夏_{二两，全} 厚朴_{姜汁制，三两}

上为粗末，每服三钱，水一盏半，姜七片，枣一个，煎六分，食前服。

治盗汗方。

椒目 麦麸皮_{一分，同炒香熟}

上为细末，白炙猪肉，掺④药食之。

又方

牡蛎_{火煅，为末} 小麦麸_{炒黑焦，为末}

上各贴之，每服牡蛎末一钱，麸末二钱，以熟猪皮，去尽脂膜煎

---

① 瘦瘁：消瘦憔悴。
② 七种气：《诸病源候论》卷十三《七气候》："七气者，寒气、热气、怒气、恚气、忧气、喜气、愁气。"
③ 临文子：钞本作"钱文子"。应是。本书他处引"钱文子"有十多例。
④ 掺：同"糁（sǎn 伞）"，洒布。

汤，临卧调服。《吴内翰备急方》云：余家婢服之效。

【点评】《吴内翰备急方》原书已佚，但所载医方被多书引用，《是斋百一选方》载有20余首，是为最详，他书引用均不出其范围。

治体虚自汗二方。赵从简通判。

牡蛎粉 煅过用　麻黄根 为末　粟米 为粉

上等分和匀，生绢袋盛之，时以扑身。

治盗汗方。

临卧时放令少饥，吃宿蒸饼一枚，不可吃汤水，只干吃尽便就枕，不过两次即止。

治盗汗，次律云：史丞相家方，渠与王叔东母子皆曾取效。心液为汗，宜服此药，收敛心经。

人参 去芦，片切　川当归 去芦并细者，片切

上二味等分，每服秤五钱，先用猪心一枚，破作数片，并心肉血煎汤，澄清汁煎药服。

又方，孙盈仲绍熙壬子冬予病中亲曾服。

附子 炮裂，去皮脐，切作骰子块，如小指面大，碎者不用，与小麦同炒，以附子黄色为度，如麦先焦即易之，易三五次不妨　白术　白茯苓

上三味等分，碾为细末，米饮调下，食前。

治脾虚人盗汗。华宫使传。

白术 三两　白茯苓 二两

上为粗末，每服五钱，水一盏半，生姜三片，枣二枚，煎至八分，去滓，通口服，空心食前三服。

第六门

嗽疾　痰饮　酒饮　壅塞　喘

治嗽方。

罂粟壳二两，拣干硬不蛀者，去顶盖及蒂穰，火炙　陈皮去白，半两

上二味，剉粗末，每服三大钱，水一盏半，入乌梅一个，煎至七分服。

藿香半夏散　洗肺和胃祛痰，治咳嗽，建中，通畅三焦，进美饮食。

藿香叶　官桂各一两　半夏曲　陈皮去白　苍术洗。各半两　干姜二钱

厚朴二分，姜制　皂角十挺，火煅，令烟绝　甘草一分

上捣罗为散，每服三钱，水一盏半，生姜三片，煎八分，不拘时服。伤风头痛，壮热恶心，以生姜、葱，或姜枣煎；伤冷中露，声音不出，用生姜入油煎，捻头二三枚同煎立效。

七宝散　治诸般咳嗽，老少并宜服。姜侍郎方。

北五味子　罂粟壳去顶蒂、穰　陈皮　甘草各等分

上同炒，用姜擦子搅令香，碾粗末，每服三钱，水一盏半，乌梅一个，煎至一盏，去滓温服，食前临卧。不犯铜铁器煎尤妙。

治劳嗽。张子驷方，蒋签判传，屡见人服有效。

人参　破胡纸微炒，不可焦。各一两　木香一钱　罂粟壳半斤，去蒂，并拣取不蛀，净蜜炙，为末，不可焦

上为细末，炼蜜为饼子，半两重，每服一饼，水一盏半，生姜三片，枣子二个，慢火煎至一盏，去滓温服。

皱肺元　治久嗽，姚连判岳传。

款冬花　人参　五味子　桂去皮　紫菀　白石英微带青色者　钟乳粉

上等分为末，用羯①羊肺一具，去皮尖，杏仁半斤，同用水煮，肺烂为度，去筋膜，与杏仁同研极烂，和众药，候元得成，元如梧桐子大，阴干。每服五七十元，至百元不妨，糯米饮下，食后临卧服。

《无求子百问》②**温肺汤**，治肺寒咳嗽，声重多涕。壬子年春时行③此疾。姚知县克温名廷衮，云浙东黄盐苦嗽，因因，《类聚》作药局予三字得此方，二服即愈，因以见传。家间④患此者，服之皆验，不过三二服。

麻黄一两，不去节，二两亦可　杏仁一两，去皮尖，炒香　五味子　甘草炙桂心各半两

上为粗末，每服四钱重，水一盏半，姜五片，煎至七分，去滓热服。

治暴嗽，一服便安。

阿胶二片，炙　生姜十片　大乌梅二枚，捶　甘草半寸　紫苏一两　杏仁七个，去皮尖　罂粟壳一个，去穰并蒂　大半夏三个，汤泡

上用水一大碗，煎六分，去滓，任意服之，不拘时。临睡服尤佳。

---

①　羯（jié 竭）羊：已阉割的公羊。
②　《无求子百问》：即《无求子伤寒百问》，又名《南阳活人书》《类证活人书》等，宋代朱肱（1050—1125）撰，是《伤寒论》研究早期较有影响的著作之一。
③　行：流行。
④　家间：家中。

治虚冷咳嗽痰盛等疾。

钟乳粉　半夏_泡①　天南星_{炮。各一两}　滑石_{三钱，别研}

上将半夏、南星碾为细末，和钟乳、滑石令匀，每服三钱重，生姜十片，水二大盏，煎至八分，食前温服。如禀受虚弱人，以此药下**黑锡丹**五十元，或**四神丹**十数粒，无不效者，更自斟量服。绍兴刘驻泊名汝翼阁中，年近六十，素虚弱，服此取效。

治嗽，**干咯散**。李松传于一被囚道人，屡以取效。

鹅管石_{尝看不涩而凉者，是此即白矾煅，为不可用}　钟乳石　井泉石　款冬花　佛耳草　甘草_炙　白矾_{已上各一两}　官桂　人参各半两

上为细末，每服半钱，芦管食后吸之，冷茶清送下。

治冬月感冒寒气，暴嗽痰喘，**三拗汤**。郭医。

麻黄_{不去节用}　杏仁_{不去皮尖}　甘草_{不炙}

上三味等分，㕮咀，每服五钱，水二盏，煎至八分，热服，以被盖覆而睡。更加五味子等分最妙。

治多年嗽，葛邦美传。

杏仁_{去皮尖}　半夏_{汤泡}　天南星_{生用}　甘草_{生用}

上等分，为粗末，每服四钱，水一盏半，枣子二个擘开，生姜七片，煎至七分，食后服。

治一切嗽，**神效汤**。郎中传。

用不蛀皂角一挺大者，去皮棱，为两片，去子，每一子内入巴豆肉一粒，线系定，童子小便浸一宿，火上炙令焦黄色，去巴豆不用，或入一二粒亦不妨，却用真杏仁一合，半夏一合，二味入麻油内煎，赤裂为度，同皂角为细末，每服一字②，用干柿半片蘸药吃，或用白

---

①　泡：当作"炮"。钞本作"炮了用"。

②　一字：古人以五铢钱作药匕，平抄取药末为一钱匕，钱上有四字，一字则为四分之一钱匕。

饧①亦可，临睡时服，服了不得吃汤水，妙不可言。

人参饮子　治痰嗽，亦治寒热壅嗽②。张寺簿传。

人参去芦　桔梗　半夏汤洗七次　五味子　赤茯苓　白术各一两　枳壳　甘草炙。各半两

上咬咀，每服三钱重，水一盏半，姜五片，煎至七分，去滓，空心服。治寒壅者，加杏仁不去皮尖，紫苏各半两。

人参紫菀汤　治肺气不调，咳嗽喘急，胸膈烦闷，痰涎不利，坐卧不安，昼夜不止，久不愈者，以致形容③瘦减，力气羸劣者，并宜服之。苏司法次三传之于滕举二方。

人参　五味子　甘草　桂枝各一分　京紫菀　款冬花　杏仁各半两　缩砂仁　罂粟壳去顶穰，用姜汁制炒。各一两

上并为饮子④，每服四钱，水一盏半，姜五片，乌梅二个，煎至七分，去滓温服。

温肺汤　治冒寒咳嗽，清涕自流。

麻黄不去节　杏仁不去尖　甘草生用　桂枝微去皮　干姜炮。各半两　五味子　细辛去叶。各一分

上为咬咀饮子，每服三钱，水一盏半，生姜五片，葱白五寸，煎至七分，去滓热服。

星砂元　消痰积，温中顺气，治一切风痰，利胸膈，壮脾胃，及内伤生冷，腹胁胀痛，酒后痰实呕吐，服之神效。镇江邢医方，朱子⑤传。

南星四两，汤浸，洗七次　良姜　缩砂仁各一两

上为细末，以生姜自然汁煮面糊为元，如梧桐子大，每服十五二

---

① 饧（xíng 行）：饴糖，糖稀。
② 壅嗽：钞本作"虚嗽"。
③ 形容：形体容貌。
④ 饮子：钞本作"散"。
⑤ 朱子：钞本作"朱子新"，较是。

十元，生姜汤下，不计时候。夏月吃生冷尤宜服，虽多至七八十元无害，加香附子二两尤妙。

神效化痰，飞矾丹。张承祖运干传。

飞过枯矾二两，北矾、绛矾尤佳，如无，只用通明南矾　　半夏生姜制一宿　　天南星切作片子，用皂角挪①水浸一宿，来日就铫子熬，以水尽为度。各一两　　白僵蚕一两，半两生用，半两米醋浸一宿

上同为细末，姜汁糊为元，如梧桐子大小元亦得，每服十五元至二十元，生姜汤下。兼治喉闭，用薄荷两叶，新汲水浸少时，嚼薄荷吞药，以水送下。如咽不得，即以十五粒捣细，用皂角水调，灌下即开。又治小儿急慢惊风，牙关急紧不可开者，亦因皂角水调涂牙龈上，入咽即活。

二姜元　暖脾胃，散寒气。姚医方。

干姜　　陈皮去白。各二两　　良姜　　青皮去白。各一两

上为细末，汤浸蒸饼为元，梧桐子大，每服五七十元，生姜汤下。

神仙化痰元　亦治风秘，甚妙。

天南星　　半夏各四两，同南星二味，生姜、皂角各四两，用水五升同煮，水尽去姜及皂角不用　　丁香一两　　橘红二两

上为细末，白水面糊为元，如梧桐子大，每服三十元，生姜汤下，食后服。

加减青州白元子　治丈夫妇人卒中风邪，半身不遂，口眼㖞斜，痰涎闭塞，喘嗽咯血，胸膈满闷，小儿惊风，妇人血风，大人洗头风，并宜服之。

白附子　　天南星　　半夏　　川姜各二两　　天麻　　白僵蚕　　干蝎各一两　　川乌头去皮尖，半两

上八味并生用，为细末，白面糊元，如梧桐子大，每服三五十

---

① 挪：同"挼""捼"，揉搓。

元，生姜汤下，不拘时候。如瘫风，温酒下；小儿惊风，薄荷汤下五七元。此药宜常服，安神定志，去风痰膈壅之疾。有孕妇人不可服。

下痰元 李镛解元。

橘红四两　白术一两半　半夏一两，姜制　天南星二两，炮

上为细末，姜汁煮面糊为元，如梧桐子大，姜汤下四十粒，不拘时候。

千金元 治中寒，停饮不散，痰实不入食。王嗣康方。

硫黄通明者，别研如粉　白茯苓　干山药各二两　附子去皮脐，生用　半夏汤洗，去滑　青皮去白。各一两

上为细末，拌匀，汤浸炊饼元，或用淡面糊元，如梧桐子大，每服三十元至五十元，空心食前。

天香饮子

缩砂仁三两　天南星汤洗　香附子洗净。各四两

上㕮咀，每服四钱，生姜十五片，水两盏，煎至八分，食前服。或用姜汁糊元亦得。

导痰汤 费达可运使传。

白茯苓　桂心　半夏汤洗十次　干生姜　橘红　枳壳炒香　甘草

上等分为末，入生姜三片，煎至七分，非时①温服。

二曲元 治脾虚痰盛，不入食，妙甚。

神曲半斤，为末，枣肉搜和成饼，候干，慢火炙　半夏半斤，为末，生姜自然汁搜成饼，候干，慢火炙

上二味，一处碾为细末，枣肉元，如梧桐子大，每服五十元，生姜汤下，不拘时候。

治痰饮捷径。赵从简方。

白茯苓　半夏汤洗七遍

上等分，各剉如小豆，每服秤三钱，水一盏半，生姜十片，煎至

---

① 非时：犹言"无时"，谓不限时。

七分，去滓服。

方勺，字仁声，尝著《泊宅编》，论治痰当以橘皮为主，须用真洞庭陈者，其方去白取红一斤，甘草、盐各四两，水五碗，慢火煮，焙干，捣为细末，点服。又古方以橘红四两，炙甘草一两为末，汤点，名曰**二贤汤**，以治痰极有验。世医但知用半夏、南星、枳实、茯苓之类，何足以语此，外舅莫强中服之，腹痛利下物数块，如铁弹子，臭不可闻，旧苦食后胸满之疾，豁然顿愈。

【点评】虽然"橘皮以陈者佳"的观点可追溯至陶弘景时代，但在宋元之前，医书多作"橘皮"，"陈橘皮"之类的写法多见于宋以后书籍。

细辛五味子汤

细辛　白茯苓　白术　人参　甘草_炙　干姜_{炮。各一两}　五味子_{三两}

上为饮子，每服三钱，水一大盏，煎至八分，去滓，食后服。

治远年①**痰饮**，发作有时，诸药未效者。

丁香　枳壳_{麸炒黄}　木香_{各二钱半}　半夏_{汤洗七遍}　缩砂仁　陈皮_{去白}　白茯苓_{各半两}

上件七味，并为粗末，每服四大钱，水一盏半，煎至八分，食前热服，可断根本。

吴仙丹　治痰饮上气，不思饮食，小便不利，头重昏眩。常子正中丞方，冯仲柔知丞传。

白茯苓　吴茱萸_{汤泡，去沫}

上等分为末，炼蜜元，如梧桐子大，每服三十元，不拘时候，熟水吞下，酒饮亦可。中丞苦痰饮，每啖冷食饱，或晴阴节变②，率③用

---

①　远年：多年。

②　节变：节令变化。

③　率：大约，大概。

十日一发，头疼背寒，呕吐酸汁，即数日伏枕不食，如《千金》大五饮元之类，皆不效。宣和初为顺昌司录，于太守蔡公安持达道席上得此方，服之遂不再作。每遇饮啖过多腹满，服五七十元，不三两时便旋①已，作茱萸气，酒饮随小水②而去。前后痰药甚众，无及此者。杨梅卿方只将茱萸酒浸三宿，以茯苓细末拌之，候干，每服百馀粒，汤酒任下。

星附汤

全蝎一钱，炒　附子炮，去皮脐　天南星炮，洗去灰③。各一两

上为粗末，每服三钱，水两盏，生姜十五片，煎至七分，去滓澄清，放冷服。

快活元　常服消食化痰，养生之家不可阙。韩倅子髦方。

枳壳一两半，炒　桂一两　桔梗　半夏汤洗七遍。各二两

上为末，姜汁糊元，桐子大，每服二十元，食后姜汤下。

丁香五套元　傅公实方，其子宣赞安民传。夫胃气虚弱，三焦痞涩，不能宣行水谷，故为痰饮。结聚胸臆之间，令人头目昏眩，胸膈胀满，咳嗽气急，呕逆腹疼，伏于中脘，亦令臂疼不举，腰腿沉重，久而不散，流入于脾，脾恶湿，得水则胀，胀则不能消化水谷，又令腹中虚满而不食也，此药主之。

半夏一两，切破　天南星一两，每个切作十数块。二味先用水浸三日，每日易水，次用白矾三两，研碎，调入水内，再浸三日，洗净焙干　干姜炮　良姜　白术　茯苓各一两　木香　丁香不见火　青皮去白　陈皮去白。各半两

上十味，为细末，用神曲一两，大麦蘖二两，同碾取末，打糊和药为元，如梧子大，每服三十元至五十元，温熟水送下，不拘时候。常服温脾胃，去宿冷，消留滞，化饮食，辟雾露风冷，山岚瘴疠，不正非时之气，但是酒癖停饮，痰水不消，累服汤药不能作效者，服之

---

① 便旋：大便与小便。旋，小便。

② 小水：小便。

③ 灰：钞本作"皮"，较是。

如神。

治痰客于上焦，久之则令人昏眩方。

前胡_{去芦}　人参_{去芦}　紫苏子_{真者}　赤茯苓_{各三分}　陈皮_{去白}　甘草_炙
枳壳_{麸炒}　半夏_{汤洗七次}　木香_{生用。各半两}

上九味，㕮咀，每服三钱，水一大盏，生姜十片，煎至半盏，去
滓热服。

衮金①元

干姜_{不炮}　真橘皮_{不去白，洗}　天南星_{生用}　半夏_{不汤洗。各一两}

上先用生姜一两，不去皮，捣烂，制半夏、南星末作曲，却用馀
药一处为末，以生姜自然汁为元，如梧桐子大。又以雄黄少许为衣，
不拘时候，姜汤下三五十元，临卧服尤佳。

紫芝元　治痰。

五灵脂_{粒粒取全者，去砂石}　半夏_{汤浸七遍，慢慢浸令心透}

上二味，等分为末，生姜汁浸，蒸饼为元，如桐子大，每服二十
元至三十元，生姜或茶汤下，食前空心，临卧时服。

三仙元　治中脘气滞，胸膈烦满，痰涎不利，头目不清。

天南星_{生，去皮}　半夏_{沸汤泡七遍，二味各五两，碾为细末，用生姜自然汁和，}
_{不可太软，但手捏得聚为度，摊在筛内，用楮叶盖之，令发黄色，晒干收之，须是五六月内}
_{做曲，如酱黄法}　香附子_{略炒，于砖上磨去毛，五两}

上用南星半夏曲饼子二两，净香附子一两，同为细末，水煮面糊
为元，如梧桐子大，每服二十至三十元，食后临卧姜汤下。

治停痰宿饮，**化痰元**。

人参_{去芦}　白茯苓　半夏_{汤洗七次，别为末，极细}　白术　桔梗_{切作小块}
_{子，姜汁浸。各一两}　枳实　香附子　前胡　甘草_{各半两}

上为细末，用半夏姜汁煮糊元，如梧桐子大，每服三四十元，姜
汤送下。

---

①　衮金：犹言"涤肺"。衮，同"滚"，此指涤荡。金，此代指肺。

玉尘散 治痰饮，出《千金方》。

桑白皮<small>自取东向未出土者，净洗，二两</small>　桔梗<small>三两</small>　半夏<small>汤泡七次</small>　南星<small>沸汤七次泡。各一两</small>

上为粗末，每服三钱，水一盏半，生姜七片，煎至七分，去滓温服。一方加北五味子，各等分。

破痰消饮元 治一切气，一切饮，其效甚速。何自然中丞传。

青皮<small>洗</small>　陈皮<small>洗</small>　川姜<small>炮裂</small>　京三棱<small>灰炮碎用</small>　莪术<small>灰炮碎用</small>　良姜<small>湿纸裹煨</small>　草果<small>面裹，炮。各一两</small>　半夏<small>三两，汤泡七次</small>

上并焙干秤，为细末，水煮糊为元，如梧桐子大，阴干，每服五十元，姜汤或熟水下，不拘时候。

治痰茯苓元 本治臂痛，具《指迷方》中云：有人臂痛不能举手，或左右时复转移，由伏痰在内，中脘停滞，脾气不流行，上与气搏。四肢属脾，滞而气不下，故上行攻臂，其脉沉细者是也。后人谓此臂痛乃痰症也，用以治痰，无不效者。

茯苓<small>一两</small>　枳壳<small>麸炒，去穰，半两</small>　半夏<small>二两</small>　风化朴硝<small>一分</small>

上四味，为细末，生姜自然汁煮糊为元，如梧桐子大，每服三十元，生姜汤下。累有人为痰所苦，夜间二臂常若有人抽牵，两手战灼，至于茶盏亦不能举，只以此药治之，皆随服随愈。世间所谓痰药者多矣，至于立见神效，未有如此药之妙也。

【点评】王贶所撰《全生指迷方》成书于北宋宣和年间（1119—1125），原书共3卷，较早亡佚。清修《四库全书》时从明代《永乐大典》中辑出，厘为4卷。后世医家多以指迷茯苓丸治疗"肩臂痛"，但四库本《全生指迷方》中无相关记载，而《是斋百一选方》中录此方全貌。

涤寒汤

橘皮<small>二两</small>　天南星　草果子<small>炮，去皮。各四两，秤</small>

上咬咀，每服四钱，姜二十片，水两盏，煎至八分，去滓，空心食前服。

南星汤 杨梅卿传。

南星　半夏　枳壳　桔梗　防风_{去芦}　甘草_{生用。各半两}　赤芍药_{一两}

上为粗末，每服五钱，水二盏，生姜七片，慢火煎至七分，去滓温服。

新法半夏汤 郭医传。

大半夏_{四两，汤洗七次，每个切作两片，用白矾一两，碎之，沸汤一碗，乘热浸半夏一昼夜，汤洗去矾，摊干。一片切作两片，再用生姜自然汁，于银盂中没头浸一昼夜，却于重汤中顿，令姜汁干尽，慢火焙干，为细末，再用生姜自然汁搜成饼子，曝或焙干，炙黄勿令焦}　甘草_{二两半，炙}　陈橘红　草果_{煨，取肉}　神曲_炒　缩砂仁_{各一两}　丁香　白豆蔻仁_{各半两}

上八味，为细末，每服抄一钱，先用生姜自然汁一匙，调成膏子，入炒盐，沸汤点服。

三倍元

木香_{一两}　青皮_{二两，去白}　半夏_{四两，汤洗七次}

上为细末，生姜自然汁元如小豆大，每服三十元加至五十元，生姜汤下，不拘时候。

破饮元 治一切停饮不散，时呕痰沫，头眩欲倒，膈脘不利。漳州周判官柄传。

白术_{一斤二两}　干姜_炮　肉桂_{各六两}　赤茯苓_{七两}　旋覆花_{八两}　枳实_{二两}

上为末，面糊为元，如梧桐子大，每服五十元，熟水下。

搜饮元 宇文尚书方。

每用木瓜一个，切下顶，作罐儿，去穰，用生白矾、半夏曲等分为细末，填在木瓜内，却以元①顶盖定，用麻缕扎缚，于饭甑上炊两次，烂研，以宿蒸饼为元，不拘多少，但和，得聚即止，如梧桐子大，每服三五十元，生姜汤下，不计时。

治酒癖痰饮，**倍术散**。季成弟屡服有效。

白术二两　附子炮，去皮脐，一两

上咬咀，分作三服，水一大氅②，姜十片，煎至七分，去滓，空心服。脏腑微动即安。

芎辛散　治壅塞痰盛，清头目。辛丑年葛丞相作正言苦此疾，逾月语音不出，服柴胡之类亦不能去，医者云是燥，用此药数服而愈。

川芎　细辛　防风　桔梗　白芷　甘草　羌活各一两　桑白皮半两

上为细末，每服二钱，水一盏半，生姜二片，薄荷三叶，煎至七分，不饥不饱时温服。

薛氏桂辛汤　下痰饮，散风邪，止涎嗽，聪耳鼻，宣关窍，利咽膈，清头目，解冒眩，进饮食。邓左丞方。

桂去粗皮　细辛去苗土　干姜炮　人参去芦　白茯苓去皮　甘草炙。各二两　五味子③　陈皮去白　白术　半夏汤浸，洗七遍，细切如豆，不捣。各三分

上件除半夏外，捣罗为粗末，再同拌匀，每服二钱，水二盏，同煎至一盏，去滓，食前温服。

宣肺散　钱医产家方，盛公纪传。

白茯苓四两　干姜一两半，炮　五味子　细辛　甘草炙。各二两半　人参一两，去芦

上为细末，每服二钱，沸汤调下，食后临卧服。

治寒气拍着，语声不出。

官桂去皮　桔梗　杏仁去皮尖

---

① 元：原先的。
② 氅(piè 氅)：古代盛茶、酒等的器皿。
③ 五味子：钞本作"五倍子"。

上等分，为细末，用杏仁研膏为元，桐子大，含化立效。

调降汤 升降气，治壅甚妙。

人参　黄耆蜜炙　白芍药　白茯苓　陈皮去白　甘草

上六味等分，为粗末，每服三钱，水一盏半，煎至八分，去滓，通口服，不拘时候。有痰，加半夏、生姜；清头目，加川芎；气壅，加紫苏。

定喘饮子

诃子三两　麻黄四两，不去节

上二味，为粗末，每服四大钱，用水二盏，煎至一盏二分，去滓，入好腊茶一大钱，再同煎至七分，通口，不拘时候，临卧服尤佳，立有神效，老幼皆可服。一方加人参二两，**名诃参散**。本方只两味也。

治寒喘，**五味子汤**。侯博古方，滁阳高司法名申之，每苦喘疾发甚时，非此药不能治。

橘皮三两，去白　甘草一两半，炙　麻黄四两，去根节　真北五味子　杏仁各二两。麸炒，去皮尖

上为粗末，水一盏半，药末二大钱，煎至七分，去滓，通口服，不拘时候。如喘甚，加药末，入马兜铃、桑白皮同煎。夏月减麻黄一两。

五味子剉散 治肺虚寒，理喘下气。务观郎中娣忽发喘嗽，服诸药皆不差，得此方三服遂愈。《陆氏续方》陆务观，绍兴府人。

干姜炮　甘草炙。各半两　陈皮去白，三分　桂　茯苓　五味子各一两

上为剉散，每服五钱，水一大盏，煎至六分，热服。

治实喘方，气虚而喘者不可服。

芫花不以多少，米醋浸一宿，去醋，炒令焦黑，为细末　大麦面

上二味等分，和令极匀，以浓煎柳枝酒调下，立定。

葶苈元 大治肺气咳嗽，面浮目肿，喘促，睡卧不得，步履艰

难，小便赤涩等疾。

汉防己　贝母煅，令微黄　木通各一两　甜葶苈隔纸炒令紫色　杏仁去皮尖及双仁，麸炒，微黄，别研。各二两

上为细末，枣肉为元，如梧桐子大，每服三十元，煎桑根白皮汤下，不拘时候服。徐七香元家方，名**防己元**，无贝母、木通，添桑白皮，四味等分，同为末，白面糊元。

治喘，安吉知县张杰孟野说，**宣肺汤**。

细辛　甘草各一两　防风二两，去芦　麻黄四两，不去根节

上咬咀，每服三钱，水一盏半，煎至七分，去滓温服。

观音人参胡桃汤　治痰喘。《夷坚己志》第三卷。

新罗人参一寸许　胡桃肉一个，去壳，不剥皮

上煎汤服，盖人参定喘，带皮胡桃敛肺故也。

【点评】该方原出《夷坚己志》，名为"人参胡桃汤"。由于原文中有观音梦授云云，故《是斋百一选方》引载此方时，冠以"观音"二字。《是斋百一选方》是目前已知最早引载该方的中医方书。

又方，洪内翰夜直寿皇宣谕方。

胡桃肉三个　生姜三片

上临卧食之毕，则饮汤三两呷，又再嚼桃姜如前之数，且饮汤，勿行动①，就枕即愈。

治喘并痰嗽。

白矾飞过，研　五倍子为细末

上每服各抄一钱，以生猪肝火上炙热，蘸药，食后临卧服。汉阳公库兵黄六者，旧苦此病，百药不效，于岳阳路上遇一道人传此方，

---

① 勿行动：钞本作"勿待"。

两服病不复作。续添

治嗽，章教授传。

款冬花一两，怀干，别碾　桂去粗皮，不见火　甘草怀干。各一分　鹅管石半两，透明者，别研

上各修制了，入乳钵中一处研，令极细，每服一钱许，五更时以芦管旋吸入咽喉中，服讫仰睡，以吐涎沫为效。忌生冷、油腻、盐酱等物，宜淡食两日。

神御散　治痰盛喘乏，咳嗽不已。华宫使传。

御米壳去顶蒂隔，蜜炙，细剉，四两　款冬花去枝　佛耳草　甘草炙　人参　陈白去白　阿胶蛤粉炒　杏仁去皮尖、双仁，麸炒。各一两

上事治①净秤为末，每服五钱，水一盏半，生姜三片，肥乌梅一个，拍碎，同煎至七分，去滓温服，不拘时候，临卧服尤妙。

---

① 事治：进行加工。

第七门

吐血 咯血 衄血 血溅 小便血

治吐血，史丞相方。

松烟墨汁，服之即愈。

治暴吐血。

桂末二钱，水汤各半，浓调约半盏许，猛吃。甚者二服。南阳赵宣德患，服之如神，其甥亦吐血，二服永安。

吴丞相冲卿**忽吐血**，孙兆用冰澄蚌粉研细，入辰砂少许，米饮调下二钱，日三服遂安。兆秘此方，吴以术得之。韩子功方：朱砂一钱，真蚌粉半钱。

凡吐血咯血，其得之多因积热之甚，或饮食过度驰骋，伤胃络也，不然惊恐悸怒，使气逆上而不下行，血随气行，宛①积胸间，久则吐血咯血，宜服**白术散**，行荣卫，顺气止血，进食退热，惟忌食热面、煎炙、海味、猪鸡，一切发风之物。酒不宜饮，食不宜饱，常令饥饱得所，自然胸膈空利，气血流顺也。绍兴癸酉秋，苏少连病此，极可畏，百药不效。偶姜昌言通判传此方，服之遂愈，后济人屡验。

---

① 宛：通"郁"，郁积。

韬光传。

白术二两　人参去芦　白茯苓去黑皮　黄耆各一两　山药　百合三分，去心　甘草炙。各半两　前胡去芦　柴胡去芦。各一分

上为散，每服一钱半，水一盏，姜三片，枣一个，同煎至六分，温服，日三服。

治妄行吐血。张裁衣传。其子病，服此即止，屡作屡效。

熟地黄洗去土，焙干

上为细末，用好真京墨，新汲水磨半盏来许，分作二服，调熟地黄末服之。墨须用松烟者。

又方

生地黄　熟地黄　五味子各二两

上三味，并为细末，炼蜜为元，如梧桐子大，每服三十元，一日三度，空心用好酒送下。

治吐血便血，**固荣散**。王医师方。

白芷半两　甘草炒，三钱　真蒲黄炒　地榆去芦。各一两

上为细末，每服三钱，温汤调。气急，又加石膏半两。

治吐血衄血。

茅花，不以多少，煎汤服。《良方》。

治吐血不止，**柏叶汤**①。

青柏叶一把　干姜三片　阿胶二片，炙

上用水二升，煮至一升，去滓，别绞马通②汁一升同和，煎取一升，绵滤过，一服尽之。

治暴吐血，发寒热，欲作劳气而未成者。

滁州赵史君云，其族姊为尼，住新金一寺，忽苦此疾，医者不肯治，偶一士大夫说此药，不数服而愈。其药以童子小便和酒调下**花蕊**

---

① 柏叶汤：源按："谨按《金匮》无阿胶。"

② 马通：马粪。

石散，此后亦多有人服得效。

治劳心吐血。孙仲盈说，临安张上舍曾以此治一人得效。

莲子心七个　糯米二十一粒

上为细末，酒调服。

治吐血。葛察判名采阁中苦此疾，百药皆试，得此方服之取效，后虽发，屡服有验。

生地黄一斤，洗净，细捣取汁，其滓再入好酒少许，又取汁令尽，附子一两半，炮，去皮脐，切作片子，入在地黄汁内，用银石器熬成膏，其附子取出焙干，更用干山药三两同为细末，却以地黄膏子和成剂，木臼内杵一二十下①，元如梧桐子大，每服三十元，渐渐加至五十元，空心米饮吞下，神效。

治吐血不止。

紫参　人参　阿胶蛤粉炒成珠

上三味等分，为细末，乌梅汤调下。

治吐血，**掌中金**。

真蒲黄、黄药子等分，用生麻油于手心内调，以舌舐之。

又方，兼治衄血。

蛤粉、白胶香等分，以好松烟墨汁调服。

治肺破咯血。王医师方，蔡邦度传。

香附子去毛，为细末，以米饮调下。

治咯血。赵君猷云屡试得效。

薏苡仁不拘多少，为细末，以熟煮猪胰切作片，蘸药，食后微空时，取意②食之。盖薏苡仁能补肺，以猪胰导入经络耳。陈敏捷用单方治肺痈吐脓血，薏苡仁三合，捣碎，以水二大盏，煮至一盏，去滓，分作二服便愈。

---

① 一二十下：源本、钞本皆作"一二千下"，可从。

② 取意：随意。《证治准绳》《普济方》载此方无"意"字。

治鼻衄①。孙盈仲祖方,苏韬光曾用有效。

四物汤加侧柏煎服。

治衄血。

灸发际一穴,五七壮②,麦粒大。

烧头发为末,或龙骨煅过为末,各以鼻吸之。

萝卜汁或藕汁,滴鼻中。

灯盏数枚,以百沸汤煮,逐枚漉出,乘热安顶上,冷即易之。谯知阁熙载壬子年病,用此而愈。

蒲黄二钱,先用新汲水调下,老人不用,次用米脑③细研,以热马粪汁调上件脑子,用鹅毛管扫入鼻中立止。马粪热即有汁,冷无汁。

赤芍药末,冷水调服。

五倍子一两,碾为细末,新绵烧灰,二味等分,米饮调下。

石榴花片塞鼻中即止。

【点评】发际穴属于经外奇穴,分为前发际穴、侧发际穴和后发际穴,三者主治各有所偏重。前发际穴主治头痛眩晕、小儿风痫等,侧发际穴主治头旋目眩、偏头剧痛等,后发际穴主治衄血。

治鼻衄。

用旧麻油灯盏合在顶心,用物系定,少时即住。

治衄血。褚日新方。

以真透明阿胶一片,如小指大,贴眉心,立止。

治鼻衄。

人中白,烧去秽气,研细,入麝香少许,吹入鼻中。

① 治鼻衄:源本此前有"加减四物汤"五字。
② 壮:艾灸的量词。每灸一个艾炷为一壮。古代艾灸时将艾炷直接置于皮肤上,灸时须灼伤皮肤。壮,疑为"灼伤"二字的合音。
③ 米脑:龙脑香之一种。

又方

好麻油纸捻①纴②鼻中，顷之打嚏即愈。韬光云此方甚奇，其母令人③一夕常衄盈盆，百药不效，用此遂愈。

治血溅。钱季毅。

槐花半生半炒，为细末，傅之。

治血自皮肤间溅出。

以煮酒瓶上纸，碎挴④如杨花，用手捏在出血处，立止。

治小便下血不止。

研酸草自然汁服之。

又方

槟榔至大者，半枚，用麦门冬熟水磨至一盏，重汤烫热服之。

又方

当归　香白芷

上等分，为细末，每服二钱，温米饮调下。

又方　尿后有血。

干柿三枚，烧灰，陈米饮调下。柿子性寒故也。

第八门

吐泻　痢疾　霍乱　风秘　小便不通　暑泻

肉附元　治腹泻不止。

---

① 纸捻：搓成的细纸卷儿。
② 纴(rèn 任)：穿，引。
③ 令人：古代命妇的封号之一。
④ 挴(juē 撅)：折断。源按："以手绝物曰挴。"

肉豆蔻一两二钱，面裹煨　附子一个，重七钱者，炮，去皮脐

上二味，并为细末，打糊为元，如梧桐子大，候干，每服五六十元，米汤吞下，不拘时候，立效。江州高端朝方。

椒附汤　治骤腹疼注下，或滑肠频并，多有冷沫。

川椒去目　干姜生用　附子去皮脐，生用

上三味等分，为粗末，每服三钱，水二盏，煎至八分，温服，不拘时候。

敛肠元　治久泻。姜侍郎方。

木香　丁香　附子炮，去皮脐　缩砂仁　诃子皮　罂粟壳炒，去穰、顶　川姜炮　没石子　梓州厚朴姜制　白龙骨　肉豆蔻面裹煨　赤石脂煅　禹馀粮醋淬七遍。已上各一两

上为细末，面糊为元，如梧桐子大，每服七十元，米饮下，空心食前服。

厚肠元

白龙骨　干姜炮　附子炮，去皮脐　厚朴姜制　诃子炮，去核　肉豆蔻面裹煨　陈皮

上等分，为末，酒糊为元，桐子大，每服五十元，米饮下。

治吐泻。韩御带施此药极验。

白龙骨　白礜　白石膏　白矾

上四味等分，为细末，滴水为元，如梧桐子大，入甘锅火煅，通红为度，每服五元至十元，米饮汤下。石膏是软者，北人谓之寒水石，故可煅。

没石子元　治脏气虚弱，大肠滑泄，次数频并，日渐羸瘠，不进饮食，或久患赤白痢脾泻等疾，并皆治之。

白术　白茯苓各三钱　没石子南蕃者，二个，面裹，炮　丁香不见火　赤石脂别研　白姜切作片，略炒　肉豆蔻面裹，炮　诃子湿纸裹，炮，取净皮。各二钱

上和匀，用汤泡，蒸饼为元，小梧桐子大，每服三四十元，米饮吞下，粥食前，一日三四服。枣肉元亦得。

治水泻。徐元敏察院方。

南木香　缩砂仁　白术各一两　丁香半两

上剉如麻豆大，每服三四大钱，水一盏半，煎至七分，食前通口服。轻者三四服，甚者五六服，虚冷人加附子半两。

治瀼泻①，本出《博济方》，人少知之。

宣黄连一两，骰子块切，净洗，去泥土，清水浸片时　生姜四两，骰子块切。一方用二两

上于锅铫内同炒，姜赤黄色为度，去姜不用，将黄连碾罗为细末，每服二钱，腊茶同调下，不拘时候。若欲速效，一料只作二服。尝有人患此，两月一剂而愈。

固肠元②　治脏腑滑泄，昼夜无度。

吴茱萸拣净　黄连去须　罂粟壳炙，去穰蒂

上三味等分，醋糊元，如梧桐子大，每服三十元，米饮下，空心食前服。

断下元　治暴泻，孙盈仲方。

神曲微炒　吴茱萸绿色者③，拣净，炮洗七遍。各一两

上二味，为细末，以酸米醋为元，如梧桐子大，每服五十元至一百元，空心食前米饮汤下。

加诃子四柱散　治脏腑虚怯，本气衰弱，脾胃不快，不进饮食，时加泄利，昼夜不息。

人参去芦　白茯苓去皮　附子炮，去皮脐。各一两　木香纸包煨过　诃子

---

① 瀼（nǎng 曩）泻：指五更泻，或停饮积食所致的泄泻。

② 固肠元：源按："谨按《得效方》固肠圆同；《圣惠方》茱萸圆无罂粟壳；《魏氏家藏方》暖脏圆用蒜头煨烂为圆，亦无罂粟壳；《直指方》茱萸圆与《圣惠方》同。"

③ 绿色者：《证类本草》卷十三"食茱萸"条："颗粒大，经久色黄黑，乃是食茱萸。颗粒紧小，久色青绿，即是吴茱萸。"

各半两①，湿纸包，炮，取皮用

上为细末，每服二钱，枣一个，生姜二片，煎至六分服。

豆蔻散 治滑泄神效。

陈粟米一两 肉豆蔻面裹煨 五味子 赤石脂研。各半两

上同为细末，每服二钱，粟米汤饮调下，日进三服。

大断下元② 史仲华云渠乃伯史防御得此效方。光尧御府所处。

附子二两，炮 细辛一两半 干姜炮 良姜炮 白龙骨 赤石脂 酸石榴皮醋煮干为度，焙干。各三两 肉豆蔻 牡蛎火煅秤。各二两

上为细末，糊为元，如梧桐子大，每服三十元，白汤下。杨氏方加诃子二两，枯了白矾二两。

治泻久不效者，老年人尤宜服。

上用大附子一个，炮，去皮脐，以韭菜根研烂，绞取汁，元如梧桐子大，晒焙干，每服三十元，米饮汤下。不干恐麻人。

治泻。唐仲举。

人参去芦 茯苓 肉豆蔻面包煨 诃子肉等分 木香减半

上为细末，糊元如梧桐子大，每服三五十元，米饮汤下。小儿如黍米大，量大小加减服之。

补脾元 治滑泄。

白术 赤石脂 肉豆蔻面裹煨 川厚朴去粗皮，姜汁涂炙 川白姜炮。各一两 荜拨炒 神曲炒 麦蘖炒 附子炮，去皮脐。各半两

上为细末，醋糊为元，如梧桐子大，早晚食前各五十元，陈米饮下。

又方，其效胜前。

吴茱萸不以多少，拣净，用大猠猪脏一两条，以茱萸实满，扎定两头，熟炭火煮，令极烂，研细，元如梧桐子大，早晚食前各以米饮

---

① 各半两：原作"半两"，源本在"取皮用"后注"各半两"。据补。

② 大断下元：源按："谨按《局方》大断下圆有白矾、诃子，《得效方》与《局方》同。"

吞下五十元。

荜拨元 治滑泄甚妙。

荜拨　川姜炮　丁香不见火　附子炮，去皮脐　吴茱萸　良姜　胡椒
已上各一两　山茱萸　草豆蔻去皮。已上各半两

上为细末，枣肉元，如梧桐子大，食前陈米饮下五十元，日进三服。庐州知录周汝功，嘉禾人，乃尊①守永嘉时，每苦滑泄，服此药果有效。其方董发运阃有序，多不复录。上二方亦周纠所传也。

治泄泻，脏腑不固，只一二服取效。老人小儿尤宜服，便血或痢皆可用。

白石脂真者，炭火煅通红，取出放冷，研细，米饮调下二三钱。

治飧泄②，洞利不止。

白茯苓一两　南木香半两，纸裹炮

上二味，为细末，煎紫苏木瓜汤调下二钱匕。吴内翰母夫人服之，大有功效。

茱萸断下元 治脏寒腹痛，泄泻不止。

艾叶半两，炒　缩砂仁　附子炮，去皮脐　肉豆蔻各一分　吴茱萸二两半，炒　赤石脂　川姜各半两

上为细末，面糊为元，如梧桐子大，每服五七十元，米饮下，食前。赵从简通判甲辰年丁母忧③食素之久，苦泻不止，日七八行，首尾几年，每服它药，不过一二日复作，得此方而愈。后数年间遇泻，服之又效。

治脏腑④。张医升之传。

———————————

① 乃尊：对别人父亲的尊称。
② 飧(sūn 孙)泄：大便泄泻清稀，并有未消化的食物残渣。多为肝郁脾虚，清气不升所致。
③ 丁母忧：为母亲守丧。
④ 治脏腑：此下省略了"滑泻""泄泻"之类的内容。下条及后文亦有同例。

鹰爪黄连，不以多少，碾为细末，用煨熟去皮大蒜元如梧桐子大，每服三十元或五十元，米饮送下。

养婆汤 治脾胃虚损，脏腑泄泻，不进饮食，大有神效。韩倅子髦方。

川乌_{炮，去皮脐} 梓朴^①_{去粗皮，姜汁制} 干姜_{炮。各等分} 甘草_{炙，半之}

上为粗末，每服四大钱，水一盏半，生姜五片，枣二枚，煎至八分，食空服。看病证紧慢增减药味。

神授元 治脏腑^②。葛枢密传。

南木香_{二钱半} 肉豆蔻_{一两，面裹煨}

上二味，为细末，煮枣为元，如梧桐子大，每服三五十元，米饮下，不以时候。

滁州赵使君云其女年甫^③周岁，忽**苦脏腑**，每所下，如鸡子^④黄者半盆许，数日之间几至百往，渐作惊风证。有一士大夫教以钟乳粉二钱，以枣肉和搜，令取意食之，不然以浓煎枣汤调钟乳服亦可。以儿小只用一钱，已平复矣。传方者云，它日或作少疮疡，不足虑。儿子清老年三岁，过镇江时病久泻危甚，用此法服至半两遂安，亦不生疮。

止吐泻。宇文尚书传此方，甚妙。

干木瓜 藿香叶 良姜_{各半两}

上为粗末，分作二服，每服用水二大盏，煎至一盏，空心食前服，并滓再煎一服。

六妙汤 治下血或痢不止。詹判院武子方。

乌梅_{十个，捶碎} 甘草_{二寸，生用} 罂粟壳_{十个，去、穰顶，捶碎} 丁香_五

---

① 梓朴：即梓州厚朴。
② 治脏腑：《普济方》卷二百八泄痢门载本方作"治脏腑滑泻"，可据补。
③ 甫：刚刚，才。
④ 鸡子：鸡蛋。

十个，全用① 　桂心二寸，去粗皮　缩砂仁四钱半，捶破

上六味，同拌匀，作一服，水一盏半，于银器内煎至七分，忌铜铁器，去滓温服。滓用水二盏，再煎小半盏服。

治痢，**独神元**。沈太虚侍郎方，沈仁父传。

罂粟壳去穰蒂，不以多少，用米醋一碗蘸炙，以醋多为妙，候焦黄为细末，炼蜜为元，小弹子大，每服一元，水一盏，生姜三片，煎至七分服。

治禁口痢②。王顺伯运使传。

鲫鱼一枚，不去鳞腮，下作一窍，去肠肚，入白矾一栗子大，纸裹煨，令香熟。令病人取意用盐醋食之。季毅方烧存性灰，米饮调下，曾用之有效。

治气痢。《太平广记》唐太宗得效方。

乳煎荜拨。沈存中《良方》云：每用牛乳半升，荜拨末二钱匕，同煎减半，空心服。仍具载本末。

治痢方。

腊茶细末，不以多少，白梅肉和为元。赤痢，甘草汤下；白痢，乌梅汤下；泄泻不止，陈米饮下。每服二十元，团茶③尤佳，白梅贵陈。

治禁口痢。孟公实郎中传，云甚妙。

石莲不以多少，不炒，剥去壳，将肉并心碾为细末，每服二钱，陈米饮调下，便觉思食。此疾盖是毒气上冲华盖，心气不通，所以不入食。服此药之后，心气通，痢当顿下而愈。未愈，自服痢药。

祭酒林谦之说，韶州医人刘从周治病有功，议论殊不凡，且有验，云：大凡痢疾，不问赤白而后为冷热之证，若手足和暖，则为

---

① 　全用：钞本作"生用"。
② 　禁口痢：同"噤口痢"。下利而呕，不纳食，为噤口痢。
③ 　团茶：宋代用圆模制成的茶饼。太平兴国(976—984)初，用龙凤模特制，专供宫廷饮用。

阳，只须先服**五苓散**①，用粟米饮调下，次服**感应元**二十粒即愈；若觉手足厥冷，则为阴，当服暖药，如**已寒元**②、附子之类。如此治痢无不效，此方亲曾用有效。有人夏月患痢，一日六七十行，用五苓散者，两服立止。

治赤白痢，并脏腑等疾。臧将仕之女服之有验。

罂粟壳_{去穰、蒂，令净，炙黄}　罂粟子_{炒令微黑}

上同为细末，炼蜜为元，如小鸡头大，每服十元十五元。赤痢，甘草汤下；白痢，干姜汤下；泻，米饮下。小儿，元如粟米大，量大小加减服之。

治赤白痢。

吴茱萸_{拣净}　黄连_{去须并芦，剉骰子大}

上等分，一处以好酒浸透，取出，各自拣，焙或晒干，为细末，糊元如梧桐子大。赤痢，用黄连元三十粒，甘草汤下；白痢，用茱萸元三十粒，干姜汤下；赤白痢，各用十五粒相合，并以甘草干姜汤下。此方浙西何山纯老以传，苏韬光云：数十年救人无数，人多求方，不敢轻授，恐以其药品之微而忽③之。韬光每以救人，甚效。《洪氏方》亦有修制汤使，少异。

治血痢，热躁。

水研粳米半升，取汁令尽，以汁置有油瓷瓶，腊纸封口，沉井底，平旦服之。吴内翰家乳妪病，服之而愈。

《泊宅编》云：蜀人山叟治痢药，用罂粟壳并去核鼠查子各数枚，焙干，末之，饮下，尤治禁口痢。鼠查子即糖毬④。

---

① 五苓散：本书未载。见于《太平惠民和剂局方》卷二。下方感应元见于《太平惠民和剂局方》卷三。

② 已寒元：当指大已寒丸。本书未载。见于《太平惠民和剂局方》等书中，各方不尽相同，但皆用温里药。

③ 忽：不重视。

④ 糖毬：又称"糖毬子"，即山楂。

治禁口痢①。陈庆长知县名祖永，云顷守官南康，其子年十许岁，患禁口痢，水浆不入者数日，惟能进药。同官家有方书载一治法，试用之，一服而痢稍疏②，三服遂索粥饮，顿食半盏许，自是痢止而安。其法用干山药，一半炒黄色，半生用，研为细末，米饮调下。

如圣汤　治下痢赤白甚重者二方。焦济卿。

人参　当归各三寸，洗　滴乳一块，黑豆大　甘草二寸，炙　乌梅七个　罂粟壳一个，去穣，蜜炙　大北枣七个　缩砂仁　大丁香　白豆蔻各二十一个　陈生姜二块，指大，用湿纸裹，煨熟

上为末，分作三服，水一盏半，煎至七分，滤去滓服。不用罂粟壳亦可。

香茸元③　治下痢危困。

麝香半钱，别研，临时入　鹿茸一两，火燎去毛，酥炙

上鹿茸为细末，方入麝香，以灯心煮枣肉为元，如梧桐子大，每服五十元，空心服。缪立夫云：有一医者，每料添滴乳香半两，尤有效。绍熙壬子绍兴人苦痢疾者极多，往往而死④，凡平时所用治痢如罂粟壳之类，不可向口⑤，唯服此等药或**没石子元**作效。

治血痢。

上用合成平胃散秤一两，入川续断末二钱半，拌匀，每服二钱，水一盏，煎至七分服。张叔潜秘书知敛州时，其阁中病血痢，一医者用此药治之而愈。绍熙壬子会稽时行痢疾，叔潜之子为人说服之亦验。小儿病亲曾服作效⑥。

---

① 治禁口痢：源按："谨按《大全良方》同，《卫生家宝方》作开胃散。"
② 疏：稀疏。此指泄痢次数减少。
③ 香茸元：源按："谨按《大全良方》同，《魏氏家藏方》无麝香，有乳香、肉豆蔻。"
④ 而死：钞本作"不救而死"。
⑤ 向口：近口。
⑥ 时行……作效：钞本作"人患痢，服之亦验"。

治痢，**如圣饮**①。治一切痢疾，无问久新，或赤或白，或赤白相杂，日夜无度，悉能治之。绍熙壬子浙东提举黄郎中施此药，颇有效验。

当归　地榆　缩砂仁　赤石脂　陈皮　石榴皮　诃子肉　甘草
罂粟壳　干姜各等分

上一十味，为粗末，每三钱重作一服，水一盏半，入陈霜梅一个，煎至七分，去滓，赤痢冷服，白痢热服，赤白痢温服。年高、娠妇、小儿皆可服。忌生冷肥腻物。

必效饮子　治久新赤白痢。浙东帅赵侍郎子和，壬子年施此药。

白术　甘草蜜炙　罂粟壳蜜炙。已上等分用

上为粗末，每服三大钱，水一盏半，生姜三片，枣一个，煎至七分，去滓温服。白痢加白术，赤痢加甘草，不拘时候服。忌油腻之物。

治痢。《泊宅编》云：姚祐自殿监迁八座，母夫人病痢，诸药不效，令李昂筮轨革②，有真人指灵草之语。一日登对③，上讶其色悴④，具以实奏，诏赐一散子，数服而愈。仍喻只炒椿子熟，末之，饮下。余检《本草》，椿荚主大便下血，今处处有之，夏中生荚，樗之有花者无荚，有荚者无花，常生臭樗上，未见椿上有荚者。然世俗不辨椿樗之异，故俗中名此为椿荚，其实樗荚耳。注云：樗皮主疳痢。《日华子》云：樗皮温，无毒，止泻及肠风，入药时用蜜炙。《药性论》云：樗白皮使，味苦，微热，无毒，能治赤白痢、肠滑、痔疾、泻血不住。取白皮一握，仓粳米五十粒，葱白一握，甘草三寸，炙豉两合，以水一升，煮取半升，顿服之。小儿量大小服。枝叶与皮功用皆同。

---

① 如圣饮：钞本作"如圣散"。
② 轨革：古代一种用图书、诗文来预卜吉凶祸福的占卜术。
③ 登对：上朝对答皇帝的询问。
④ 悴：忧伤，忧愁。

治痢无问赤白。韩明道名月卿。

玄胡索不以多少，新瓦上炒过，为细末，每服二钱，米饮调下。只一服取效。

治痢疾甚者，数服止。赵彦僖①方恐畲字。

人参　白术　当归　地榆　阿胶各一分　蚌粉炒黄　甘草一钱　乳香少许　肉豆蔻两个，面裹煨

上九味，为粗末，一盏②煎至八分，去滓温服，不拘时候。

治痢。褚日新方，云甚奇。

杏仁四十九粒③　巴豆各四十九粒。各于麻油灯焰上烧灰存性　百草霜一钱

上各研为细末，用黄腊溶成膏，元如小绿豆大，每服五粒。白痢，干姜汤下；赤痢，甘草汤下。如要定转，用枣汤下七粒。

治赤白痢及水泻最效。庐州合肥唐主簿锜方。

破故纸一两，炒香熟　罂粟壳四两，去穰顶蒂，新瓦上煿燥

上二味，为细末，炼蜜为元，如弹子大，每服一元，水一盏化开，姜二片，枣一个，煎取七分。如小儿，分作四服。

治痢，无问赤白。张王仲参议说。

《官局》**二姜元**④，不用糊，却以獖猪胆为元，依常法服，以米饮汤下，空心食前服。

百中散　治一切痢，不问赤白，或一日之间一二百行，只一服便疏，再二三服即愈。魏不伐方。

罂粟壳去上下蒂顶鬲，剉成片子，蜜炒，令赤色，净秤　厚朴各三斤，去粗皮，净秤，用生姜汁淹一宿，炙令姜汁尽为度

上为细末，每服二三钱，米饮调下。忌生冷、油腻、鱼鲊、毒物

---

① 僖：本书第二十门作"信"，第二十五门作"畲"，与本条附注合。

② 一盏：钞本作"水一盏"。

③ 四十九粒：与下文"各四十九粒"义重，疑衍。

④ 二姜元：前文第六门有同名方，但主治不同。本方注明"官局"，则应是《太平惠民和剂局方》卷三之二姜丸，方用干姜、良姜，然并未言及"治痢"。

三日。汤寿资通判所传与此同，云极有功效。

《夷坚甲志》云：虞丞相自渠州被召，途中冒暑①得疾泄痢，连月梦壁间有韵语药方一纸，读之数过，其词曰：暑毒在脾，湿气连脚；不泄则痢，不痢则疟；独炼雄黄，蒸面和药；甘草作汤，服之安乐；别作治疗，医家大错。如方服之遂愈。

回生散 治霍乱吐泻，但一点胃气存者，服之无不回生。

陈皮去白　藿香叶去土

上等分②，每服五钱，水一盏半，煎至七分，温服，不拘时候。

治霍乱。蒋签判云：行在一家专货此药。

藿香叶　乌药　香附子炒。各半两　甘草二寸半，炙

上为粗末，水一大盏，煎至七分，温服，甚妙。

治霍乱，**大交泰丹**。见第九伤寒卷中。《杨氏方》云：治霍乱吐痢，辅先生甚奇此药，合以施人。

治风秘。钱知阁传，王嗣康方。

阿胶麸炒，研为细末，煎服三钱。气实者加木香。最宜老人。

宽气汤 利三焦，顺脏腑，治大便多秘。孙盈仲传，吕子厚右司阁中服之有效。

香附子六两，须新砂盆内打，令净洁，焙干秤　乌药二两，去心，取肉秤，用真天台者　缩砂仁一两　甘草一两一分，炒

上为细末，每服一大钱，浓煎橘皮汤下，不以时候。此方《官局》**小乌沉汤**加缩砂仁，分两不同。

治老人虚人大便不通。

葱白三寸，水煎，候葱熟不用，入阿胶一片，溶开温服。吴内翰母夫人曾服得效。

---

① 冒暑：指暑热传入肠胃而致的疾病，为暑病轻证。
② 上等分：源本、钞本此下皆有"粗末"二字。

治风秘。攒宫①有一老人，患八九日不通，有木匠授以此方②，只一服便见效。

不蛀皂角，当中取一寸许，去黑皮，以沸汤半盏泡，上用盏盖定，候③通口服之，先办少粥，通后即食。

治老人虚人小便不通。吴内翰方。

琥珀研如粉，人参汤调下一钱，止。陈彦修侍郎服验。

治腹胀，小便不通。

瓜蒌不拘多少，焙干，碾为细末，每服三钱重，热酒调下。不能饮者，以米饮调下，频进数服，以通为度。绍兴刘驻泊汝翼云：魏邵知明州时，宅库之妻患此疾垂殆，随行御医某人治此药令服，遂愈。邵恐邸字。

治大小便不通。颜尚书方，屡试有验。

连根葱一茎，不得洗，淡豆豉二十一粒，盐一捻，生姜一块胡桃大，同研令烂，炒温填脐内，以绢帛缚定，良久即通。

治腹肚胀痛，脏腑④秘方。愈教授瀹⑤。

苍术　厚朴姜汁炙　陈皮各一两　生好硫黄二两，用萝卜煎沸汤浴三两次

上件捣罗为细末，浸，蒸饼糊为元，如梧桐子大，每服用三五十元，日两服，米饮下。

治伏暑暴泻，兼去暑毒。赵从简亲服立效。

枇杷叶去毛　生姜湿秤　罂粟壳去瓤蒂。各三钱

上三味细剉，用水二大盏，蜜一合，酒半合，粟米百馀粒，同煎至一盏以下，温服，一服即愈。

谷神散　治夏月暴泻。

---

① 攒宫：古代皇帝称帝后灵柩暂殡的地方。
② 有木匠授以此方：钞本作"得此方"。
③ 候：《续名医类案》卷二十引作"候温"，义长，可据补。
④ 脏腑："脏腑滑泄"之省。
⑤ 瀹（yuè 月）：源本作"瀹方"。

楮实_{青者，蒸一次，晒干，用一斤}　甘草_{一两，炙}　陈仓米_{一升}　干姜_{一两}

上为细末，饭饮调下。

治夏秋间暑泻不止。

上以**理中汤**下驻车元。

治赤痢。章教授方。

煎**四物汤**下**驻车元**[①]。病甚者，**驻车元**一贴，只作一服。

枣附元　治脏寒滑泄，不思饮食。华宫使传。

用正坐大附子一个，干枣半斤，同于银石器中慢火煮，上留水两指，水干旋添汤，煮两三时取出，切作半个，再煮，候至晚枣烂坏，将附子温水洗，剥皮去脐，切作薄皮，焙干，捣为细末，别煮枣为元，如梧桐子大，每服三四十元，米饮空心服。患滑泄垂死者，皆获康愈。

王连元　治脾积下痢，蛊痢同。

木香　诃子_{连核。各半两}　黄连_{一斤，炒紫色}

上为细末，研粳米饮糊为元，如梧桐子大，每服一百元，米饮下，空心食前，日进二服。

【点评】治痢诸方多用米饮下药，盖米饮甘温无毒，有益脾养胃之功。患痢之人，脾胃功能必然受到影响。脾胃不健，气血生化乏源，人之正气更加亏虚，病情将进一步加重。用米饮送服药物，可养脾护胃，扶助后天，亦能减少药物的不良刺激。

真人养脏汤[②]　治一切痢同。

---

① 驻车元：源按："谨按《千金方》驻车丸黄连六两，干姜三两，当归、阿胶各三两。上为末，以大酢八合烊胶和之，并手丸如大豆许，候干，大人饮服三十丸，小儿百日以还三丸，暮年者五丸，馀以意加减，日三服。《外台》《局方》《三因方》《得效方》并同。"

② 真人养脏汤：源按："谨按《局方》纯阳真人养脏汤方有白术、肉桂二味，无丁香、白茯苓、陈皮、乌梅肉、酸石榴皮、厚朴、赤芍药、黄连、干姜、阿胶、地榆十一味。《得效方》亦同，《直指方》与《局方》无肉豆蔻一味。"

丁香　木香　肉豆蔻面裹煨，去面　当归洗，去芦　白茯苓去黑皮　罂粟壳去顶蒂，炙　人参去芦。各一两二钱半　拣草①一两，炙　乌梅肉二钱半 酸石榴皮　陈皮去白　赤芍药　黄连去须　白芍药　厚朴去粗皮，姜汁制炒 干姜炮裂　阿胶蛤粉炒　地榆　诃子炮，去核。各七钱半

上一十九味，碾为粗末，每服五钱，水一盏半，煎至八分，去 滓，通口服。食前两服，滓再作一服。

治泻不止神妙。**木香煮散**同。

木香　茱萸各二两，去枝梗　甘草半两，炙　罂粟壳四两，去顶蒂鬲，蜜炙

上件㕮咀，每服三钱，水一盏半，煎至一盏，去滓，稍温服， 食前。

---

① 拣草：源按："拣草即甘草拣坚实皮薄者，犹拣参、拣桂之拣。"

第九门

伤寒　感冒　中暑

百解散　治伤寒头痛，肢体沉重，恶寒发热，痰逆咳嗽，困倦少力，及偏正头疼。此药专解截四时伤寒，常服清神爽气，瘟疫瘴疠不生。龚子治方。

防风去芦　麻黄去根节。各三两半　白芷　白芍药各二两　川乌半两，炮，去皮脐　甘菊去枝叶　荆芥穗　干姜各三两

上为细末，每服二钱，葱茶或腊茶点服，不拘时候。煎服亦可元版荆芥下有六两二字。

顺解散　治伤寒。凡初受疾，未分阴阳表里，皆可服之。史仲华传。

苍术半斤　藁本水浸　桔梗　甘草　防风　独活各四两　厚朴姜制　陈皮各二两

上为细末，每服二钱，生姜七片，水一盏半，煎八分，去滓温服。

祭酒林谦之说，韶州医人刘从周云：盛夏发热，有伤寒、冒暑二证。若热有进退，则为冒暑；若一向热不间断，则为伤寒。但当以此别之。

冲和散 治寒温不节，将摄失宜。或乍暖脱衣，盛热饮冷；或坐卧当风，居处暴露；或风雨行路，冲冒霜冷，凌晨早出，呼吸冷气；或久晴暴暖，忽变阴寒；或久雨积寒，致生阴湿。如此之候，皆为邪疠侵伤肌肤，入于腠理，使人身体沉重，肢节酸疼，项背拘急，头目不清，鼻塞声重，伸欠泪出，气壅上盛，咽渴不利，胸膈凝滞，饮食不入。凡此之证，若不便行解利，伏留经络，传变不已，此药治之。姜侍郎方，其子处度宰清流，传与赵学谕，货之，其家遂温①。

苍术六十两　荆芥穗三十两　甘草十二两半

上为粗末，每服三钱，水一盏半，煎至八分，去滓热服，不计时候，并滓再煎。才觉伤风，及觉劳倦，即须服之。不问虚实老幼，悉皆主治。

截伤寒，不问阴阳，决有神效。蒋签名盖传。

干姜　干葛　白芷　甘草

上等分，末之，干姜减少不妨，每服三钱，水一盏半，煎八分，入姜枣同煎，不以时候。服了不出风，被覆睡，少时，汗出即愈。

治疫气及一切伤寒，不拘轻重，**圣僧散**②。

吴白芷半斤，洗了，阴干，细剉　甘草四两，生剉

上并为细末，每服二钱，生姜三片，枣子一枚擘破，葱白三寸，水一大盏，煎至六分，热服，用衣被以盖之，汗出即差。如人行五里久，又进一服，以正邪气。

破证夺命丹③ 治伤寒阴阳二证不明，或投药错误，致患人困重垂死，七日以后皆可服。传者云千不失一。

好人参一两，去芦，薄切，水一大升，银石器内煎至一盏，以新

---

① 温：富足。
② 圣僧散：源按："谨按《卫生家宝方》有老幼及孕妇皆可服八字。"
③ 破证夺命丹：源按："谨按《圣济总录》及《易简方》无方名，即后世独参汤是也。《卫生家宝方》人参夺命散人参二两、生姜三片煎服，主治与本同。《本草》又名复脉汤。"

水沉之，取冷，一服而尽，汗不自它出，只在鼻梁尖上涓涓如水，是其应也，妙甚。苏韬光云：侍郎方丈尝以救数十人。余宰清流日倅车申屠行父之子妇，产后病时疫二十馀日，已成坏证，偶见闻，因劝其一味只服人参遂安，是时未知有此方，偶然暗合耳。

保真汤①　治伤寒疫气，不拘阴阳证，但初觉不快，连进三服立愈。葛丞相镂板印施，甚妙。

苍术_{剉作骰子块，米泔水浸一宿，控干，用麦麸和炒，候麸赤色为度，次用新粗布袋筒，去麸皮，取净，一斤}　藁本_{净洗，日干}　川芎_{不见火。各四两}　甘草_{二两，炙}

上四味，剉为粗末，每服三大钱，水一盏半，生姜三片，煎至八分，去滓热服。

治伤寒感冒，不问阴阳证，初觉即服，甚效。赵从简方。

苍术_{米泔浸一宿，焙干秤，一两}　大菖蒲_{半两，剉}　甘草_{二钱半，炙}

上㕮咀，每服五大钱，葱白三寸，水一盏半，煎至七分，去滓热服，微汗即愈。

普救散②　治伤寒，不问阴阳表里，但三日以前未分，皆可服。王叔咸方。

甘草_{四两}　生姜_{二斤，切作片子}　苍术_{一斤，剉，削术尤佳}

上三味，淹拌，罨③一宿，次日焙干，碾为粗末，每服半两，葱白二三寸，水一碗半，煎至八分一碗，去滓热服，不拘时候。如头痛，加香白芷；腹痛，加香附子。汗出即愈。

大交泰丹　治阴阳二毒，伤寒，或因下早亡阳，或致结伏胸膈，四肢厥冷，脉息俱无，心躁如火，或因冷物伤脾，夹脐注痛，生硬入胃，中满痞塞，及发潮热，并治翻胃哕④逆，霍乱吐泻，小肠疝癖，

---

① 保真汤：源按："谨按《卫生家宝方》保真汤一名神术散。"
② 普救散：源按："谨按《魏氏家藏方》无生姜，有干葛、香白芷。"
③ 罨：腌渍。
④ 哕(yuě)：干呕，呃逆。

胁肋气痛，但是阴阳不顺，恶候伤寒，并皆治之。每服一粒，炭火内煅通赤，良久取出，放冷，细研如粉，米饮一盏，煎至七分，温服，不拘时候，隔半时辰，再进一服，甚效如神。兼治小儿疮疹倒压，依法服半粒即愈。

金星石　银星石　代赭石　太阴玄精石　云母石<small>白色，成片子者</small>禹馀粮石　桂府滑石<small>已上各一两</small>　寒水石<small>吉州者，一两半</small>　不灰木<small>色青黑，性软者，一两</small>

上同入瓷瓶子内，炭火半秤煅，火耗一半，取出放冷，研为细末，糯米粥为元，如弹子大，候干，依前法服。寒水石，南人谓之软石膏。一方加麦饭石一两。

神术散① 治四时温疫，头痛项强，发热憎寒，身体疼痛，及伤风鼻塞声重，咳嗽头昏，并皆治之。

苍术<small>五两，米泔浸一宿</small>　藁本<small>去土</small>　白芷　羌活<small>去芦</small>　细辛<small>去叶、土</small>　甘草<small>炙</small>　川芎<small>各一两</small>

上为细末，每服三钱，水一盏，生姜三片，葱白三寸，同煎至七分，温服，不拘时候。或作粗末煎服尤快。微觉伤风鼻塞，只用葱茶调下。一方苍术半斤去皮，川芎三两，藁本去苗、土，洗，三两，甘草炙二两，细辛去苗一两。

治身热，头痛昏重，未辨阴阳，夹食伤寒伤暑等疾。

陈橘皮<small>水洗，不去白，二两</small>　生姜<small>捶碎，不去皮，四两</small>

上以水四碗，煎至一碗半，每服一盏，通口并服。吕侍讲希哲居和州，岁疫，服者多安。吴内翰家用之，数效。

神授太乙散② 治四时气令不正，瘟疫妄行，人多疾病，此药不问阴阳两感，风寒湿痹，并皆治之。

---

① 神术散：源按："谨按《局方》《杨氏家藏方》并同。《大全良方》无白芷一味。皆无加减方。"

② 神授太乙散：源按："谨按《魏氏家藏方》普济散同。《局方》十神汤无青皮，有麻黄。《得效方》有苍术。"

川升麻　白芍药　紫苏叶　香附子　干葛　香白芷　陈皮　川芎　青皮　甘草

上等分，为粗末，每服三大钱，水一盏半，生姜三片，煎至八分，去滓，通口服，不以时候，连进二服。如发热头痛，加连须葱白三寸同煎；如中满气噎，加枳壳数片。产妇、婴儿、老人皆可服之之以下元板有卅字，漫漶①不可读，故缺之。

治坏证伤寒。病十馀日之后，过经②，已下已汗，而未愈者。庐州郭医名羽云，渠义父李助教，大名府人，善方脉，尝合以治四五人皆安。其方得于天台一僧，用药甚异，或谓其效在兜取③，殊不可晓。红娘子二七个，去头翅足，细研，大枣二枚，剥取肉，同研匀烂，元如理中元大，每服一元，以白水④煎服。先头目，次遍身，觉微微有汗，然后服小建中汤加黄耆者，病差即止。郭医但能记此说，未尝敢用，不可不录，以俟名医问之。

【点评】伤寒初起，汗下不依其法，致伤荣卫，则外邪日盛，正气乖常，胃气衰微，因而变证百出，传变不一，形成坏证伤寒。或泻痢青黄，吐逆寒热；或为肿满，偏枯五痫等。临床应当随其病变，加以治疗。宋代钱闻礼《伤寒百问歌》载有"坏证伤寒"篇，述之颇详："坏证不知是何病，伤寒不解人不醒，已汗吐下及温针，其人已无柴胡证。太阳病转入少阳，胁满往来寒热伤，更兼呕吐不能食，脉如沉紧小胡汤（小柴胡汤）。坏证用药匪容易，病中又感不正气，当观寒暑燥湿风，随时变迁详证治。尺寸俱盛重感寒，此证当作温疟看。阳脉浮大阴脉濡，头痛发热在肌肤。四肢不收常自汗，此作风温治必苏。阳脉洪数阴实大，

---

① 漫漶：模糊不可辨别。
② 过经：过了传经的日期。
③ 兜取：盛取。
④ 白水：澄清的水。

满体锦纹斑可怪，再感温热而疾增，此作温毒治方差。阳脉濡弱阴弦紧，重感疫气成疾疢。此证便作温疫医，萤火等药诚可准。又有伤寒过经已，再受热邪蓄在里，病候多变久不安，阴阳无复有纲纪。此宜知母麻黄汤，更兼鳖甲黑奴类，病后少气气吐逆，亦名坏证竹叶石。"

沃雪汤① 解利，四时伤寒，时行瘟疫，风湿，阴阳两感，表证未解，身体壮热疼痛，恶风声重，鼻塞头痛，四肢项颈烦倦。又治雾湿瘴气，触冒寒邪。此药温和表里，适顺阴阳，老幼四时皆可服。才觉吹着，连进二服立差。章滁州茂深方。

苍术 八两，去皮 厚朴 四两，去皮 当归 洗 川芎 白芍药 防风 橘皮 去白 葛根 甘草 各二两

上咬咀，每服三钱，水一盏半，煎至一盏，去滓温服。

香芎散② 治伤风感寒，发散表邪。《胡氏方》。庐州郭医云：屡用得效。

香附子 去毛，炒，六两 藁本 去芦，四两 川芎 剉 橘皮 去白。各二两 甘草 一两半，炙

上为细末，每服三钱，水一盏，生姜三片，煎七分，温服，无时。

救疫神方。《夷坚庚志》十四卷，靖康二年春太学事。

黑豆 二合，炒令香熟 甘草 二寸，炒黄

上以水二盏，煎至一半，时时呷之。是时因疫发肿者，服之无不效。

神术煮散 治感寒。凡人寒，则伤荣，血为荣。风则伤卫，气为

---

① 沃雪汤：源按："谨按《三因方》去当归、川芎、橘皮，加干姜。《卫生家宝方》于《三因方》干姜换朴硝。"
② 香芎散：源按："谨按《卫生家宝方》无藁本、橘皮，有香白芷、藿香、石膏。"

卫。故治伤寒当用当归之类药。

苍术六两　当归　厚朴姜制。各二两　人参一两　白芍药　川芎　陈皮各半两

上咬咀，每服三钱，水一盏半，生姜五片，枣二个，煎至八分，去滓，食前热服。

【点评】"风则伤卫，气为卫。故治伤寒当用当归之类药"。一般来说，当归很少用于外感伤寒一类病证。《证类本草》卷八"当归"条引《日华子本草》云："主治一切风，一切血，补一切劳，破恶血，养新血及主癥癖。"

二姓不传散

苍术七两，以竹篮水中洗净，不须去皮　干葛三两半　甘草一两七钱半

上为细末，每服三钱，水一盏，煎至八分服。若细切葱头与茶同点，见效尤速，酒调亦得。

伤寒鼻塞，出清涕不已。

香白芷一两　荆芥一钱重

上为末，腊茶清调服。如不用荆芥，薄荷一钱亦佳。

治腠理不密，易致感冒。只当先服此药，感冒自退。石叔访监丞云：得之于一相识，亲服取效。后以治数人，其病皆愈。

附子炮，去皮脐　苁蓉酒浸一宿，焙干　细辛　五味子

上等分，为粗末，以四味黄耆建中汤相对，合和令匀。如本方煎服，不过三四服即安。

大黄龙元　治中暑，身热头疼，状如脾寒，或半热半寒；或寒热往来；或烦渴呕泄，昏闷不省；或不能饮食，此方曾合治暑甚妙。尝有中暍①已昏欲死者，灌之立苏。李子英传。

---

① 中暍(yē 噎)：中暑。

舶上硫黄　硝石_{各一两}　白矾　雄黄　滑石_{各半两}　白面_{四两，飞罗者}

上五味，研为极细末，入面在内，滴水为元，如梧桐子大，每服十元至二三十元，新汲水下。小儿黍米大。如无硝石，以盆硝代之。

治中暑，不拘老少，皆可服。朱子新传。

不蛀①皂荚，不计多少，刮去黑皮烧，烟欲尽，用盆合于地上，周回用土遮缝，勿令透烟，每一两皂角灰，用甘草末六钱，每服一钱，新汲水调下。如气虚人，温浆水调下；昏迷不省者，不过两服。《吴内翰备急方》用皂角五斤，去皮弦，炙焦黑存性，甘草五两。

水瓢元　治冒暑毒，解烦渴。中书何舍人希深方。

乌梅肉_{四两}　甘草　青盐_{各二两}　干木瓜　檀香　白茯苓_{各一两}　麝香_{三钱半，蜜炼过，随药加减使}

上除麝香别研，馀并为细末，炼蜜为元，每两作三十元，每服一元，含化或新汲水温汤嚼下，不拘时候_{汤，元板作水，恐非}。

黄龙元②

半夏_{半斤，酽醋一斗，浸三日，入银器中慢火熬，醋尽取出，新汲水洗，晒干}　甘草_{一两}

上二味，为末，生姜自然汁和元，梧桐子大，食后新汲水下三十元至五十元。

冷香汤　治夏秋暑湿，恣③食生冷，遂成霍乱，阴阳相干，脐腹刺痛，胁肋胀满，烦躁引饮无度。王元礼传。

良姜　檀香　甘草_{炒，令赤}　附子_{炮裂，去皮脐。各二两}　丁香_{二钱}　川姜_{三分，炮}　草豆蔻_{五个，去皮，面裹煨}

上为细末，每用药末五钱，水二升，煎十数沸，贮瓶内，沉井底，作熟水服。大能消暑止渴，服之永无霍乱疾。

---

① 不蛀(zhòng 众)：未经虫咬。
② 黄龙元：源按："谨按《卫生家宝方》黄龙圆有黄连、赤茯苓。"
③ 恣：任意，不限制。

十味香薷饮　治脾胃不和，乘冒暑气，心腹膨闷，饮食无味，呕哕恶心，五心潮热，力乏体倦，并宜服之。常服消暑健脾，进饮食。傅公实方。

香薷叶一两　人参去芦　白术　陈皮温汤浸少时，去白　白茯苓　黄芪去芦　厚朴去粗皮，剉碎，生姜自然汁拌和，炒至黑色　干木瓜　白扁豆炒，去壳　甘草炙。已上各半两

上为粗末，每服三钱，水一盏，枣一枚，同煎至七分，去滓，不拘时候服。

【点评】十味香薷饮由《局方》香薷散合四君子加味而成，具有祛暑调中的功效，《是斋百一选方》首载此方。

龙须散①　治冒暑伏热，心膈燥闷，饮水过度。

甘草一两半，炙　五倍子　飞罗面②各二两　白矾枯，一两　乌梅二两，去仁，不去核

上五味，并为细末，每服二大钱，新汲水调下。此方即吕显谟家**灈热散**。

治中暑，**玉壶元**③。

舶上硫黄　焰硝　滑石　白矾各一两

上四味，捣罗为细末，入上等白面六两，拌和令匀，用新汲水为元，如梧桐子大，每服二十元，新汲水吞下。如闷乱欲死者，以水调灈之立苏，其效如神。

治暑暍，逡巡④闷绝不救者。《石林避暑录》云：亲治一御马之仆，立苏。且云沈存中尝著其说。

---

①　龙须散：源按："谨按《洪氏集验方》《卫生家宝方》并同。"
②　飞罗面：磨面时飞落下来的混有尘土的面。
③　玉壶元：源按："谨按《卫生家宝方》玉壶丹无滑石、白矾、白面三味，有寒水石、石膏、甘草、绿豆粉、太阴玄精石、生姜六味。"
④　逡（qūn 困）巡：顷刻之间。

道上热土　大蒜

上略等多少，烂研，冷水和，去滓脚，饮之即差。此方在徐州沛县城门上板书揭①之，不知何人所施也。

水葫芦元②

川百药煎_{三两}　人参_{三钱重}　甘草　麦门冬　乌梅肉　白梅肉　干葛_{已上各半两}

上为细末，面糊为元，如鸡头大，每服一元，含化。夏月出行，一元可度一日。

治中暑③昏迷，不省人事欲死者，**地榆散④**。并治血痢。华宫使传。

地榆　赤芍药　黄连_{去须}　青皮_{去白}

上等分，为细末，每服三钱，浆水调下。如无，只以新汲水调亦得。血痢，水一盏，煎至七分，去滓温服。

---

①　揭：公布。

②　水葫芦元：源按："谨按《御药院方》水葫芦丸无川百药煎、麦门冬、白梅肉，有木瓜、紫苏叶。"

③　中暑：源按："一本'中暑'下有'烦躁发渴，口苦舌干，头痛恶心，不思饮食重者'十八字。"

④　地榆散：源按："谨按《卫生家宝方》名地榆夺命散，《简易方》同。"

第十门

心疾　脾疾

治心脾痛不可忍，**香附散**。

高良姜_{去芦，炒}　香附子_{去毛，炒。各一两}

上为末，每服二钱，入盐，米饮调服。吴开内翰宣和壬寅得此方，即修和，次日登舟，舟人妻病心痛欲死，吴以半碗许饮之即愈。二味须各炒，同炒即不效。

姜橘元　治中酒恶心，心脾痛，呕逆等疾。

生姜_{一斤，去皮，切作片子，青盐一两，淹一宿，焙干}　甘草_{一两半，炙}　陈皮_{一两半，去白}　青皮_{去穰}　缩砂仁　木香_{各三分}　蓬莪术_{一两，醋浸一宿}

上为细末，炼蜜和，杵千下，元如樱桃大，每服一元，细嚼，盐汤下，不拘时候。或空心含化亦可。

治心脾痛不可救者。任和卿知县方①。

上桂心为末，白汤点服。酒煎尤妙，调亦可。

又方

当归　良姜

---

① 任和卿知县方：源按："谨按《十便良方》桂酒方同。"

上二味，为细末，煎服。

又方，李德翁知丞传。

香薷叶蕎，《广韵》音柔，石上生细叶，如针者好　茴香炒

上二味等分，为细末，每服二三钱，热酒调下。

紫沉煎元　治虚寒，积冷伏滞，阴气膨胀，心腹疞痛①，两胁刺疼，妨闷②，治之如神。鼎州郭医方，以此药得名，成家致富。

沉香一两，细末，炼蜜半斤，煎五七沸，别贮　阿魏一分，酒半升，研化尽　没药一两，捣碎，酒半升，研化尽，入阿魏酒内　巴豆霜一分，酒半升化，先入银器内，煮十馀沸　硇砂一两，酒半升煮，化去石，入巴豆酒内熬，欲如稀糊，次入沉香等三味，一处熬成膏，后入下项药末　硫黄滴水研极细　槟榔　木香　胡椒　青皮去白　人参去芦　高良姜水煮六七沸，曝干　官桂各一两　干姜三分　丁香半两　朱砂半两，别研

上除硫黄、朱砂外，先用诸药为细末，次入二味研匀，入前膏，搜入臼，杵三二千下，元如梧桐子大，每服三二元，橘皮汤送下。如卒暴心痛，醋嚼破下，立见效验。

治心痛，寒邪乘于心包，甚者吐酸水，其吐有时。郭宅心方，王顺伯运使传。

枯了白矾半两　木贼半两，去根　人参一分，去芦

上为细末，醋汤调下，酒服亦得。

治急心痛，神效无比，**立应散**③。

高良姜一分　五灵脂半两

上二味，为细末，每用一钱半，以醋一茶脚调匀，用百沸汤投半盏，连淬急服，神效。

又方

---

① 疞(jiǎo 角)痛：绞痛。
② 妨闷：同"烦闷"。
③ 立应散：源按："谨按《魏氏家藏方》名拈痛散，但二味等分。"

荔枝核烧灰存性，为细末

上每服二钱，热酒调下。《集验方》用醋汤调下一钱。

治心脾疼。钱观文方。留都录名用光传。

当归八两　白术二两

上为细末，沸汤点服。或作粗末，加枣子煎服亦可。

又方，魏丞相方①，赵从简传。

高良姜　槟榔等分，各炒

上为细末，米饮调下。服者无不作效。

又方，程庶几道传。

大天南星一斤，约三十四五个，六月初五日切片用。生姜去皮，烂研，罨一宿，每天南星一个，用胡椒二百粒同研细，元如橄榄核大，焙干，须六月六日合

上每遇发时，以大枣一枚去核，入药在内，湿纸裹煨熟，白汤空心送下。

又方，叶道人。

真蛤粉一钱，炒　桂去皮，一钱　干姜炮，二钱

上为细末，每服二钱，米饮调下。

学究元　治丈夫心脾疼，并小肠气痛，妇人脾血气痛，立效。陈寺丞传。

片子姜黄　五灵脂　玄胡索　石菖蒲各一分　全蝎三七个，微炒　红娘子二十七个，去翅足，《本草》谓之莎鸡　巴豆七个，去壳，不去油，别研，旋和，要极匀

上为细末，酸醋糊为元，如梧桐子大，每服二元。丈夫小肠气疼，茴香盐汤下；心脾痛，茶清内点醋下。妇人血气痛，姜醋汤下。

治心脾疼。陈行之学谕方。

上等江茶五文②　生硫黄五文，有墙壁者

---

① 魏丞相方：源按："谨按《魏氏家藏方》作失笑散。"

② 文：小铜钱一枚为一文。《是斋百一选方》及宋代其他方书有不少以"文"计药量者，都指该币值可购之药量。

上同研细末，以热汤调。临发时服，可以除根。

治心脾痛，及治妇人一切血刺①等疾。滁阳赵史君方。

良姜一两，油炸勿令焦　白芍药一两，洗净

上为细末，每服二大钱，水一盏，米醋半盏，煎至七分，热服，或用醋汤调下亦得。《胡氏方》用赤芍药，良姜不炸，热米饮调下。

治暴心痛不可忍者②。

石菖蒲一两　良姜半两，等分亦得

上为细末，醋糊为元，如绿豆大，每服二十元，菖蒲汤下。或作散，米饮调下亦得。

又方

良姜一两，实者，只如骰子大　巴豆二钱，去壳

上二味，同炒令黄色，去巴豆，只取良姜一味，碾细，热酒或汤调下二钱。

又方

五灵脂一钱　干姜一字

上为细末，热酒调下。

治脾痛，**手拈散**。此药极奇，孟公实传。

草果　玄胡索　五灵脂　没药

上等分，为细末，每服三钱，温酒调下。叶石林游山至一小寺，颇整洁，学徒亦众，问僧所以仰给③者，答云：素无田产，亦不苦求于人，只货数药，以赡其间。脾疼药最流布④。有诗云：草果玄胡索，灵脂并没药，酒调三二钱，一似手拈却。

【点评】手拈散由草果、延胡索、五灵脂、没药四味药物等分

---

① 血刺：源本作"血利"。
② 治暴心痛不可忍者：源按："谨按《卫生家宝方》及《十便良方》菖蒲丸同。"
③ 仰给：仰仗他人供给。
④ 流布：广泛传布。

而成，具有祛寒理气，活血止痛之功，对气滞寒壅的脘腹疼痛有显著疗效。《是斋百一选方》首载此方。

治血刺心痛，妇人之疾。

玄胡索不以多少，新瓦上炒微黄，不可焦，碾为细末，每服三钱，酒一盏，煎至七分服。不能饮者，以陈米饮调下，不拘时候。以酒调亦得。二者不若酒煎快，此药屡验。王执中《既效方》玄胡索盐炒干，蝎半之，醋汤下。

第十一门

□齿　咽喉　牙痛　牙宣　齿衄　齿不生
□气　口疮　齿漏　重舌　失音　噎

治咽喉肿痛。

山豆根洗净，新水浸少时，每用一块，入口中咽下苦汁即宽，痛亦止，未愈更一二块。

又方

生甘草　生白矾。

上等分，为细末，每服半钱，入口中咽下。亦治喉闭。

治蚛牙①疼。

汉椒为末，以巴豆一粒，同研成膏，饭为元，如绿豆大，以绵裹，安在蚛牙孔处，立效。昔有为乐清簿者，蚛牙痛不可忍，号呼之

---

① 蚛（zhòng 众）牙：蛀牙。

声彻于四邻，用药不效，有丐者献此方，用之即安。

逡巡散 治风牙疼肿，不拘新久，一服立效。

高良姜一块，约二寸　全蝎一枚，瓦上焙干

上为末，以手指点药，如齿药用，须擦令热彻，须臾吐出少涎，以盐汤漱口，大妙。亦治腮颊肿痛。

治牙疼不可忍。

乌头尖生用

上为末，擦疼处，用药后以竹叶或细辛、荆芥煎汤漱口。

乳香膏 治蚛牙痛。钱参政家方。

光明白矾枯过　滴乳香各等分

上二味，为细末，溶蜡量多少，和成膏旋元，看蚛牙孔子大小填之，其痛立止，神效。又方，入染胭脂少许，和令深桃红色，只作散，遇牙疼痛，用一字以指揩擦，良久用温盐汤漱口。

治风蚛牙疼肿不可忍。每用少许揩患处，吐涎，虽咽津，亦不妨，甚妙。

青盐四两　川乌头二两，去尖，劈碎，如骰子大

上入甘锅内，用熟炭火煅，候烟出尽存性，取出埋于地内三日，碾细，揩患处。如煅时，以木杖子搅之，不得犯铁。却将一盏盖甘锅子口上，或用瓷罐子煅亦可。每揩药，先用荆芥汤漱口，揩了亦然。

治风热上攻齿痛。余顷任淮西幕府，己酉冬被檄[1]来和州，至含山县，齿痛大作，忽于一刀镊人[2]处得草药一捻许，以汤泡少时，冷暖随意，以手指蘸水浥[3]痛处，即定，明日[4]若失去[5]。归，余因传得其方，后以治人多效。

---

① 檄（xí 习）：此指征召。
② 刀镊人：相当于今理发师。刀镊，修理毛发的工具，借指理发整容。
③ 浥（yì 义）：沾湿。本书更多例是用干布等物将水湿吸干或拭干之义。
④ 明日：次日。
⑤ 失去：消失。

皱面地葱子，即《本草》豨莶，又名地松者，霜后收之，每用少许汤泡。或云即是鹤虱，但《本草》别有鹤虱，差①为不同。沈存中《笔谈》专辨地松，云其子名鹤虱，余之所用正是此物也。钱季诚方用鹤虱一枚，折置齿中。高监云以米醋煎鹤虱漱口，其痛立定，尤妙。

治牙痛。善法寺僧如真传。

白僵蚕直者，不以多少，用生姜片切同炒，候僵蚕赤黄色为度，去姜不用，将僵蚕为细末，每用取不蚛皂角，剥去黑皮，以手指蘸汤，于皂角黄上擦取汁，搵②僵蚕末，揩痛处即止。

治牙疼。盛公纪云，亲曾用甚验。

盐二两　草乌一两

上同炒，令草乌黑色，同为细末，以擦患处。

治风蚛牙疼，亦治暴赤眼，并头目昏痛。

鹅不食草

上不拘多少，纸裹怀干，碾为细末，先满含水一口，然后搐③鼻，随病左右搐之。若不含水，恐药搐入咽喉。迥阇梨云治头目，加川芎；双笛道人加全蝎，各少许。

治风蚛牙痛。马敏叔说一村媪苦牙痛，百药不效，用此即愈。

丝瓜儿俗呼为天罗，烧灰存性，为细末，擦痛处，立止。

升麻地黄散　治风气上攻，牙齿疼痛，龈肿连腮颊紧急。王尚书宣子方。

升麻　生干地黄　地骨皮　青盐　川芎各半两　皂角一挺，烧　细辛二钱半　槐角子半两，烧

上为细末，每用少许揩擦龈上，有涎吐了，误咽亦无妨。

---

① 差：副词，颇、稍微。
② 搵（wèn 问）：此谓按上以蘸取药末。
③ 搐：当作"嗅"，同"嗅"。谓将药末吸入鼻中。

治牙齿痛。姚克温说此方甚验。

以芜荑仁安蚛齿上，有缝就以窒①之，立验。

治风蚛牙疼。赵总管方。

马夜眼②上以刀儿薄起一片子，投在所患牙缝中，或咬在痛处，沥出风涎即止，不可咽。

姜黄散　治牙痛不可忍。舒挺之抚干尝患，遍用诸方，无若此方之良。

姜黄　细辛　白芷_{等分}

上为细末，并擦二三次，盐汤漱，立止。政和八年胡长文给事之父牙疼不可忍，面肿，偶无姜黄，检《本草》，川芎亦治牙，遂以代之，坐间③便见肿消痛止，后止用川芎亦验。

治牙痛。曾府判茂昭说。

巴豆_{一枚，去壳并膜}　淡豆豉_{一个}

上同研烂，每用针头许，以连纸裹安痛处，立止。不可太多，亦不可令侵龈，恐能损肉。

又方

香白芷_{太平州道地者，不知多少}　朱砂_{十分白芷之一，别研}

上为细末，入朱砂拌匀，炼蜜元，如大樱桃大，每用一元，擦痛处，立止。庐州郭医传云，渠亲曾取累效，尽胜它药。此药乃濠梁一村妇人，以医延帅④母夫人者。仓卒不用朱砂及蜜亦可，其功只在香白芷耳。赵从简府判所用只白芷、细辛二味等分，亦每作效。

治牙疼，**立效散**。

---

① 窒：塞。
② 马夜眼：马前腿内侧一块角质皮层，古人认为此为马的夜眼，马赖此夜行。
③ 坐间：顷刻。
④ 帅：钞本作"师"。

零陵香净洗，软火①炙燥　荜拨洗，剉碎，火枚②上炒燥

上二味，等分为末，先以炭一块为细末，揩痛处，连牙床并揩净，以药擦痛处。老人风虫牙疼，小儿疳牙、走马疳等，悉治之。

治牙痛，诸药不效者。汉阳章教授方。

芫花碾为细末，擦痛处令热，立定。

治牙宣③。

赤土、荆芥同为细末，揩齿上，以荆芥汤漱。

治齿䘌。以苦竹叶浓煎漱口。又糟茄新瓦上片切，煿令干黑色，为末傅之。

又方，《泊宅编》云：一士人无故舌出血，仍有小穴，名医耿隅曰：此名舌䘌。炒槐花傅之而愈。

治齿不生。

雌乌鸡粪　雄乌鸡粪以二鸡各畜之，收粪　旧鞋底麻底尤佳

上三物等分，烧灰存性，研细，入麝香同研，傅于齿龈上。李莫安抚女子④退齿⑤，逾年不生，甚以为挠⑥，因⑦过平江，会李亮卿，语之，李云：予有此方，已经试验。用之一月，齿遂生。

治口气。

香白芷七钱　甘草五寸

上为细末，食后井华水调下一钱。

治口疮。

---

① 软火：文火。
② 火枚：指铲炭火的锹类。枚，同"锹"，锹类的工具。
③ 牙宣：牙龈肿痛，齿间出血之症。源按："谨按一本有'揩牙法，铁瓮城申先生方香附子五两，炒令焦色，青盐二两研细，上每夜临卧以少许揩牙'三十五字。《济生方》香盐散乃与此方同。"
④ 女子：女儿。
⑤ 退齿：牙齿脱落。此指小儿换齿。
⑥ 挠：烦扰。
⑦ 因：趁着。

朴硝_{一钱} 寒水石_{南人谓之软石膏者，火煅过，一两}

上同研极细，入少朱砂和，令桃红色，傅，咽下不妨。如嫌味苦，加甘草细末。

又方，**赴筵散**①。

黄檗_{蜜涂，炙紫色} 滑石_{研。各半两} 五味子_{小嫩者，一两}

上三味，为末拌匀，每服半钱许，干掺疮上良久，便可以饭食，俱无妨碍，甚奇。

治老人虚人小儿口疮咽痛②。

地龙_{去土，炒} 吴茱萸_{去浮者，炒}

上等分为末，米醋入生面调涂足心。吴内翰之孙，初生而患口疮，用此方神效。

治口疮牙痛。

华阴细辛根，极辣者，为末傅之。

治口疮。

野蔷薇根，洗净浓煎，候冷漱灌，吐出，不须咽，数次即愈。

治口疮。梅秀方。

原蚕蛾末，傅之。

治口疮。张珣方。

五倍子_{去蛀末，拣净，不拘多少} 螺儿青_{十分五倍子之一}③

上为细末，拌匀。白口疮，先以虀汁④漱口了，傅药；赤口疮，先以淡醋汤漱口了，傅药。

治口疮。蔡司理方。

白矾_{上为末} 黄檗_{去黑皮，用蜜炙，焙干}

---

① 赴筵散：源按："谨按《得效方》同。《杨氏家藏方》无滑石、五味子，有细辛。"

② 治老人虚人小儿口疮咽痛：源按："谨按《得效方》茱萸散同。"

③ 十分五倍子之一：即五倍子的十分之一。

④ 虀汁：腌菜汁。

上以黄檗末一钱，白矾末半钱，二味和匀，每用药少许傅之，先吐去苦水，如药力尽，再傅少许。唐仲举母用黄檗皮末、青黛等分，拌匀傅之，吐去涎，再傅即愈。

又方，傅公实传。

五味子　生甘草各一两　麦门冬青苗取四寸许，秤四两，焙干

上为细末，蜜调涂舌上。若以蜜元，如鸡头大，含化亦得。麦门冬须取去近根一寸许白者，只用青苗，却将近根白者漱灌。

治齿漏疳出，脓水不止，**青黛散**。

青黛　梧桐泪　胡黄连　芦荟各半两　虾蟆一枚，烧灰　麝香一分

上同为末，研匀，每用半钱，傅于患处。

治齿漏疳虫蚀，齿龈臭烂，**麝香散**①。

麝香　青矾烧赤　黄矾烧赤　白矾烧枯。各一分　芦荟半分　虾蟆半两，烧灰

上同于乳钵内，细研为散，先以绵拭龈上，恶血出，即用湿纸片子掺药贴。二方出《圣惠》三十四卷。富次律女年数岁，齿上忽生一黑点，后数日，龈烂成走马疳，用前方即愈，自后屡有奇效。

正舌散　治中风，舌本强难转，语言不正。神妙。

蝎梢去毒，一分　茯神木剉，微炒，一两　龙脑薄荷焙干，二两

上同为细末，每服一二钱，温酒调下，或以擦牙颊间亦得。

治舌肿胀。

一味好鹏砂②为细末，用薄批③生姜蘸药，揩舌肿处，少时即退。

治重舌上戴妨碍④。

---

① 麝香散：源按："谨按《直指方》无青矾、黄矾，有青黛、胡黄连。"
② 鹏砂：即硼砂。
③ 批：横面薄削。
④ 治重舌上戴妨碍：《外台秘要》卷二十二作"舌上生疮涎出"。《普济方》卷五十九"碍"下有"不能言，口中涎出"七字，义足。

新真蒲黄罗细，数傅之，吐去又傅，立消。李莫安抚内子①夜半忽不能言，烛之，乃舌下生一舌上戴，急取《外台》，检得此方，五七傅即愈。

治重舌。禹锡侄。

五灵脂一两，去砂石，为细末

上用米醋一大碗，同煎逐旋，漱口立安。

治失音。从彦文亲服取效。

槐花新瓦上炒香熟，三更后床上仰卧，随意食之。亦治咯血。

治噎。溪口王省干择中传。

以萝卜浓煎汤，如熟水饮之。

治男子妇人气噎病。立僧正方。

鸡素子②两个，和宿食用，湿纸裹，黄泥固济，炭火内烧，烟断时取出，去黄泥，素子内物不可去分毫　木香　丁香　沉香各一钱

上四味，同为细末，用煮枣去皮核，元如梧桐子大，每服三十元，食前下。

---

① 内子：妻子。

② 鸡素子：亦作"鸡嗉子"，鸡的嗉囊，连接食道和胃。《本草纲目》卷四十八《禽部》之"嗉"："主治小便不禁，及气噎，食不消。"

卷之九

第十二门

**头目　头痛　目疾　烂眩风眼　头风　酒齄
粉刺　面药　鼻内息肉　目睛伤**

治头痛无药可疗，**如神元**。

光明硫黄　硝石各一两，同研极细

上水元，指头大，空心腊茶嚼下一元，如神。陈州怀医用此药，元如梧桐子大，每服十五元。中暑者，冰水①服下，咽即洒然②；伤冷，即以艾汤下。

都梁元　王定国因被风吹，项背拘急，头目昏眩，太阳并脑俱痛，自山阳挐舟③至泗州求医，杨吉老既诊脉，即与药一弹元，便服，王因款话④；经一时再作，并进两元，病若失去。王甚喜，问为何药，答曰：公如道得其中一味，即传此方。王思索良久，自川芎、防风之类，凡举数种，皆非，但一味白芷耳。王益神之。此药初无名，王曰：是药处自都梁名人，可名都梁元也。大治诸风眩晕，妇人

---

① 冰水：钞本作"冷水"。
② 洒然：冷貌。
③ 挐(rú 如)舟：引舟，即乘船。
④ 款话：恳谈。

产前产后，乍伤风邪，头目昏重，及血风头痛，服之令人目明。凡沐浴后服一二粒，甚佳。暴寒乍暖，神思不清，伤寒头目昏晕，并宜服之。

香白芷大块，择白色新洁者，先以棕刷刷去尘土，用沸汤泡洗四五遍

上为细末，炼蜜和元，如弹子大，每服一元，多用荆芥点腊茶细嚼下，食后。常服诸无所忌，只干嚼咽亦可。

治偏正头疼。

雄黄透明者，细研　华阴细辛等分

上同为细末，先口中含水或温汤令满口，随左右以药搐鼻。

点头散　治偏正头痛。

川芎二两，生　香附子去毛，四两，炒

上为细末，每服一钱，好茶清调下，常服可除根。

治偏正头痛，夹脑风，连眉项颈，上彻腮顶，疼痛不可忍者，**神效麝香散。**

草乌头用大者，炮裂，去皮脐尖，剉如麻豆大，入盐再炒焦黄　华阴细辛去土叶。各二两　草茶四两，微碾，勿令细

上为细末，每服一大钱，茶清调下，临卧或食后服之。

洗眼药。钱太师方①。

黄连　当归　赤芍药等分，洗净

上捣罗为细末，每用半钱，沸汤化匀，澄清洗，温热随意，用之甚妙。

　　【点评】洗眼药未载主治病证。考本方见于《太平惠民和剂局方》卷七，名"汤泡散"。其文曰："治肝经不足，受客热风壅上攻，眼目赤涩，睛疼睑烂，怕日羞明，夜卧多泪，时行暴赤两太阳穴疼，头旋昏眩，视物不明，渐生翳膜，并皆治之。赤芍药、

---

① 钱太师方：源按："谨按《局方》《直指方》名汤泡散同，《简易方》作钱太师黄连汤。"

当归(洗,焙)、黄连(去须)。上等分,捣,罗为细末。每用二钱,极滚汤泡,乘热熏洗,冷即再温,洗,一日三五次洗,以瘥为度。忌腌藏、毒物(其说云:凡眼目之病,皆以血凝滞使然,故以行血药合黄连治之。血得热即行,故乘热洗用,无不效验)。"则本方用于风热所致眼目赤痛、睑烂羞明等证。方以寒凉药为主,辅以当归活血之能,共收清热祛风、明目宁神之功。

退翳①散　治目内翳障,或疮疹后馀毒不散。孙盈仲云:凡患疮疹,不可食鸡鸭子②,必生翳膜。钱季华之女,年数岁,疮疹后两眼皆生翳,只服此药,各退白膜三重,瞳子方瞭然③也。

真蛤粉别研细　谷精草生,令为细末。各一两

上二味,同一处拌匀,每服二钱。用生猪肝一片,三指大,批开,掺药在上,卷定,再用麻线扎之,浓米泔一碗,煮肝熟为度,取出放冷,食后临卧细嚼,却用元④煮肝米泔送下,忌一切毒物。

治暴赤眼。

黄连、杏仁同研,水调滤汁,调轻粉点之,汤上顿热,或冷洗皆可。

芎菊散

薄荷二两　菊花　甘草　川芎各一两　防风七钱重　白芷半两

上为细末,食后茶少许,沸汤点服。如伤风,用酒调服,其效尤速。

治赤目后暴翳。孙盈仲方。淮西韩参议元修亲曾用,一日退两翳。

鹅不食草塞鼻中,立瘥。

---

① 翳:目翳。黑睛浑浊或有病变瘢痕。
② 鸡鸭子:鸡蛋、鸭蛋。
③ 瞭然:眼明貌。
④ 元:原先。

又方

独生鼓槌头草以绵裹，塞鼻。

攻毒散　治风毒上攻，两眼暴赤肿，隐涩难开，初发便洗。

干姜_{不以多少，洗净}

上一件，㕮咀，每用二钱，以薄绵紧裹，沸汤泡，乘热洗之。如冷再烫，更洗一次。

冀州郭家**明上膏**，治远年日近，不睹光明，内外障眼，攀睛瘀肉，连睑①赤烂，隐涩难开。怕日羞明，推②眵有泪，视物茫茫，时见黑花，或睑生风粟，或翳膜侵睛，时发痒疼，并皆治疗。此药神妙无比，不可尽述。兼治口疮，涂之立愈。吉宰曾合甚奇。

白沙蜜_{一斤}　黄丹_{四两}　硇砂_{别研}　乳香_{别研}　青盐_{别研}　轻粉_{别研}　鹏砂_{别研}　脑子_{别研。各二钱}　麝香_{别研，半钱}　金星石　银星石　井泉石　云母石_{各一两}　黄连_{去须}　乌贼鱼骨_{各半两}

上件药于净室中，不得令鸡犬妇人见，用银石器内慢火先炒黄丹，令紫色，次下蜜，候熬得沫散，其色皆紫，次入腊月雪水三升，再熬二十馀沸，将其馀药碾成末，一处同熬，用箸滴在指甲上成珠，不散为度，以厚纸三张铺在筲箕③内，倾药在纸上，滤过，再用瓶子盛放，在新水内浸三昼夜，去火毒，其水日一易之。看病眼轻重，临晚用箸蘸药点大眦头，以眼涩为度。若治内障眼，用面水和成条，捏作圈子，临睡置眼上，倾药在内，如此用之，一月见效。

咒偷针眼④　已结赤肿，未成脓者，神验。

取患人衣衫角，以手紧捻定，于所患眼大眦上搵⑤之，每一搵即

---

① 睑：《秘传眼科龙木论》作"睑"，是。下"睑"字同。
② 推：《普济方》卷七十八作"堆"，似是。
③ 筲（shāo 稍）箕：淘米或盛米、盛饭用的竹器。
④ 偷针眼：即睑腺炎。
⑤ 搵：按。

念一声云：移甚底？移橛眼①。如此一气念七遍搵七搵讫，即随声就手捻令紧打一结，结定，自然便退，直候眼安方解。切在志诚，不须令病人知咒语，或欲自咒自移亦可。

治眼疾，**五退散**②，治内障得效。

龙退③蛇皮　蝉退　凤凰退乌鸡卵壳　佛退蚕纸　人退男子退发

上等分，不以多少，一处同烧作灰，研为细末，每服一钱，用熟猪肝吃，不拘时候，日进三服。

金水膏　钱寿叔施此药，亲见数人两目厚翳皆磨去，甚妙。

乳香研　硇砂研　白矾飞过研。各半字④　当归半钱　黄连一钱，去须白沙蜜四两　青盐透明者，研，一字　麝香研，一字

上，上件药除蜜外，先研令极细，却同蜜一处拌匀，入新竹筒内，用油纸数重，以线紧扎，勿令水入，于净锅内用水煮，自早至午，水干则添，取出倾药，以绵绢滤去滓，入净器中，埋地上一宿，取出点之，点毕，以温水洗。眼翳薄者，点三五次，即随药下。点药箸用金为之最妙。多点则取效尤速。亦见《陆氏续方》，叙述颇详。

五生散⑤　治目赤，去头风，退昏⑥。钱文子传。

天雄　附子尖各半两　防风　天南星　川续断并生用，各一两

上为饮子，每服二钱重，水一盏半，生姜七片，酒少许，煎至六分，食后温服。因头风而病目者，服之必效。

如神饼子　治目生翳膜。

乌鱼骨去皮，细研　木贼去节，为末　朱砂水飞。各一钱　南鹏砂四皂子

---

①　移甚底？移橛眼：此为禁咒方中的咒语，意谓"把眼睑赤肿移至何处？移到木桩插过的坑穴中"。

②　五退散：源按："谨按《直指方》五退散，猪肝换羊肝。"

③　退：同"蜕"。以下"蝉退"之"退"同。

④　半字：八分之一钱匕。

⑤　五生散：源本作"五生丸"。

⑥　退昏：退目中昏翳。

大，细研

上四味，同研三千遍，汤溶腊①少许，以柳枝子搅四十九遍，入脑子少许，更多尤妙，于五月五日合元作饼子，如此○②大，每用一饼子，临卧安于目眦内，来早③以净水于盏内洗，自见取下者，病也。临卧再用，一饼子可使三次。

【点评】五月五日乃传统端午节日。在先秦时代，人们视五月为"恶月"，多有禁忌，但随着时间的推移，端午逐渐由恶日向节日过渡，而采药合药是端午最古老的习俗之一。宋代陈元靓《岁时广记》卷二十二《端午中》之"采杂药"引《荆楚岁时记》："五月五日，竞采杂药，可治百病。"

眼药 旧日京师太庙相对铁汤瓶家方。

蕤仁细研，竹纸裹，压去油　芜荑仁④新者，细研，竹纸裹，压去油。二件各四十九粒　透明鹏砂如指大，细研，如磨翳多用之，赤目少用　生龙脑如鹏砂大，细研，少着不妨

上四味，同研匀，将沙糖如指大，先筛极细，须夹绢筛过，与前药再研极细。银瓷合子收之，以铜箸点。凡眼中百疾，皆治之。

伤寒后青盲，日近者可治。

仙灵脾一两　淡豆豉四十九粒

上二味，水一碗半，煎至一碗，露冷，令病人顿饮之，即差。

治赤眼后生翳膜。

兰香子洗净晒干⑤，每用一粒，以箸点大眦头，闭目即觉药在目

————————

① 腊：当作"蜡"。
② ○：原书作此图示。最初刊本以此圈作饼子大小示意图，重刊时圆圈大小已非旧貌。《普济方》卷八十删此圈所在句四字。
③ 来早：明天早晨。
④ 芜荑仁：源本作"芜荑仁"。源按："谨按《卫生家宝方》春雪膏无芜荑仁。"
⑤ 晒干：原作"眼干"，据源本改。

内团圆旋转，药力过即不转，须臾，自随眵泪出。若翳膜在上如鱼眼然，再易一粒，以病退为度。庐州彭知录名大辩，蕃阳人，渠乃尊提举，顷在临安[①]，暴得此疾，一医僧以此药治之，坐间瞭然，酬僧百千，因遂传得，屡以治人。

唐丞相李恭公扈从[②]，在蜀中日患眼，或涩，或生翳膜，或即疼痛，或见黑花如豆大，累累数十不断，或见如飞虫翅羽，百方治之不效。僧知深[③]云：相公[④]此病缘受风毒，夫五脏实则泻其子，虚则补其母，母能令子实，子能令母虚，肾是肝之母，今肾受风毒，故令肝虚，肝虚则目中恍惚，五脏亦然。脚气、消中、消渴、诸风等，皆由肾虚也，**地黄元**[⑤]悉主之。

生干地黄—斤　熟干地黄—斤　石斛去苗　枳壳麸炒，去穰　防风去芦。各四两　牛膝酒浸　杏仁去皮尖，麸炒黄，为末，入瓦器中，研去油

上为细末，不许犯铁器，炼蜜元，如桐子大，空心以豆淋酒下五十元。**豆淋酒法**：黑豆半升，净拣簸炒，令烟出，以酒三升浸之，不用黑豆。用此酒煮独活，即是紫汤也。

洗风赤烂眩眼[⑥]。

五倍子槌碎，去蛀末　蔓荆子拣净

上二味，煎洗。

治烂眩眼。傅季万其兄养正家婢曾用有效。

上以覆盆子叶挼[⑦]熟，将汁搵眼上，今人谓之园钩子，或云用纱

---

① 庐州彭知录……顷在临安：钞本作"庐州彭知录乃尊"。

② 扈从：随从。

③ 知深：钞本作"智深"。知，古同"智"。

④ 相公：旧时读书人的敬称。

⑤ 地黄元：源按："谨按《御药院方》同，《局方》及《简易方》作明眼地黄圆。"

⑥ 洗风赤烂眩眼：源按："谨按《简易方》引《博济方》驱风散同，治风毒上攻，眼目涩痒，痛不可忍。"烂眩，即"烂弦"，指眼睑边缘赤烂。"眩"为"弦"因义别形的分化字。

⑦ 挼(ruó)：揉搓。

帛子覆眼上，用药揩之，少顷，纱帛上小虫子无数。

治风眩赤眼。

防风_{一寸许}　铜青_{一块，黑豆大}　杏仁_{两个，去尖，不去皮}

上各细切，于盏中新汲水浸，汤瓶上顿，令极热，乘热洗之。如痛者，加当归数片，尤妙。

治烂眩风眼。

田螺一个，以水养数日，去尽泥沙，候靥①开，以铜绿一豆许入在内，即化成水，以鹅毛蘸水刷眼眩上，数次即愈。不可以馀药治它，入眼即再发也。

又方，陈行之传。

用小儿吐下蛔虫，阴干，生用，碾为末，轻粉和匀。如湿，干掺；如干，以津唾调傅。

治烂眩风眼，两眦痒痛。陆景渊之子曾苦此，泪渍两颊，皆成疮，百药不效，因理故书得此方，试点之②，须臾药泪俱下，循疮中流出，其间有小虫，自此遂愈，甚妙。

黄连　淡竹叶_{各一两}　柏树皮_{干用一两半，湿用二两}

上三味，㕮咀，以水二升，煎至五合，稍冷，用滴目两眦及洗烂处，日三四用。

治洗头风。

新通草_{于新瓦上烧，存性}

上为灰，每服二钱，热酒调下。牙关紧者，斡开③口灌。

治大病后虚头痛。

四柱散④将煎熟时，入好腊茶一钱，服之良甚。

---

① 靥(yè 叶)：当作"厣(yǎn 眼)"，螺类介壳口圆片状的盖。
② 因理故书得此方，试点之：钞本作"用此点之"。故书，旧书或古书。
③ 斡开：挖开。
④ 四柱散：见卷之六"加诃子四柱散"。

治头风。叶椿。

白僵蚕_{去丝嘴} 良姜_{等分}

上为细末，每服半钱，白梅茶清调下，临发时服。

又方

川芎_{二钱} 附子_{一两，炮，去皮脐} 熟干地黄_{半两，须自联洒酒九蒸九曝。市卖者以绿矾搭色，不中用。或无，即以好大川当归半两代之}

上咬咀，每料分五服，水一大盏，生姜三片，枣一枚，同煎至六分，去滓，入细磨木香，水一蚶壳，再暖，令热服。张裁衣得此方，屡以医人，皆立效。

治头风。

大川乌 天南星_{等分}

上为细末，每服半钱，水一大盏，白梅一个，生姜五片，煎至五分服，久服可去根本。

治偏正头风，坠痰涎，散滞气，宽胸膈。久服清头目，强腰膝，**十味如神元**。

晋矾_{枯过} 天门冬_{去心} 五味子_{各半两} 半夏_{四十九粒，汤浸七次} 南星_{一个，大者，姜汁浸泡} 麦门冬_{去心} 远志_{去心。各一两} 甘草_炙 白术 人参_{各一分}

上为末，生姜自然汁调，飞罗面煮糊，元梧桐子大，朱砂一分为衣，每服十元至十五元，食后临卧生姜汤下。峡州教授王执中，字叔权，永嘉人[1]，其母患头风，卧病馀半年，遍服头风药，虽少愈，而未能去体。偶何用之来访，云祖母尝因惊避戎马奔走，得头风疾数年，有道人令服此而验，因传其方，既服遂脱然。王之母亦因风浪所惊，而得此疾故也。或有因惊而患头风者，宜服此药。王有针灸经[2]刊行，其自叙云尔。

---

① 教授王执中，字叔权，永嘉人：钞本作"王教授"。
② 针灸经：即王执中所著之《针灸资生经》。

治面上肺风疮。

上用无灰酒于沙碗钵内浓磨鹿角尖傅之，兼服《和剂局方》治肾脏风**黄耆元**，即愈。

治酒齇鼻①。临川曾景仁尝苦此疾，一日得此方于都下异人，不三次遂去根本。赵太叔亲服见效。但药差寒，须量虚实。

凌霄花　山栀子

上等分，为细末，每服二钱，食后茶调下，日进二服。

又方

南番没石子有窍者，水研成膏，手指蘸涂，甚效。

治酒齇鼻并鼻上赘肉，及面上雀子斑等疾。

黄丹_{五文}　饼药_{五十文省}②，_{大罐子盛}　硇砂_{三十文，研极细用}　巴豆_{十个，}_{去壳膜，纸裹，压去油}

上件同入饼药罐子中，用慢火熬三两沸取下，续入研细生矿灰三钱。酒齇鼻，用鹅毛扫在红处，一日一次上药，以追出毒物病退即止；雀子斑，用小竹棒儿挑药点患处，才觉微肿即便洗去，不洗去，恐力太猛。赵君猷抚干所传云贰卿③赵再可知湖州时，与一诗僧相厚④，而僧患酒齇，鼻端生赤赘数枚，大者如橘，小者如梅李，下垂过口，饮食言语皆所妨废⑤，良自厌恶之。郡有一小兵事刀镊，人但闻其善取靥⑥，识⑦不知其能治酒齇也。一旦自言于僧，请医此疾，即以药傅之。凡半月馀，每日取恶物如脓血自皮肤出者甚多。其赘后悉成痂落去，鼻面莹然⑧。遂以十千为谢，且语贰卿，俾直斋阁而求

---

① 酒齇鼻：即酒糟鼻。"齇"，亦作"齇""渣""皻""皶""瘕"等。

② 省：不足，以内。

③ 贰卿：侍郎。

④ 相厚：彼此交情深厚。

⑤ 妨废：妨碍而废弃。此指受障。

⑥ 靥：当作"黡（yǎn 眼）"，黑痣。

⑦ 识：《普济方》卷五十七作"诚"。《续名医类案》卷二十二作"痣"，属上。

⑧ 莹然：光洁貌。

得其方，以传秀却①，治人良验。

香油 疗头风白屑，头痒发落，头旋妨闷等方。富次律云甚妙，出《四时纂要》。

蔓荆子三合 香附子三十个，北地者佳 附子 零陵香 羊踯躅花 旱莲子各一两 葶苈子一两半，以上七味细剉，绵裹，故铧铁半斤，碎用，鉎铁②亦可。

上用生麻油一大升，浸七日，取以涂发，油干旋添，药气尽，即易之。

治肺风酒齄等疾。

硫黄生用 乳香 白矾生用

上同研细如粉，每用手微抓动患处，以此药擦之，虽未能即去，不过月十日必愈。绍兴蔡察推名兴义传之于一兵官，亲见其有效也。

治面部生疮，或鼻脸赤风刺、粉刺，用尽药不效者，惟有此药可治，神妙不可言。每以少许，临卧时洗面令净，如面油用之，近眼处勿涂，数日间，疮肿处自平，赤亦消，如风刺、粉刺，一夕见效。闵提点方。

生硫黄 香白芷 瓜蒌 腻粉各半钱 芫青七个，去翅足 全蝎一个 蝉退五个，洗去泥

上为细末，麻油、黄蜡约度③，如合面油多少熬溶，取下离火，入诸药在内，每用少许，涂面上。

治酒齄鼻，面上肺风疮。朝天门里金家彩帛铺掌事人传。每用**白龙元**④洗面，如用澡豆法，更须略罨少时，方以汤洗去，食后服**龙虎丹**⑤一贴，只作一服，不半月尽退。二药皆官局方，其人旧赤齄可

---

① 却：源本作"幼"，钞本作"邸"，《普济方》作"乡"，《续名医类案》作"邦"。

② 鉎（shēng 生）铁：生锈的铁。

③ 约度：估计，衡量。

④ 白龙元：见本书第二十七门。

⑤ 龙虎丹：见本书第四门。

畏，今莹然洁白矣。

指爪破面。

生姜自然汁调轻粉傅破处，更无痕瑕。

玉肌还少散

白芷　白蔹　白附子　阿胶麸炒　白僵蚕　白蒺藜略炒，去刺　白胶香热铫内炒，镕如汁，倾在水中冷，出研

上件为末，不以多少。如豆痕，加乳香，常用。一料加皂角末一斤。

玉盘散① 　洗面药。

糯米二升，浸，捣为粉，晒令极干。若微湿，则损香　黄明胶一斤，用牛皮胶半斤亦得。炙令通起，捣筛，馀者炒作珠子，又捣取尽　皂角二斤，去皮秤　干楮实一升　白及　白蔹　白芷　白术　藁本　芎䓖　细辛　甘松　零陵香　白檀香各一两

上件捣罗都匀，相合成，澡豆、皂角末别入②，看澡豆紧慢添减，以洗面不炽为度，药末不可太细。

干洗头药③。

香白芷　零陵香　甘松　滑石

上并不见火，等分为末，掺发上梳篦。

治粉刺。

以白矾末，酒调涂之。

又方

雄黄　硫黄　蛇床子等分

上为细末，临睡洗面了，用真酥调一字涂之。

---

① 玉盘散：源按："谨按《得效方》同，但分量有异。"
② 别入：分别加入。
③ 干洗头药：源按："谨按《得效方》滑石散同。"

治齆鼻①，有息肉，不闻香臭方。出《千金》。富次律曾患此，息肉已垂出鼻外，用此药傅之，即化为黄水，点滴至尽，不三四日遂愈，后不复作。

瓜丁即瓜蒂也 细辛

上二味，等分末之，以绵裹如豆许，塞鼻中，须臾即通。鼻中息肉，俗谓之鼻痔，《千金》治此疾方极多，当时适以此取效耳。

治目睛为物伤。以牛尿日二次点之，避风，虽黑睛破者，亦可疗。韬光传。邵州刊行《清源居士备急方》同。

治肺风面赤鼻赤。华宫使传。 续添

草乌尖七个 大风油五十文 真麝香五十文

上以草乌尖为末，入麝香研匀，次同大风油，磁合子盛，于火上调匀。先以生姜擦患处，次用药擦之，日三两次，无不效。

又方，兼服之，即除根本。

何首乌一两半 防风 黑豆去皮 藁本 荆芥穗 地骨皮净洗。各一两
桑白皮 天仙藤 苦参 赤土各半两

上为细末，炼蜜为元，如梧桐子大，每服三四十元，食后茶清送下。

---

① 齆(wèng 瓮)鼻：因鼻孔堵塞而发音不清。

第十三门

缠喉风　喉痹　骨鲠　误吞椒钱　误食桐油

千两金元　治缠喉风，不问阳闭阴闭，如急病内外肿塞，辄至不救者，用之能起死。

蛔蚍草嫩者，半两　铜青二钱　大黄　猪牙皂角各半两

上为细末，以白梅肥润者，取肉烂研，一处捣匀，每两作一十五元，每用以新绵裹，口中含化咽津，有顽涎吐出，若病得两日后难用。

南星防风散　治风壅，腮颌肿，内生结核，缠喉风等。

当归二钱，焙干　天麻三钱，生用　白僵蚕焙干　南星汤洗净，捣细，姜汁制，焙干　防风生用，不见铁器。各半两　猪牙皂角去黑皮，焙干，三条

上件为末，每服二钱，水一盏，姜钱三片，入荆芥少许，同煎至七分，温服，食后，日进三服。忌发风毒物。如肿不散者，加透明雄黄三钱，同前药一道为末煎服。滁州何村丘永兴传，亲服有效。

立圣膏①　治缠喉风。

巴豆　齐州半夏各三七粒

---

① 立圣膏：源按："谨按《御药院方》吹喉散有白矾半两。"

上将半夏轻捶，每粒分作四片，巴豆剥去心膜，于银铜石器内，用米醋三碗，文武火熬尽醋为度，用清醋微洗过，研为膏子。每患缠喉风，或喉闭，或痫疾，用一斡耳①，以生姜自然汁一茶脚化下。患甚者，灌药少时，自然吐出恶涎，如鱼冻相似，立愈，极有神效。

又方②

用皂角刺，不以多少，刮皮，浸生麻油，以年深为佳。遇患，以油滴在口中，或吐，或破，即安。

治缠喉风、急喉痹，**立应元**③。

白僵蚕　白矾

上等分为末，蜜元含化。

治咽痛至危困。以手用力拔顶心发，立通。无发者，撮顶心皮。刘大夫得此法未试，忽一卒苦咽痛不能言，亟④去其巾，乃患酒秃，即以意令人用力撮顶心皮，遂安。李莫安抚方。

针急喉闭、缠喉风，并灸法。

随肿痛一边，于大指外边指甲下与根齐针之，不问男左女右，用人家常使针，血出即效。如大段⑤危急，两大指都针，尤妙。或只灸三里穴，二七三七壮。郑惟康主簿尝苦喉痹，虽水亦不能下咽，灸三里而愈。

【点评】三里穴分为手三里穴和足三里穴。手三里穴属于手阳明大肠经，主治肩臂麻痛、上肢不遂、腹痛腹泻、齿痛颊肿等。足三里穴属于足阳明胃经，主治胃痛呕吐、噎膈腹胀、腹痛肠鸣、咳嗽气喘、心悸气短、失眠癫狂、下肢痿痹、脚气水肿等。

---

① 斡耳：挖耳勺。
② 又方：源按："谨按《得效方》一方同，但用皂角三根。"
③ 立应元：源按："谨按《御药院方》开关散同，《直指方》僵蚕圆以白梅肉和圆。"
④ 亟（jí 急）：紧急，马上。
⑤ 大段：严重。

文中当为足三里穴。《太平圣惠方》云："凡人三十岁已上，若不灸三里，令气上眼暗，所以三里下气也。"又，文中所说的刺大指甲旁侧放血，是急救条件不够时确有实效的应急方法，可以用于多种突发情况的应急处置。

治咽喉肿痛[①]。

白僵蚕直者，不拘多少，炒为末，以生姜自然汁调服一钱匕。吴内翰开《备急方》云，余尝苦此，用之甚效。葛彦恢提举阁中曾患喉痹，五八主簿用此方治之即安。一方调下二钱，未通，半时许再服，立通，吐出顽涎。别将大黄一块，慢火炮熟，打扑尽灰，如一米厚，切片，以两指大一片，口内含汁咽之，一食顷再换一片。或患人语不得及自咽不下，即扶起靠斜仰坐，令人呷药在口，以笔管注入鼻中，男左女右，注药讫，随即扶令正坐，须臾吐涎，不即扶起，恐吐自鼻中出也，吐了含咽大黄如前。

佛手散　治缠喉风神效。

盆硝一两，研　　白僵蚕半两，去丝　　青黛一钱，研　　甘草二钱半，生

上为细末，以少许掺喉中。如闭甚，以竹管吹入。寻常咽喉间不快，亦可用。

治喉痹。沈司理传。

白矾二两，捣碎　　巴豆半两，略捶破

上同于铫器内炒，候矾枯，去巴豆不用，碾矾为细末，遇病以水调灌，或干吹入咽喉中。

又方

朴硝研细　　黄丹飞过，细研

---

　① 治咽喉肿痛："源按：《卫生家宝方》宽咽救生散用白僵蚕一味，《御药院方》五痹散白僵蚕、大黄各一两。又一本有'治咽喉肿痛方，山豆根水侵入口中咽下'十六字。元本无此一方。"

上相拌和深粉红色，遇病用芦管或笔管，以半钱许吹入喉中即破，吐涎而愈。甚者不过两次。

又方

蛇皮一条，新瓦上炒焦黄带黑色，碾细入麝香少许，干掺口内。

治急喉闭。开口不得者。

上以黄蜡纸裹巴豆一个，如患人鼻孔大小，中心切破，急以塞鼻，气冲入喉中自破也，已觉通利即除去。濠守王亚夫方，巴豆去壳，拍碎，以绵裹，随左右纳鼻中，即吐出恶物，后鼻中或生少疮亦无害元板鼻上有用字。

治急喉痹。范观道方。

大青鱼胆新瓦上焙干，去膜取末　蛇蜕皮去沙土，碗内烧灰，研令极细　白药子新瓦上焙干。各一钱　白僵蚕直者，去丝嘴，新瓦上焙干　白矾铁铫内飞过，留性。各一两

上并为细末，再以乳钵和研令匀，每用半钱，吹入咽喉立愈。若病轻，以多年白盐梅肉细切，入前项药，同捣匀，元如大鸡头大，每服一元，含化咽津。如白梅稍干硬，用熟汤浸软，取肉细切用。

又方

白僵蚕直者，去丝嘴，焙　明白矾一半飞枯，一半生用

上二味，等分为末，每服一钱，取生姜自然汁浓调咽下。小儿，入新薄荷少许，同姜汁研，更加生蜜少许，同调半钱，服药后不可饮汤水，解药，欲得药方在膈上少时也。

【点评】缠喉风，又名缠喉闭、缠喉风闭、缠喉风肿、缠喉急痹。症见喉关内外红肿疼痛，红丝缠绕，局部麻痒，连及胸前，项前如蛇缠绕，甚则呼吸困难，痰鸣气促，胸膈气紧，牙关拘急，汤水难咽。多由脏腑积热，邪毒内侵，风痰上涌所致。治宜解毒泄热，消肿利咽。可选用清瘟败毒饮（生地、黄连、黄芩、丹皮、石膏、栀子、甘草、竹叶、玄参、犀角、连翘、芍药、知

母、桔梗）、普济消毒饮（牛蒡子、黄芩、黄连、甘草、桔梗、板蓝根、马勃、连翘、玄参、升麻、柴胡、陈皮、僵蚕、人参）等方加减。如遇患者窒息等紧急状况，首当解除呼吸困难的问题。本书所载医方多选用皂角、巴豆、白矾之类的催吐药物，意在豁痰，以缓解气道阻塞之症。

治骨鲠①。

羊胫炭碾为细末，米饮调下。一方用黑炭皮。

又方

取篱脚下入土朽竹，去尽泥，以手捻细，蜜调元，如龙眼大，以绵裹之含化，其骨自消，即去药，虽咽下些津，不妨。

又方

橄榄食之，如无，用核碾为末，以急流水调服。

又方，**厌胜**②**法**，屡验。

以所食鱼骨密置患人顶上，勿令知，良久即下。它鱼骨亦可。

咒鱼鲠，屡验。

以净器盛新汲水一盏，捧之，面东默念云：谨请太上东流顺水急急如南方火帝律令敕。一气念七遍，即吹一口气入水中，如此七吹，以水饮患人，立下。有一族姓用此咒水，可以食针并竹刺火，元板作大。

治骨鲠，厌胜法。

方鲠时，以见所食箸急倒转，依旧如常食鱼，即鲠自下，勿令人知。

治误吞铁石骨刺等不下，危急者。

---

① 鲠：鱼骨或杂骨、杂物卡于喉部之疾。
② 厌（yā 压）胜：古代一种巫术，谓能以诅咒或特定仪式、特定物件制胜，压服人或物。

王不留行　黄檗去粗皮

上等分，为细末，水浸蒸饼，元如弹子大，以麻线穿之，挂当风处，每用一元，冷水化开灌下，立效。

治鲠。

缩砂仁　甘草等分

上捣为粗末，如一切鲠，以绵裹少许含之，旋旋咽津，久之随痰出。

治骨鲠。滁州蒋教授名南金，顷岁因食鲤鱼玉蝉羹，为肋骨所鲠，凡治鲠药，如象牙屑之属，用之皆不效，或者令服此药，连进三剂，至夜一咯而出。戏云管仲之力也。

贯众不以多少，煎浓汁一盏半，分三服并进。贯众，一名管仲云。

【点评】鱼刺及他物刺在咽喉中，深浅不同，部位不一。刺入较浅时轻微咳嗽或吞咽即可自出，刺入较深，或距大血管较近时，则有一定的危险性，应及时就医，切勿盲目地反复尝试。切忌采用吞咽饭团、蔬菜的方式，这有可能加深异物刺入的程度，加重病情。

误吞椒，闭气不通。

吃京枣三个解之。

又方

萆薢一两　甘草炙，微赤　狗脊各三分

上为细末，食前以粥饮调下二钱。一方不用甘草，用贯众半两，萆薢、狗脊各一两。

误吞钱。

生凫茈取汁呷吃，钱自然消化，即荸荠也。

治误食桐油。

食干柿解之。

【点评】出现异物卡喉或误吞异物的情况，应当及时就医。古代的偏方验方有时能取效，但不可一味相信，要以辩证的眼光对待，以免延误病情。

第十四门

腋气　脓耳　耳聋　聤耳　耳痛

治腋气①大妙。盛觉民教授方。

大田螺一枚，水中养之俟开，以剥了巴豆一个，先用杖子或针劄②着，才开即放在内，取出拭干，仰顿在盏内，夏月一宿，冬月五七宿即自然成水，取出用搽，永绝根本。

又方

轻粉傅之，虽不能去根本，尝用立效。

又方③

密陀僧　轻粉多用　染烟脂随意

上为细末，干傅之。

又方

用热蒸饼一枚，擘作两片，掺密陀僧细末一钱许，急夹在腋下，

---

① 腋气：腋臭。
② 劄：同"劄"，又同"扎"，扎刺。
③ 又方：源按："谨按《杨氏家藏方》密陀僧散无染胭脂，有开通钱、麝香。又石胆染胭脂，有胆矾。"

略睡少时，候冷弃之。如一腋有病，只用一半。叶元方平生苦此疾，来绍兴偶得此方，用一次遂绝根本。

治脓耳。蔡邦度知府传。

香附子去毛，为末，干掺或以绵缠杖儿掺之，屡用皆效。

治耳聋。西外知宗赵士衎宾老传。

石菖蒲十两一握，九节者　　苍术五两，事治净

上二味，剉成块子，置于瓶内，用米泔浸七日取出，去苍术不用，只将菖蒲于甑上蒸三两时，取出焙干，捣罗为细末，每服二钱，糯米饮调下，日进三服，或将蒸熟者作指面大块子，食后置口中，时时嚼动咽津亦可。

治暴耳聋。

黄蜡和茯苓嚼下。

治聤耳①**方**。

麝香炒，半钱　　蝉壳半两，事治净，火烧存性

上同研如尘，用绵先展②耳内脓令净，次入药拄③耳门，不得动，追出恶物④即愈。

治聤耳，红绵散。

透明白矾火飞过，用头色坯子等分研细，先用绵杖子缠去耳中脓及黄水令尽，别用绵杖子引药，或用鹅毛管子轻吹入耳内，入少麝香尤佳。

又方⑤，小四倅。

桑螵蛸一个，火上炙令焦黄色，碾为细末，入麝香、轻粉各少许，先用绵展尽脓，干掺。

---

① 聤耳：因外感风热、污水灌耳所致的耳道流脓、听力障碍之证。
② 展：揩抹。亦作"搌(zhǎn 展)"。
③ 拄：撑，顶。
④ 恶物：此指耳中脓性分泌物。
⑤ 又方：源按："谨按《得效方》麝香散无轻粉。"

治耳痛。

杏仁炒焦黑，研成膏，以绵裹塞耳中。吴内翰亲用之效。

治聤耳。华宫使方。 续添

鸡肠草捻汁，滴耳中。

第十五门

丹毒　瘾疹　紫白癜风　候子　痱子　大风

专治大人小儿丹毒①，入腹即杀人。

水苔、生地黄、生菘菜、豆叶、蒴藋、浮萍、护火草、五叶藤、芒硝、海藻菜、芸苔、大黄、栀子、黄芩，但得一味研末，水调傅之。

> 【点评】《诸病源候论》卷三十一《丹候》："丹者，人身体忽然焮赤，如丹涂之状，故谓之丹。或发手足，或发腹上，如手掌大，皆风热恶毒所为。重者亦有疽之类，不急治，则痛不可堪，久乃坏烂，去脓血数升。若发于节间，便断人四肢。毒入腹，则杀人。"

治赤游肿②，若遍身，入腹即杀人。白豆末，水和涂。若入腹及阴者，以护火草取汁一盏服。干即末之，水调服。出邵州备急方，马

---

① 专治大人小儿丹毒：源按："谨按《千金方》无海藻菜、芸苔二味，有主蛇衔一味。《外台》与《千金》同，但'豆叶'作'豆豉'。"
② 治赤游肿：源按："谨按《外台》疹方捣慎火叶封之，神效。"

敏叔亲曾为其子用，甚妙。所用白豆者①。

治瘾疹②。

白芷针刺烧存性，为末，温酒调下二钱。吴内翰淑人③病此三十年，服三服去根本矣。

治风疹，亦治风热皮肤燥痒，因而生疮。赤土不以多少，研细，每服二钱，荆芥茶调下，食后。荆芥酒调亦得。如气实人，用蜜水调尤妙。

治紫白癜风。

上用生硫黄末，以生姜④蘸擦之，随手去。

又方

生硫黄为末，生姜自然汁数点调润，以生附子或生乌头截作两段，蘸药擦之。浴时，先以生布⑤之类擦动使药。

又方⑥

白矾　硫黄等分

上为细末，以糟茄蒂蘸药擦患处，须浴时使之。

治白癜风，不拘远近。用乌鸡卵一枚取清，先用硫黄碾为末，以鸡子清调匀，用生布一片，将药刷在布上，日中曝，反复刷三四次，钉布子在板上，令不皱，候干收起，遇浴罢或动作劳苦汗出之时，将布子于患处擦之即愈。

治紫白癜风，**四神散**。

雄黄　雌黄　硫黄　白矾并透明者

---

① 所用白豆者：谓所用为前文"白豆末，水和涂"之方。

② 治瘾疹：源按："谨按《千金方》白芷根叶煮汁洗之。"瘾疹，亦作"隐疹"，皮肤上凸起的疹块，大致相当于现代皮肤过敏的风疹团。

③ 淑人：古命妇封号。宋代凡尚书以上官未至执政者，其母、妻封为淑人。

④ 生姜：源按："谨按《经验方》生姜换米酥。"

⑤ 生布：尚未加工染色的白布。

⑥ 又方：源按："谨按《外台》白癜风方白矾、硫黄二味等分，酥和敷之。"

上等分，研为末，每用时先浴，令通身汗出，次以生姜蘸药擦患处良久，以热汤淋洗。当日色淡，五日除根。

治白癜风。

草乌半两　巴豆一分，并细切

上用米醋和湿，以布裹，浴罢擦之，频浴为佳。

治候子①。赵太叔方。

浓研好京墨，以笔抹在候子上，候干更抹，以多为妙，数次即失去。

治候子。陈郎中方。

独扫子《本草》名地肤子　白矾

二味等分为末，煎汤洗，不数次即尽去。亲曾用之果然。

玉女英　治夏月痱子痒痛。

绿豆粉四两，微炒　滑石半两，研

上拌匀如粉，绵扑子扑之。

又方

新汲水挪②青蒿汁调蛤粉傅之，雪水尤妙。

治痱子。高司法方。

用剪刀草汁调蛤粉傅之剪刀草，即慈菇叶也。

治大风③。小四使传。

乌梢蛇三条，事治令净，蒸煮熟，去骨取肉，焙干为细末，用宿蒸饼为元，如米粒大，以喂乌鸡，食尽蛇三条，然后烹鸡取肉为末，或元或散，酒服之。元时仍用宿蒸饼，每服三五十元，甚者不过三鸡即愈元者，即药之丸也，丸字犯御讳，以元字代之。

治大风疾，**神仙退风丹。**华宫使方。 续添

---

① 候子：即"瘊子"，疣病的俗称。
② 挪：同"捼""挼"，揉搓。
③ 大风：指麻风病。

知母　贝母　乌梅肉　海桐皮　金毛狗脊_{去毛}

上等分，为细末，炼蜜元，如梧桐子大，每日空腹日中、临睡各服三十元。又每夜第一次睡觉①时，急于头边取三十元便服，并用羊蹄根自然汁下。大忌酒及房事，一切发风之物，只吃淡粥一百日，皮肉渐皆复旧，半年后无所忌。服药时须每夜专令一二谨信②人就病患睡处坐守，才候第一次睡觉时，便扶起吃药一服，妙处在此。华宫使亲见林承务名去疾，服之取效。治大风无如此神妙者，若不能禁忌，恐无益也。

治紫白癜风。

生砒霜　白矾　泥矾_{各一钱}

上为极细末，重罗，用生茄子蒂擦患处，先浴后擦。

治皮风、紫白癜风。

赤芍药　当归　苦参_{各半两}　赤土_{一两}

上为细末，生猪脂二两熬油，去滓，同蜜一两作一处调药，隔一宿，每服一大匙，热酒调下，空心食后各一服。二药并忌鸡、鸭、无鳞鱼、豆腐等。刀镊张仲友方。

治大风。汉阳水军王统领方。

苦参　地龙_{去土}

上等分，为细末，看病浅深多少，随意服，茶酒任下，不拘时候。皮肤有破处，用五灵脂细末，以清麻油调涂之。

---

① 睡觉(jué 绝)：此指睡醒。
② 谨信：恭谨诚信。此指可信之人。

第十六门

疟疾　瘴气

治疟疾。

白附子　陈皮<small>去白</small>

上等分，为细末，米饮调下二钱，先吃少饮食了，歇定服，微吐即止。

治疟，**碧霞丹**。朱子新方。唐仲举、钱季毅皆曾合有功效。

东方甲乙木巴豆<small>取肉，去油，别研细</small>

南方丙丁火官桂<small>去粗皮，碾细</small>

中央戊己土硫黄<small>去砂石，研细</small>

西方庚辛金白矾<small>别研细</small>

北方壬癸水青黛<small>别研细。已上各等分</small>

上于五月一日修治了，用纸各裹，以盘盛，依方位排定，勿令鸡犬、猫儿、妇人见，安顿在佛前，至端午日午时，用五家粽尖和前药令匀，元如梧桐子大。有患，以新绵裹，男左女右，塞于鼻窍中；妇人有患，男子相与安之①。一元可治七人，于未发前一日安之，约度

① 妇人有患，男子相与安之：此前似应相对有"男子有患，妇人相与安之"一句。

寻常发过一时许方可取出。如再用时，醋蘸过以绵裹之，神效。

治疟①大效。詹武子。

大枣十枚　甘草三寸，炙　半夏十枚，汤洗七次　生姜三大块，连皮　乌梅十个，捶碎　青橘皮五枚，汤浸过，连白用　陈橘皮四个，汤浸，连白用　草果五个大者，去皮　厚朴三寸，去粗皮，姜汁制

上九味，为粗末，以水三大碗，煎一碗半，去滓，当发日五更初服一盏，五点又服一盏，平明②又服一盏，比至饭前，要分服令尽，再将滓以水碗半煎七分，慢慢呷吃，神妙。

治疟，**黑虎散**。十一兄传，云极有效。

干姜　良姜　片子姜黄各一两　巴豆三十粒，新者，用二十一粒，去壳

上将上三药剉如巴豆大，一处炒令焦黑色，去巴豆不用，将馀药为细末，每服三钱，于未发前一时辰热酒调下，临发时再进一服即愈。炒药须是焦黑，生即令人泻。

治寒疟。

干姜半炒，半生　高良姜半炒，半生。各二两

上为末，每服一钱半，以酒调之。黥猪胆以针刺破，滴入酒中七滴③，调匀温服，少顷，以温酒半盏投之，于当发日早服。吴内翰开政和丁酉居全椒，岁疟大作，施人，所救愈者以百计。张大亨左司病甚，欲致仕，服之立愈。

疟之为苦，异于诸疾。世人治之，不过用常山、砒霜之类，发吐取涎而已。虽安，所损和气多矣。蘷州谭逵病疟半年，前人方术用之略尽，皆不能效。邂逅故人窦藏叟先生，口授此方④遂愈。

辰砂有墙壁光明者　阿魏真者。各一两

---

① 治疟：源按："谨按《易简方》四兽饮无青橘皮、厚朴，有人参、白术、茯苓。《卫生家宝方》半夏草果散无陈橘皮、厚朴。"

② 平明：即平旦。天刚亮的时候。

③ 黥猪胆以针刺破，滴入酒中七滴：源按："谨按《本事方》同《杨氏家藏方》作猪胆膏。"

④ 口授此方：源按："谨按《得效方》辰砂圆同。"

上研匀，和稀糊，元如皂子大，空心浓煎人参汤下一元。

大安散 治一切寒热久而欲成劳瘵者。呆都正方。

乌梅 枣子各七个，去核 草果子三个，去皮 青皮 陈皮各一钱 大甘草三寸 生姜一两半 鳖甲半两，醋炙 大川乌二钱半，去皮脐 半夏一十四个，汤浸，洗七次。

上㕮咀，作一服，用皮纸裹之凡四重，外再以湿纸裹，用慢灰火煨，闻药香即取出，用水二碗，煎至一碗，热服。如病未久，可去鳖甲、川乌二味。

治疟疾①。窦签判名思文云甚有验。积年者，不过两服；新者，一服愈之。纯舍佺方同。

常山不以多少，鸡骨者，为细末

上用鸡子清一个，入蜜一匙许，于饭甑上蒸熟，以搜和常山末，元如桐子大，每服十五元，当发日空心冷酒吞下。忌热物一日，不吐不泻。窦签常②自服取效。

治脾脏不和泻痢，疟疾腹痛，下部无力，体重足痿，脚下痛，饮食中满，四肢不举等病。陆景渊方。曾以治疟甚验。

橘皮生用 甘草炙 厚朴一两③，去皮，姜炙 羌活 防风 肉豆蔻 白茯苓各二钱半 川芎半两 吴茱萸一钱

上㕮咀，略捣碎，每服二钱，水一大盏，煎至八分，食前空心去滓服。

治疟，**祛邪丹**。滁州赵学谕方。

五月初四日拣黑豆，冷水浸至端午早，用好砒霜一两，一顺④手研极细，入生黄丹二两相和，取黑豆去皮，细研成膏子和药，元时便分大小，元了，用细朱砂为衣，当发日五更初井华水送下一元。忌热

---

① 治疟疾：源按："谨按此方似《外台》常山丸。"
② 常：通"尝"，曾经。
③ 一两：依文例当作"各一两"。
④ 一顺：一直按同一方向。

物半日，次忌鱼果油腥冷物等，不禁冷水。老弱孕妇不可服。药分十数等元，大者如桐子止。

衡州耒阳秦医**治远近疟疾**如神，葛丞相传。

常山_{如鸡骨者} 青皮_{去穰} 乌梅_{去核} 槟榔_{如鸡心者} 草果_{去皮} 甘草_炙

上等分，为粗末，每服二大钱，用水、酒各七分，同煎至七分，去滓，当发日五更初温服了，睡片时。忌热物半日。寒，多加酒退水；热，多退酒加水。须慢火煎令熟，不吐不泻，甚有功效。余于亲戚间每用之，一服即效，甚妙。庐陵袁司户方，无乌梅、草果，不用酒煎，却加神曲、麦蘖、白姜三味，常山日干不见火，每药一两作一剂，水三升，砂瓶文武火煎取一升，当发日五更点心后、早食后各一服。绍兴张医名升之方，不用乌梅、槟榔二味。热多者加柴胡、知母、陈皮，寒多者加良姜，馀与秦医方同，却用姜枣乌梅煎。

大效疟丹

飞罗面 淡豉_炒 雄黄_{各半两} 乳香_{一分} 黄丹_{一两，炒变色} 桃仁_{一百个，汤泡，去皮尖} 朱砂_{一钱，为衣}

上为细末，以独头蒜①研如泥，新布中擦过和元，如鸡头肉大，朱砂为衣，须五月五日午时面东北不语合药。忌鸡犬、妇人、孝子、僧道见。每一粒，温酒或井华水当发日面东北吞下。孕妇勿服。此丹唐仲举家旧施，无不验。

广东经抚司回易库灵验药方，**大效人参散**。治山岚瘴疟，不以久近，或寒或热，或寒热相兼，或连日，或间日，或三四日一发，并皆治之。

人参_{去芦头} 常山_剉 青蒿_{去根梗。各等分}

上为细末，每服二钱半，如明日当发，今日午时用酒一大盏调，

---

① 独头蒜：又叫"独瓣蒜"，即不分瓣的蒜。

分作三服，一更尽时一服，三更一服，五更一服。

【点评】"疟之为苦，异于诸疾"。古人很早就将疟疾与伤寒等寒热病区分处理。但是，古人观察不到微观世界，所以他们所说的疟疾是以寒热间作为特征的一大类疾病，并不是现代定义的疟原虫引起的狭义疟疾。在治法方面，中医当然也不以杀灭疟原虫为指向，而大多用调理寒热之药，并用补气养阴之品。有时还有特定设计，试图打破疟疾寒热间作的周期。如本篇中黑虎散，要求"于未发前一时辰热酒调下，临发时再进一服即愈"，正体现了这样的思路；最末一方大效人参散也严格地限制着服药时间，应该也有破坏寒热间作周期的意义。《肘后备急方》记述："青蒿一握，以水二升，渍绞取汁，尽服之。"此记启发屠呦呦发现了青蒿素。而大效人参散中，人参、常山、青蒿作散服，青蒿生用，与《肘后备急方》所记基本点暗合，证明青蒿生用是有历史传承的。

第十七门

脚气　腰痛　脚汗　转筋

治脚气膝肿，痛不可忍。苏千之运干传。

不蛀皂角一条，灰火中煨去皮核，为细末，入平胃散半贴，米醋调，傅肿疼处，立效。如或甚者，先以铁秤锤煅红，淬米醋中，以热气熏痛处，少定，以蓖麻数粒研细，贴脚心下，然后傅药。渠亲用之及传他人皆验。得之于芜湖转般仓一纳米人。

淋脚膝，**六味汤**。陆仲虚府判传。

藁本　荆芥　蛇床子　川椒　山茱萸　吴茱萸

上等分，同煮三五沸淋之，勿湿脚指。

治脚气。**五积散**①。

每服加槟榔一枚，切碎，依法同煎，服药了，用被盖覆，令腿股间出少汗为佳。

治脚膝缓弱甚者。绍兴府戒珠寺一僧，病数年不能行，服此药而愈。亨老亦传此方，**名立效丹**。附子用面裹煨熟，去皮脐，葱自然汁，元梧桐子大，每服五六十元，空心煎葱酒下，吃少温粥蒸饼压之。

附子生，去皮脐，为末

上以葱白涎和元，如梧桐子大，晒焙干，每服十五元至二十元，温酒盐汤下。

治脚气。**四味理中元**。

去人参，增红曲，每服二钱，白汤点服，蜜元亦得，空心服，神效。

又方，六兄单方—在后②。

苍耳叶九蒸九曝，为细末，酒打飞罗面为糊，元如梧桐子大，每服五七十元至百元，空心温酒下。有一军人苦脚气，服此不惟③病去，年逾九十，行步如飞。

治远行脚肿痛方。用之可行千里轻便，甚妙。小四侄传。

防风　细辛　草乌头

上等分，为细末，掺在鞋底内，如着草鞋，即以水微湿过，然后

---

① 五积散：此方名原在下行行首，现据全书体例移改。以下"四味理中元"等仿此。

② 一在后：应指有一同名或同源方在后文。但本书另有引"六兄"多方，故注文所指不详。

③ 不惟：不仅，不但。

掺药。

治久行脚心肿痛。

以蚯蚓粪涂肿处，高阁①起脚，一夕即愈。

增爱元　治男子妇人干湿脚气。赵甥作院善灿传于信州一兵官。

玄胡索　威灵仙去节。各半两　破故纸一两，半两生，半两炒熟　黑牵牛一两，半两生，半两炒熟　大蒜一枚，每片用箸钻孔，入去壳巴豆一粒，再用纸裹数重，水湿慢火煨，香熟为度，去纸并巴豆不用　宣州木瓜一个，切下盖了，入艾叶填满，却盖了，以麻线系定，饭上蒸烂

上为末，先将木瓜、大蒜研烂，后入药末为元，如梧桐子大，每服二十一元，用糁子茶吞下，空心服。忌动气、毒物。

养肾散　出荆芩方。

全蝎半两　天麻三钱　苍术去粗皮，一两　草乌头去皮脐，二钱，生用　黑附子炮，去皮脐，二钱

上为细末，拌匀。肾气，豆淋酒调一大钱，豆用黑大豆，能除去腰脚筋骨疼痛，其效如神。药气所至麻痹少时，须臾疾随药气顿愈。如是骨髓中痛，用胡桃酒下。此药伤寒中风皆治。本忠州太守陈逢原传云，渠前知坊州因暑中取凉食瓜，至秋忽然右腰腿间疼痛，连及膝胫，曲折不能，经月右脚艰于举动，凡治腰脚药服之无效。儿子云安刑曹似在商熙助教处得养肾散方，服之才一服，移刻②举身麻痹，不数刻间，脚遂屈伸，再一服即康宁。又坊州监酒年几四十虚损，两脚不能行步，试与此药，初进二钱，大腿麻未遂，能起立，再服二钱，大小指捅皆麻，迤逦③可行，三服驰走如旧。太室居士得此方，乾道己丑岁在鄀州④都幕府日，宋判院审言久病，脚膝缓弱不能行，传之。数日来谢：此疾经年，无药不服，得方此日即合，二服见效，五

---

① 阁：同"搁"。

② 移刻：一会儿。

③ 迤逦（yǐ lǐ 以礼）：缓行貌。

④ 鄀（ruò 若）州：源本作"鄂州"。

服良愈，令①有力能拜起矣。后数日又云：因浴，遍身去薄皮如糊，肌骨遂莹，其效如神。

治脚心痛。姚克温阁中苦此，数服而愈。

干木瓜_{细末，煎大圣散服之}

治脚气。行在汤省干方。

以木瓜去穰实，以**十华散**②同蒸候熟，一处研细，如觉烂，即添十华散，以元得为度，如梧桐子大，每服三十元，温酒盐汤下。

治脚气。金山长老于张显学甘露寺斋会上说此方，云渠旧患脚气，曾于天台一僧处传方，用木瓜蒸艾服之，渐安。后来住金山，日日登涉，脚复酸重，又一堂众处得此方，合服，颇觉轻健胜前日云。

破故纸_炒　舶上茴香_{酒浸一宿，炒}　胡芦巴_炒　牛膝_{酒浸一宿}　肉苁蓉_{酒浸一宿}　川续断_{拣净，生用}　杜仲_{削去粗皮，生姜自然汁制一日一夜，炒令丝断黄色。各四两，同为细末}

上用艾四两，去枝梗秤，以大木瓜四个，切作合子③，去尽穰，以艾实之，用麻线扎定，蒸三次，烂研，和药为元，如梧桐子大，每服五七十元，温酒盐汤食后服。

治脚气。

生附子一个，去皮，碾细，干柿十四枚，去蒂，不切，以无灰酒三升，于砂石或银器内煮，候酒干取出，研烂，宿蒸饼和，干湿得所，元如梧桐子大，每服三十元，空心盐酒下一服，临睡又以冷水下三十元。

治脚气脚面肿痛。

---

① 令：《普济方》卷二四三、《续名医类案》卷二十五引作"今"。

② 十华散：本书未载。出《太平惠民和剂局方》卷二，方用五加皮、干姜、肉桂、羌活、大川乌、附子等。主丈夫五劳七伤、浑身疼痛、四肢拘急、腰膝无力及脚气流注肿痛等疾。

③ 合子：同"盒子"。此指木瓜切去头部掏出内容物所成之容器。填入艾后再将原头部盖上。

先以肉按①上刮，砧②搽肿处，然后以热炒麸豉傅之，以帛子扎定，经宿尽消。

治脚气流注，四肢手指肿痛，不可屈伸。申屠府判。

四物汤去地黄，加附子，入姜煎服如常法。它至今遇疾作时，服之必愈。

治脚气上攻，流注四肢，结成肿核不散，赤热焮痛，及治一切肿毒。

甘遂为细末，以水调傅肿处

上浓煎甘草一味服之，其肿即散。二物本相反，须两人买，各处安顿，切不可相和。清流片子③韩咏苦此，一服病去七八，再服而愈，云得之一牛马牙人④。医者之意，正取其相反，故以甘遂傅其外，而以甘草引之于内，所以作效，如磁石引针之义也。

治脚气痛不能行步。

川乌头　香白芷　细辛　防风不见日⑤，曝干

上各等分，并生用为末，每用一钱，于鞋内铺，以脚踏之，妙。或用绢囊盛之。此方得之于仙超然。

又方

川乌略炮　草乌略炒　五灵脂去石　土茴香各一两，略炒　黑豆四两，焙干。已上同为末，分作二处　赤土研细，矾朱是也　百草霜研细

上将前五味药末，一半以赤土细末三分之一，同和令匀，以米醋糊为元，如梧桐子大；又将药末一半，以百草霜末三分之一，同和令匀，亦以米醋糊为元，如梧桐子大。如脚气，以红元者十五粒，黑元

---

① 按：《普济方》卷二四四引作"案"，是。
② 砧：疑当作"沾"。此处谓蘸取肉油搽涂患处。
③ 片子：诸引录本或作"士子""斤子"。《续名医类案》卷二十五作"廳子"，指官厅里的差役。"片"似是"廳"的俗字"厅""厅"形近之误。
④ 牙人：旧时居于买卖人双方之间，从中撮合，以获取佣金的人。
⑤ 不见日：源本作"不见火"。

者五粒，并作一服，用松节、木瓜、赤芍药煎汤送下，食前，入少甘草同煎尤佳；如风气，以黑元者十五粒，红元者五粒，同作一服，食后茶清下。葛邦美传，名昌宗，它与卖此药人同邸①，见其修合，默记之，合服果得效。

治湿脚气，腿腕生疮。葛楚贤作湖州签判，日苦此疾一年半，服此三药，不终剂而愈。空心先服鹿茸元，鹿茸、五味子、川当归、熟干地黄四味等分，为细末，酒糊元如桐子大，每服三四十元，温酒或盐汤下。食前又服川芎、当归二味等分同煎，以调荆芥细末一二钱。食后再服煎**四物汤**调**消风散**②二三钱。只服此三药，后绝不发。

治脚气，**仙术木瓜元**。苏甥莹叟传与杨梅卿，云亲曾得效。

宣州大木瓜三个，去皮，切下盖，剜了子，用青盐六两，放在三个木瓜内，于饭甑上蒸三四次，研烂。先以苍术二斤，米泔水浸三日取出，黑豆一升，用长流河水高如药面三寸同煮，以干为度，去黑豆不用，将苍术切作片，焙干，再入白茯苓六两，同碾为细末，以研烂木瓜为元如梧桐子大，每服五十元，空心温酒盐汤送下，一月有效。

治腰痛单方。

官桂　玄胡索　杜仲_{去皮，炒丝断}

上等分，为细末，每服三钱，空心热酒调下。

又方

上用生橘核炒香，研，酒除去滓，下**青木香元**③。

又方

威灵仙、橘核等分为细末，热酒调下。一方以猪腰子煮食。服药了忌茶，反威灵仙。

---

①　邸(dǐ 底)：旅舍。

②　消风散：本书未载。见《太平惠民和剂局方》卷一。方用荆芥穗、川芎、防风、羌活、薄荷等，治风热上攻、皮肤顽麻、瘾疹瘙痒等证。

③　青木香元：本书未载。见《太平惠民和剂局方》卷三。用补骨脂、荜澄茄、黑牵牛、槟榔、木香，主宽中利膈，行滞气，消饮食。

又方，葛丞相传，**名舒筋散**①，治血脉凝滞，筋络拘挛，肢节疼痛，行步艰难。此药活血化气第一品药也。详见中风卷中。一方加橘皮。

玄胡索　当归　官桂

上等分，为细末，每服二钱，温酒调下，食前服。

治腰痛阴阴然②，以热物着痛处，即少宽。此由久处卑湿③，复为风邪所伤，于足太阳之经与血气相搏。**白术散**四方。史载之指南方，严州公库有版。

白术二两　芍药三两　官桂两半　附子半两

上为细末，每服二钱，温酒调下。

又方，若连小腹疼痛俯仰，惙惙④短气，此由肾气虚弱，荣伤过度，有所亏损，**杜仲散**。

杜仲一两，去皮，杵令烂，以好酒浸一宿，焙干　肉桂　牡丹皮各半两

上为细末，每服二钱，温酒调下。

又方，**鹿茸元**，治肾气虚弱腰痛。

鹿茸三两，截作片子，酥炙焦黄

上为细末，酒糊元如梧桐子大，每服三十元，盐汤下。

又方，苦腰间常冷，仍重若腰五千钱，如坐水中，形状如水⑤，不渴。此由肾虚，内有积水，复为风冷所乘，久而不已，令人水病，谓之肾着，宜服**肾着汤**⑥。

茯苓　白术各四两　干姜　甘草各二两

上为粗末，每服五钱，水二盏，煎至一盏，去滓服。

---

① 舒筋散：源按："谨按此方即《中藏经》立效散，又张季明医说遍体疼痛，引周离亨之言出此方皆同。"

② 阴阴然：微痛貌。

③ 卑湿：低下潮湿的地方。

④ 惙（chuò 辍）惙：衰疲貌。

⑤ 水：源本作"冰"。

⑥ 肾着汤：源本加杏仁。源按："即《金匮》甘姜苓术汤。谨按《千金方》《大全良方》加杏仁。"

补髓丹　升神水于百会，降神火于涌泉，还淳返朴，体合自然，骨正筋柔，益寿延年。

杜仲去粗皮，炒黑色　补骨脂各十两，用芝麻五两同炒，候芝麻黑色无声为度，筛去芝麻　鹿茸二两，燎去毛，酒炙　没药一两，别研

上将杜仲、补骨脂、鹿茸一处为细末，入没药和匀，再用胡桃肉三十个，汤浸去皮，杵为膏，入面少许，酒煮糊为元，如梧桐子大，焙干，每服一百粒，米饮下，温酒盐汤亦得，日二服，食前。浙东提刑陈才甫任郎官，日尝苦臂痛，医者孙宫干令服此药，非独臂痛即安，而平日腰痛之疾，自此遂不复作。孙医即用拱辰丹①。

治腰痛。葛丞相方，极有效验。

菟丝子酒浸　杜仲去皮，炒丝断

上等分，为细末，以山药糊元如梧桐子大，每服五十元，盐酒或盐汤下亦得。

治腰痛。《圣惠方》《夷坚乙志》七卷，治时康祖心痔事②。

鹿茸去毛，酥炙微黄　附子炮裂，去皮脐

上件等分，各二两，盐花三分，同捣罗为细末，煮枣肉元如梧子大，每服三十元，空心温酒食前下，日再服。

治趖③闪着腰痛不得转侧方。

以神曲一块，约如拳大，烧令通赤，好酒二大盏，淬酒中，才温便饮，令尽，仰卧少顷，取效。

治脚汗。郑器先传。

杨花着鞋中，或如绵絮入在袜内尤佳

脚转筋。

独头蒜一个，口嚼一半于所患腿脚上猛擦，一半用水送下，一时许即愈

---

①　拱辰丹：见本书第二十六门。
②　治时康祖心痔事：谓时康祖患心痔（又作心漏），用本方治愈。
③　趖（suō 梭）：疾走。又疑同"挫"。《世医得效方》卷三本句作"治闪挫腰痛"。

养肾散 治腰脚筋骨间疼痛，不能步履，其效如神。华宫使传方。续添

苍术_{去粗皮，一两}　干蝎_{洗去土，半两}　天麻①　草乌_{头生，去皮脐}　黑附子_{炮，去皮脐。各二钱}

上为细末，和匀。如肾气，用豆淋酒调服一大钱匕，药气所至，麻痹少时，须臾病随药气顿愈；如骨髓中痛，用胡桃酒下。

---

① 天麻：源按："《局方》作天麻三钱。"

卷之十二

第十八门

水气 蛊胀

治水气，极有神效。

上用着中冬瓜一枚，去穰，以肉桂十两，剉入冬瓜中，盖口，湿纸裹数重，撅①地坑，簇以炭火，煅令存性，为末，每服二钱，米饮调下，日二服。一料可绝根本。

治浮肿。俞子清少卿家传方，云得效甚多。

白茯苓　红枣核捶破取仁，等分

上等分，为细末，米饮调下。

治水气。王尚之提刑传云，武义县方，已治数人，甚妙。

黄颡鱼一个　绿豆一合许

上煮淡羹顿食。绍兴张医升之云，以商陆根煮绿豆令熟，去商陆，取绿豆任意食之亦妙。王氏《博济方》第二卷逐气散与此药大同小异。

【点评】 宋代王衮《博济方》原为3卷，该书流传至明代以后散佚，今本系清人官修《四库全书》时自《永乐大典》辑出，改编为5

---

① 撅(jué 决)：同"掘"，挖掘。

卷，已非原貌。今本中"逐气散"出自其卷三《水气》，但由文中可知，"逐气散"原属该书卷二。

治气虚水肿浮胀。滁州公使酒库攒同陈通，患此一病垂死，医者已不下药，偶一妇人传此方云，是道人所授，服之，病自小便而下几数桶，遂愈。乙巳年事余时宰清流云。

大蒜一个，烂研，以蛤粉和，无分两，可元即止，如梧桐子大，每服十元，白汤下。若气不升降，即以大蒜一头，每瓣切开，逐瓣内入茴香七粒，用湿纸裹煨香熟，烂嚼，白汤送下，不以多少；若脏腑不止，即以丁香如茴香法煨服，每瓣用三粒。

治水肿。

黑豆_{煮去皮，干为末，米饮调下一二钱}

有小女子，发肿脐凸，服之立效，出《外台》①。

治一切浮肿，水气亦可治。钱昭远知县传。

吴茱萸　枳实_{各半两}　赤茯苓　白术_{各一两}

上㕮咀，分三服，每服用水三黑盏，生姜秤一两，碎切，同煎至一盏，去滓，作两次服，不拘时候，一日之间服尽此一料。忌咸物。累以此药治人多愈，不可以常药轻易②之也。

神仙万金元方③　专能治十种水气④，逐阴固阳，扶危正命，妙不可言。凡足膝微肿，上气喘满，小便不利，便是水气证候，速合此药服之。

蛇黄大而圆者三两，以新甘锅子盛，用炭火一秤煅通赤，甘锅子

―――――――――

① 有小……《外台》：此句底本在"黑豆"注文中，今据文例改。
② 轻易：轻视，简慢。
③ 神仙万金元方：源按："谨按《杨氏家藏方》作禹馀粮圆，同《卫生家宝方》神授万金丹有陈皮，《直指方》禹馀粮圆与《家宝方》同。"
④ 十种水气：《诸病源候论》卷二十一《十水候》："十水者，青水、赤水、黄水、白水、黑水、悬水、风水、石水、暴水、气水也。"

出火急倾入酽米醋二升内，候冷取出，研至无声止。用针砂真者五两卖者多杂以铁屑，宜精加拣择①，水淘极净控干，入生铁铫子，同禹馀粮三两，一处以米醋二升同煮，醋干为度，并铫子炭火一秤煅通赤，倾在净砖上，候冷，一处研至无声，如粉细即止。以上三物为主，其次量人虚实入下项药。治水气，多是冷药转下，此方上三物，既非甘遂、葶苈、芫花之比，又有下项药辅佐，故老人、虚人皆可服。

羌活　川芎　牛膝酒浸一宿　木香炒黄　白茯苓　肉豆蔻炮　桂　杜茴香略炒　蓬莪术炮　干姜炮　青橘皮去白，炒　附子炮裂，去皮脐　京三棱　当归酒浸一宿，炒　白蒺藜以上各半两。更量虚实老壮斟酌入前三物，内虚人、老人全用，实壮人减半

上为细末，拌极匀，汤浸蒸饼，握去水，和药，再捣极匀，元如桐子大，空心食前温酒或白汤下三五元。忌盐三个月，圭撮②不可入口，水气去后口淡，且以醋少许调和饮食。初仙居湛道人传此方，云病者不能忌盐勿服此药，徒劳无功。果欲救病，死中求生，即须依此，忌盐至诚。服药只于小便内旋去，并不动脏腑，病已，且服此药，每日一二服，兼以温和调补脾元血气药将理③，此神方也。

治水气。郑签判名本中云。

宣州木瓜一个，竹刀切下盖子，去子并穰，入吴茱萸在内，却将盖子用竹签以定④，蒸熟，各研细，焙干为末，以紫苏熟水调下，不拘时候。积日水自消退。

治水蛊腹胀。

上取**加禾散**、**四柱散**细末各等分，合和令匀，依法煎服。绍兴术士朱蓑衣名甫苦此疾，医者只令服加禾散，久之不效，葛丞相授以此

---

① 卖者……拣择：底本为大字正文，据文义改为小字注文。
② 圭撮：古代两种很小的容量单位，比喻微量或微小。
③ 将理：休养调理。
④ 以定：源本作"签定"。

法，即安。

五皮散①　治脾受湿，面目四肢虚肿，通利不便。

大腹皮　茯苓皮　陈橘皮　生姜皮　桑白皮

上等分，为粗末，每服三大钱，水一盏半，煎七分，一日三四服，不拘时候，立效。常服忌油腻物，切不可服泻水药。或云添五加皮亦得，盖欲肿从水道②去故也。陈世德云，太学同舍姚子大、刘亨叔并患此，病势可畏，服之而安。

治水气③。神仙所授。

上用冬瓜自然汁和大麦面作馎饦④食之。

治水蛊。

商陆根_{赤者}，杵烂，贴脐心，以绢帛系，缚定，病自小水而去。商陆有二种，白者不可用。

治蛊胀。十四弟妇曾服作效。

枳壳四两，去穰，切作两指面大块，分四处。一两用苍术一两同炒黄色，去苍术；一两用萝卜子一两同炒黄色，去萝卜子；一两用干漆一两同炒黄色，去干漆；一两用茴香一两同炒黄色，去茴香。

上取枳壳为细末，却用元⑤炒药苍术等四味，用水二碗，煎至一碗，去滓，煮面糊为元，如梧桐子大，每服三十元至五十元，食后米饮下。

---

① 五皮散：源按："谨按《中藏经》《局方》《三因方》无陈橘皮、桑白皮，有五加皮、地骨皮，《大全良方》于本方加木香俱六味，《直指方》加味五加皮散于本方加萝卜子、苏子、葶苈子、汉秋子。"

② 水道：水液通行的道路。

③ 治水气：源按："谨按《杨氏方》冬瓜丹同。"

④ 馎饦：古代一种水煮的面食，类似面片汤。《齐民要术》："馎饦，挼如大指许，二寸一断，着水盆中浸，宜以手向盆旁挼使极薄，皆急火逐沸熟煮。非直光白可爱，亦自滑美殊常。"

⑤ 元：原先。

第十九门

消渴　酒疸

治消渴方①。

眉山揭颖臣，长七尺，健饮啖，儡傥人也。忽得消渴疾，日饮水数斗，食倍常而数溺，消渴药服之逾年，疾日甚，自度②必死，治棺衾③，嘱其子于人。蜀有良医张肱隐之子，不记其名，为诊脉，笑曰：君几误死。取射香当门子，以酒濡④之，作十许元，用枳枸子作汤，吞之遂愈。问其所以，张生云：消渴、消中皆脾弱肾败，上不能节汤水，肾液不上溯⑤，乃成此疾。今诊颖臣脾脉极热，而肾不衰，当由果实与酒过度，热在脾，所以饮食过人而多饮水。饮水既多，不得不多溺，非消渴也。射香能败瓜果，花近辄不结，枳枸亦胜酒，屋外有此木，屋内酿酒不熟，以木为屋，屋下亦不可酿，故以此二物为药，以去生果酒之毒也枳，音旬里切；枸，音矩。以其实如鸟乳所能来巢，今俗讹谓之鸡矩子，亦谓之癫汉指头，盖取其似也，食之如牛乳，小儿喜食之。《本草》木部作枳椇音止矩。

治消渴。伏深铃辖方⑥，沈德和尚书传。

密陀僧二两，别研极细　　川黄连一两，为细末

---

① 治消渴方：源按："谨按《得效方》枳椇子圆同。"
② 自度：自我揣量。
③ 衾：尸体入殓时盖的单被。
④ 濡：沾湿。
⑤ 溯：逆流。此指水液上流。
⑥ 治消渴。伏深铃辖方：源按："谨按《杨氏方》神授圆、《魏氏方》清心圆、《得效方》面饼圆并同。"

上二味，用蒸饼为元，如梧桐子大，每服五元，煎茧空茄根汤下，临卧服。次日加至十元，以后每日加五元，至三十元止。服药之后，以见水恶心为度，即不须服，不过五六服必效。若觉恶心，但每日食干物以压之，旬日①后自定。奇甚奇甚。茧空是出蚕蛾了茧壳。

治消渴。 钱有文知府方。

牛鼻木②二个，洗净，细剉，男患用雌，女患用雄　甘草　人参各半两　白梅十个大者

上用水四碗，煎至二碗，滤去滓，热服为妙。

治消渴。 郭都巡方。

以汤瓶内碱不拘多少，研如粉，每服二钱，沸汤或井花水调下，不拘时候。

又方③

栝蒌根　黄连

上等分，为细末，研麦门冬取自然汁和药，元如绿豆大，每服十五元至二十元，熟水下。

治黄疸未退， 及小便出血方。葛丞相传与郑亨老，服之二疾皆愈。

生姜煎蜜汤，连饮数盏，甚妙。

治酒疸④。 郑器先云。

田螺七个，水养去泥土，捶碎，取螺头细剉，以热酒浸，平服⑤甚妙。

---

① 旬日：十日。
② 牛鼻木：即牛鼻栓(quàn 劝)，穿牛鼻之物。《本草纲目》卷三十八《服器部》之牛鼻栓："木栓煮汁或烧灰酒服，治消渴。"
③ 又方：源按："谨按《千金翼方》生瓜蒌、上好黄连炼蜜和；《外台秘要》黄连、瓜蒌各五两，以生地黄汁和圆，食后牛乳下；《家宝方》蒌连圆与本方同。"
④ 疸：原作"疸"，原书总目亦作"疸"，但本篇篇题作"疸"，"疸"在后文第二十四门中。又，《普济方》卷一九六引作"酒疸"，据改。
⑤ 平服：源本、《普济方》卷一九六并作"频服"，可从。

又方

蒳叶_{半两，烧灰}　神曲_{半两，炒}

上为细末，每服二钱，酒或米饮调下，食前，甚妙。

第二十门

足疮　臁疮　嵌甲　手足皲裂

治足疮。

赵先生字子固，母刘氏，年几八十，左足面一疮，下连大指，上延外踝，以至臁骨，每岁辄数发，发必兼旬累月，昏暮①痒甚爬搔②，移时出血如泉流，呻吟痛楚，殆不可忍，夜分③即渐已，明日复然。每一更药，则疮转大而剧，百试不验，如是二十馀年。淳熙甲辰中冬之末，先生为太府丞，一夕母病大作，相对悲泣无计，困极就睡，梦四神僧默坐一室，旁有长榻，先生亦坐，因而发叹，一僧问其故，先生答之以实，僧云：可服**牛黄金虎丹**④。又一僧云：朱砂亦好。既觉⑤，颇惊异，试取药半粒强服之，良久腹大痛，举家相尤⑥且悔，俄而⑦下礌硙⑧物如铁石者数升，是夕，疮但微痒不痛而无血，数日

---

① 昏暮：黄昏，傍晚。

② 爬搔：用爪甲抓搔。《广韵·麻韵》："爬，搔也。"

③ 夜分：半夜。

④ 牛黄金虎丹：本书未载。见于《太平惠民和剂局方》卷一。主治急中风，身背强直，筋脉拘急，鼻干面黑，心神迷闷，痰涎壅塞等证。方用天雄、白矾、天竺黄、天南星等物。

⑤ 觉：睡醒。

⑥ 相尤：互相指责。

⑦ 俄而：不久，一会儿。

⑧ 礌硙(léi wěi 雷韦)：石块。此喻硬的大便团。

成痂，自此遂愈。朱砂之说，竟不复试。先生因图僧像如所梦者，而记其事。金虎丹出《和剂局方》，本治中风痰涎壅塞，所用牛黄、龙脑、二粉、金箔之类，皆非老人所宜服，今乃取其效，意此疾积热腑脏而发于皮肤，岁久根深，未易洗涤，故假凉剂以攻之，不可以常疮论也。神僧之梦，盖孝所感云。

专治脚疽，并治久远恶疮，它药不效者。张友闻县尉字守约传。

獖猪粪不以多少，新瓦上焙干，入火中烧令通红，取出于瓶罐内窨①成炭，存性，碾为细末，每抄五钱，用细研了白龙骨末抄二钱半，轻粉抄二钱半，槟榔末抄一钱，和令极匀，先以口含齑水②或温盐汤洗，令疮净见肉，然后以真麻油调药，随疮大小傅之，未愈再傅，不过三五日定安。守约之叔仲济知桂平县日，得之一狱囚。

槟榔半两　龙骨一分　水银粉少许　干猪粪半两，烧存性

上三味，为细末，入水银粉研匀，先以盐汤洗疮，熟绢浥干③，以生麻油调药如膏，贴疮，三日一易，三五易定差。忌食无鳞鱼鲊热面。凡胫内外疮，世谓之里外臁疮，最难得药，此方极有效。与张尉所传分两差不同。此《苏沈良方》治里外臁疮，《海上名方》亦有之。得方之说，与张宰绝相似。

贴腿上疮。史检法仲华方。

滑石末，傅之。

治脚上生疮。

诃子烧存性灰傅之。

治足疮。此方胡上舍名耕传，其家屡得效。

宣黄连碾细　密陀僧别研

上二味等分，和匀，每用时，先以葱盐煎汤洗疮上，然后傅药。

---

① 窨(yìn 印)：封闭搁至冷却。

② 齑水：此指腌菜汁。

③ 浥(yì 义)干：以干布等物敷，将湿处吸干。

若疮干时，使少清麻油调涂之。治臁疮尤妙。

又方

密陀僧　黄丹

上等分，细研贴之。

治腿膝生疮有脓者[①]。朱子宣提干传。

五倍子_{细碾掺之。}

治延皮恶疮。钱季质司法棨尝苦臁上生疮，始者如粟，渐如豆，爬瘙不已，即成大疮，累治不效，后得此方，用石榴皮煎取浓汁，放冷，以搽疮上，冷如冰雪，即着痂而愈，云是王宣子尚书方。

治臁疮。

干胭脂　轻粉_{少许}

上研令极细，先以温水洗疮，片帛渑干傅之，深者填令满，以差[②]为度。

又方，潘仲宝察院。

血竭_{一味，研为细末，掺在疮上，以干为度。}

又方

地骨皮_{去粗皮，用竹刀刮粉，焙干，为细末贴之。}

又方

隔年**驻车元**碾末傅，极妙。如无，新者亦可。

又方，詹武子年三十岁时，曾患此，用之即安，后屡有效。

黄檗　白及　白蔹　黄丹_{别研}

上等分，研为极细末，入黄丹拌匀，入轻粉多少随意，以蜜和如药剂，微令稀薄，捏成饼，贴疮上。深者填满，以帛片包扎，一日一易，后来疮渐干，或有裂处，只须干掺，以差为度。

又方，钱文子云屡效。

---

① 治腿膝生疮有脓者：源按："谨按《得效方》同。"
② 差："瘥"的古字，病愈。

羊粪 不相粘者，烧灰存性，为末傅之，入轻粉尤佳。

又方，取煮酒瓶头泥，田中黑土者为上，山土不可用，于火上烧通红，放冷，出火毒，研令极细，麻油调成膏子，再用包煮酒瓶头蒻叶，量疮口大小，一样剪两片，将一片于蒻叶背上摊药子，再将一片合之，以蒻叶光面安在疮上，用帛子裹扎定，不可令药着好肉，恐反侵损，傅药了，痛即止，恶水流出，三两日一换，不过一两傅，即生石榴肉。若能忌口爱护，遂绝根本。冯安时说，陈仲山云不须烧，只干碾细，以瓶蒻如上法用，甚妙。常以医数人矣。

又方，陈仲山寺丞家有一老奶婆九十馀岁，每以此药治人，无不效者。仲古说。

左脚上旧草鞋名千里马，不得犯手[①]，以棒挑取，于水内鞭洗令净，曝干，烧黑灰，碾细为末，入轻粉少许，先以盐浆水洗疮，浥干，然后傅。干者生油调，湿者干掺，便成痂，甚妙。郭医名羽云：端午日，以左手提左脚旧草鞋烧用，兼治软疖，其子亲曾得效。

治嵌甲。昇侄传。

雄黄 生用　　蛇退 烧灰，存性

上等分，为细末，傅之。

又方，之文侄传 更二方在卷末。

雄黄 通明者　　蝉退 三个，酥炙。各为细末

上滚和匀，患湿者干掺，干者用津入轻粉少许调涂。

又方

白矾 飞过　　密陀僧

上等分，为细末，干掺疮上，如掺不定，以片帛裹之。亦治脚汗臭。

又方，宋参议家方。

---

① 犯手：沾手。

五倍子_{烧存性，黑灰}　染胭脂_{各等分}　麝香_{少许}

上同研令极细掺之。五倍子生用亦得。

治嵌甲。陈寺丞仲山方。

琥珀糖，是砂糖熬成小球儿者，烧存性灰，入麝香、轻粉，麻油调傅，指甲嵌入肉者，不过一两日自烂，别生好者，不病处无所损，神妙。

又方

紫马粪三块，各用青布一片包了，于新瓦上炭火煅成麸炭存性，研为细末，每半两入没药十文，轻粉十文，麝香少许。先以葱椒汤洗，拭干，口含甘草浆水吐在疮上，再洗，浥净傅药。湿者干掺，干者生油调涂。初贴一夜极痛，不过三上，即去根本。一亲戚患此二十五年，百药不效，一傅而安。

不龟手①方　甚奇。陆氏续方。

沥青_{二两}　黄腊_{一两}

上共熬搅匀，于不津器②中贮。患者先以热酒洗，令皮软，拭干，将药于慢火上熬，令略溶，傅之，软帛盖定，一傅即差。廉宣仲云，加黄耆、防风各一两。

治手足皲裂③。五倍子一味，为细末，先以净纸揩干，麻油调傅。赵彦信方。

治冻疮。用茄子根浓煎汤洗，以雀儿脑髓涂之。

治脚指缝烂疮。燖④鹅时，取鹅掌皮烧灰存性，为末傅之。

冬月手足拆裂⑤。

---

①　龟(jūn 军)手：手因寒冻或干燥而皮肤破裂。龟，通"皲"。
②　不津器：无水分的器物。
③　治手足皲裂：源按："谨按《得效方》五倍子为末，用牛骨髓填缝内即愈。"
④　燖：同"燅(xún 寻)"，宰杀烫后拔毛。
⑤　冬月手足拆裂：源按："谨按《得效方》黄蜡膏同，但加五倍子。"拆裂，同"坼裂"，即破裂。

麻油半两，黑盏内慢火煎沸，入蜡一块，同煎候溶，即入光粉少许，与油腊一处熬，令稀稠得所，以紫色为度，比之面油更放稠些子。先以热汤洗脚，火上烘炙令干，即用药实抵之，却于火上略炙动，以薄纸揉软贴之，其痛立止，入水亦不落。若合药入粉多，则硬而成块，旋以火炙动，挑傅，亦不妨。

治手足皲裂。以头垢傅之，即不痛，久之自合，取其腻也。埙侄云。

治臁疮。丁受给名朝佐字怀忠传。

冬瓜叶焙干，碾为细末，掺傅，或只用青叶包裹疮上亦得，虽痛不妨，甚者亦不过三两次。

又方，华宫使。

六一泥，是韭地中蚯蚓粪，新瓦上火煅通赤，地上出火毒。

上为细末，入轻粉少许，先以温齑洗净，揾干，清油调涂之。

治嵌甲。同①。

草乌头 半两　白牵牛 一两　五倍子 四两，全者　龙骨 一分

上将内三物捶碎，炒五倍子令焦黑色，去三物不用，只取五倍子为末，疮干用麻油调涂，湿即干贴。

又方同。

黄连　韶粉　黄檗　软石膏 煅

上等分，同为细末，用水洗疮令净，软帛子揾干，复以新汲水调涂疮上，两日一易，妙甚。

---

① 同：谓出处同上方。但上方有丁氏和华氏二人，未知此同何人。

第二十一门

折伤　金疮　汤火伤　破伤风　竹木刺

治打扑损筋伤骨折。吕显谟方①。

黄檗—斤　半夏半斤

上为细末，每用半两，生姜自然汁调如稀糊，以鹅翎扫傅，用纸靥②贴，如干，再傅。骨折，先以绢帛封缚，次用桫③木扎定，良久痛止，即痒觉热，乃是血活，筋骨复旧。轻者三五日即愈，重者不过旬月。苏韬光云：功用全在生姜，药干频上姜汁为佳。

治打扑伤损，或刃伤血不止，及破伤风④。

海螵蛸即生乌贼骨，不经盐淹⑤者，为细末，干傅即止。破伤风，用鱼胶烧灰存二三分性，为末，酒调服，童子小便尤妙。

救急疗坠马落车，被打伤腕折臂，呼叫不绝⑥，服此散，呼吸之

---

① 吕显谟方：源按："谨按《家宝方》柏皮膏同。"
② 靥：似当作"压"。
③ 桫（suō 缩）：木名。可做家具。
④ 治打扑……及破伤风：源按："谨按《杨氏方》海神散，鳔胶木匠用者，下以多少。"
⑤ 淹：同"腌"，腌制。
⑥ 坠马落车……呼叫不绝：《备急千金要方》卷二十五作"落马堕车、诸伤腕折臂、脚痛不止"。腕，"踠（wò 卧）"的俗字，筋骨折伤。

间，不复大痛，三日筋骨相连，**当归散**①。《外台秘要》第二十九卷，傅公实、钱季毅皆曾合以救人。

当归炒令香　桂心　甘草炙　蜀椒去汗。各三分　芎劳六分，炒　附子炮，去皮脐　泽兰炒。各一两

上为细末，酒服二三钱，日三服。如小儿被奔车马所损，裂其膝，皮肉决②见骨，即绝死，小苏③啼不可听闻，服之便睡十数日，便行走，其神验如此。忌海藻、菘菜、生葱、猪肉、冷水。《千金翼》深师问出第六卷。

治折伤见血。傅公实之仆忽折足，得之于一军人，遂愈。

槐花不以多少，内一半炒令焦色烟出，却将先者一半拌和匀，入沙合子中同罨④令冷，碾为细末，饭饮调下，仍用极细者傅破处。

治打扑伤损。孙盈仲方。

糯米粥热摊布帛上，捣芭蕉根放粥上，乘热裹患处，虽时下甚痛，即便无事。

治打扑伤损骨折，此药专接骨。护国长老用仁传。

夜合树俗谓之萠葛，即合欢也。去粗皮，取白皮剉碎，炒令黄微黑色，四两⑤　芥菜子炒一两

上为细末，酒调，临夜服，粗滓罨疮上，扎缚之，神验。越州人谓之乌颗树。

治闪朒⑥**着**。苏千之运干传。

米醋糟和**平胃散**，罨患处。

---

① 当归散：源按："谨按《千金方》当归散同《外台》作蜀椒二分，《直指方》《得效方》并同。"

② 决：裂坏。

③ 小苏：稍苏醒。

④ 罨：用同"窨(yìn 印)"，封闭至冷却。

⑤ 俗谓……四两：底本作大字，据文例改。后文"炒一两"同。

⑥ 闪朒：同"闪衄(nǜ 衄)"，筋肉折伤。

接骨散①　治打扑伤损折。濠梁灵泉清隐寺僧传。

半两古文钱，不拘多少，以铁线贯之，用铁匣盛，以炭火煅通红，碗盛好酒、米醋各半升，铁钤②开匣，取古文钱于酒醋中淬，再煅再淬，候甦③落尽，如酒醋少，再添，候古文钱淬尽，澄去酒醋，以温水淘洗，如此三次，淘洗数多尤妙，火毒不尽，令人患哑。既净，焙干，研极细，入乳香、没药、水蛭④等分，同为细末，每服半字或一字，生姜自然汁先调药，次用温酒浸平服。若不伤折，即时呕出；若损折，则药径下。缠缴如金丝，如弓上之筋，神验。初服，忌酒三日。刘谅县尉传王丞相，在东府时施一接骨药，云用半两钱，极有效验，恐即是此方也。

又接骨散方。

半两古老钱，用火煅，醋内淬数过，入没药、乳香等分，一处研，别以麝香少许，每服一字，用淡姜汤调服，不拘时候。

治一切坠压撷⑤扑，伤损至重困者，无名异小石块子，外黄中黑，在处⑥有之，大冶县能山英州南山皆有。取三五块研细，以生葱细剉，入温酒中调药，服讫，温酒半盏投之。伤在头，去枕卧，馀皆就所伤卧。吴内翰初得此方，侄女户限⑦上损脑痛呼，试令服之，痛立止。又尝一坠马一失脚损腰至重，服十馀块，饮酒一二升，其病皆愈。后以救人无不效。

又方，饮小便，或灌之，或以酒和小便服。蜀医徐懋云，屡起死。

---

①　接骨散：源按："谨按《得效方》同，《杨氏方》圣力散半两字古文钱不以多少，火烧醋淬四十九次，温酒调下，无乳香、没药、水蛭。"

②　钤：用同"钳"。

③　甦：似当作"酥"，此指铜钱火煅醋淬时表层的疏离。

④　水蛭：同"水蛭"。

⑤　撷：跌，摔。

⑥　在处：到处，处处。

⑦　户限：门槛。

一字散　治一切打扑伤损，筋伤骨折。宗子赵叔恭名公黉，以善锤铁著名。其父宰嵊县日，因与族人聚饮超化寺，醉亡①酒坠悬崖之下，亟视之，昏不醒人，手臂已折，舁②归，得此二药治之，遂愈，其后运锤如故。叔恭尝知大宁监云，韩希道知府传。

五灵脂别研　　**川乌头**去皮脐，生用　　**没药**别研　　**草乌头**去皮脐，生用。各四两　　**地龙**　　**乳香**各半两，别研　　**麝香**半钱，别研　　**朱砂**三分，别研　　**白胶香**一两。后四味加减些不妨

上为细末，每服一字，温酒调下。元如梧桐子大，加减自少至多服之亦可。若腰以上损，食后服；腰以下损，食前服。觉麻为验，未麻加药，麻甚即减。

【点评】医籍中有诸多"一字散"方，主治各有不同。名为"一字散"，因每次服用剂量少，仅用"一字"。明代程伊《程氏释方》卷一《中风门》之"一字散"云："古方一钱为四字，每服一字，二分半也。"

又鸢胶散方。

用黄狗头一个，去毛，以纸筋泥固济，用火烧，候烟过，取出放冷，去泥为末。先用糯米䉽成软饭，看所患大小，摊在纸上，厚一指，以狗头末一分，桂末二分，煅了牡蛎末三分和匀，掺在上，乘稍热裹贴了，次用柒木板子夹缚。如痒，不得抓，只用手轻轻拍，五七日愈。能散瘀血，甚妙。或只用毡发坐子裹亦可。

治打扑损肿痛不止。

生姜自然汁、米醋、牛皮胶同熬溶，入马屁勃末，不以多少，搅匀如膏药，以纸花摊傅肿处，痛即止，以多傅为妙。绍兴倅厅二人吏用之得效。

---

① 亡：疑衍，《续名医类案》卷五十九引此无"亡"字。
② 舁（yú 于）：抬，举。

治骨折。

铜末调酒服之。

《夷坚志》云长安石史君神授**折伤方**①。

当归<small>洗净，焙为细末</small>　铅粉<small>各半两</small>　硼砂<small>二钱</small>

上同研令细，浓煎苏枋汁，调服一大匕。若损在腰以上，先食淡面半碗，然后服药；在腰以下，即先服后食，仍频频呷。苏枋汁，别作糯米粥，入药末拌和，摊纸上或绢上，封裹伤处。如骨碎，则用竹木夹定，以纸或衣物包之，其妙如神。内翰之子梓为豫州仓官，尝以治一庾人②娄度，下黑血数升而安。

治**伤筋动骨**，打扑伤损。明州陆驻泊。

生硫黄<small>二两，末</small>　官桂<small>二两，为末</small>　生姜<small>约四两许</small>　面<small>一合</small>

上同拌和，研碎，带湿罨在损处，其热如火，外用帛缚定，一日一次换，昼夜贴，六七日即愈。硫黄、桂能发散，姜、面能和筋脉活血。

治**打扑伤损**。埙侄云，三兄在四明尝因雪中撷损，蹉③手臼骨，以此傅之即不痛，寻遂复旧。

胡孙姜<small>不以多少</small>　生姜<small>半之</small>

上同捣烂，以罨损处，用片帛包，干即易之。虽不能速效，然终有验也。

又法，治**闪出臼骨**，既拽入之后，即以一色衢黄土，以成蒲④、生姜不曾擘开者，同捣成泥，罨损处，甚妙。甯彦说。

---

① 长安石史君神授折伤方：源按："谨按《苏沈良方》《家宝方》神授散同，《局方》作接骨散，亦同。"

② 庾人：似指小吏。

③ 蹉：谓跌损，跌坏。

④ 以一色衢（zhūn 谆）黄土，以成蒲：《普济方》卷三一一作"以一色黄土及新蒲黄"，义明。衢，真，纯尽。

治打扑伤损。福州长乐县一盗因被笞捶[1]，身无全肤，以情告狱吏，求买胡孙姜，烂研取汁，以酒煎或调服，留滓以傅疮，不数日，平复如故。陈世德云。

治搕[2]损及抓破等。

软石膏煅令通红，地上出火毒，研细，用半两 　轻粉一钱

上用清麻油调傅，止痛不作痕。

打扑搕伤损。

上用石榴叶细研，罨损处。

又方，**治血聚**，皮不破者。

萝卜叶研细罨，以绢帛包缚。

治刀伤斧斫[3]。

五倍子一味，为末，干贴，神效。亦名小血竭。

治金疮。《中藏方》。

以紫藤香刮末，碾细傅之。即降真香也。

又方一在后[4]

以门扉后尘傅之。

治刀疮药，神妙。

滑石四两 　黄丹一两

上同细研，干掺。

治刀斧伤至重，但不透膜者。蔡司理传。

海味中咸白鳔，拣大片色白而有红丝。

上成片搋开[5]，铺在伤处，以帛子扎之，血自止。

---

① 笞捶：亦作"笞棰"，以竹木之类的棍条抽打。
② 搕：同"磕"，撞击。
③ 斫（zhuó 浊）：用刀、斧等砍劈。
④ 一在后：应指有一同名或同源方在后文。但本书"又方"甚多，故指向不明。疑原为有名方，流传中方名丢失，致注文不明。
⑤ 搋（chuāi 揣）开：打开，张开。

治金疮。

胡孙头草黄花子如蒺藜骨鈹①者，村人谓之草血竭，以其能止血故也。用其子烂研，或烂嚼傅伤处，血立止。

取箭镞方②。淮西总管赵领卫名寓殿，严密之子，云仇防御方，张循王屡求不得，因奏知德寿，宣取以赐之，有奇效。与《杨氏方》中用巴豆、蜣螂者，大率相似。

天水牛一个，独角者尤紧③，以小瓶盛之，用硇砂一钱细研，水少许化开，浸天水牛，自然成水

上以药水滴箭镞伤处，当自出也。

治刀刃伤④。

石灰不以多少，端午日午时取百草捣汁，滤过，和作饼子，入韭菜汁尤妙，阴干。遇有伤，即以末掺之。如肠溃出，桑白皮缝合罨之，帛系。吴内翰父少保守南雄州，有刀伤人肠溃者，以此药治之，全二人之命。一方只用韭汁和石灰，亦端午日合。

治金刃或打扑伤损，血出不止。

降真香末　五倍子末　铜末是削下镜面上铜，于乳钵内研细，等分，或随意加减用之

上拌匀傅。安丰手力⑤欧朱嵩碎首，用此而愈。

治箭镞入骨不可拔方⑥。

取巴豆半个，与蜣螂一枚同研，涂所伤处，斯须痛定，疮微痒，且忍之；极痒不可忍，即撼动箭镞，拔之立出。夏候郏云初任润州参军得此方。其箭镞出，以生肌膏傅之。兼疗恶疮。郏至洪州，逆旅⑦

① 蒺藜骨鈹：古代一种顶端为蒺藜形的长形兵器。骨鈹，同"骨朵"。
② 取箭镞(zú 足)方：源按："谨按《得效方》灰牛散同。"箭镞，即箭头。
③ 紧：《续名医类案》卷三十六同；《普济方》卷三〇二作"妙"，义明。
④ 治刀刃伤：源按："谨按《杨氏方》玉灰散，《十便良方》并同。"
⑤ 手力：古代官府中担任杂役的差役小吏。
⑥ 治箭镞入骨不可拔方：源按："谨按《杨氏方》作蜣螂膏，《得效方》无方名并同。"
⑦ 逆旅：旅店，客舍。

之人妻患背疮呻吟，用之即愈。《杨氏方》亦有箭出之后，以黄连、贯众汤洗了，用牛胆制风化石灰傅。

神仙刀箭药，妙不可言。

桑叶阴干，为细末，干贴。如无，旋熨干末之。

刀箭药，千金不换方。

腊月牛胆一个，穰风化石灰，悬当风处，候干，取用贴伤处，便可入水。

治金疮，并治一切恶疮，**桃红散**①。

上等虢丹　软石膏不以多少，火煅通红

上细研，和令如桃花色，掺伤处甚妙。

紫雪　治汤②烫火烧，痛不可忍，或溃烂成恶疮。

松树皮剥下，阴干，为细末，入轻粉少许，生油调稀傅。如傅不住，纱绢帛缚定，即生痂，神效不可言。然宜预先合下，以备急。自剥落而薄者尤妙。

【点评】上述"紫雪"与"凉开三宝"之一的紫雪（方用石膏、寒水石、滑石、磁石、犀角、羚羊角、沉香、青木香、玄参、升麻、甘草、丁香、芒硝、硝石、麝香、朱砂、黄金）属同名异方。犀角现多以水牛角代。

治汤火所伤③。

用生麻油调面厚涂伤处。水调面亦得。

柿漆涂之，更无瘢痕。山柏子叶烂捣涂傅。

用黑熟桑椹子，以净瓶收之，久自成水，以鸡翎扫傅之。

治汤火疮，虽脓水出，皮肉溃烂者，不过傅两三次即安。

---

① 桃红散：源按："谨按《得效方》黄丹散同。"
② 汤：开水，热水。
③ 治汤火所伤：源按："谨按《家宝方》《十便良方》用生麻油方并同。"

蛇莓①本草音缪

上烂捣傅之，以差为度。钱文子佃客②因遗漏③烧灼，遍身皆溃。偶一道人传此，用之既安，更无瘢痕。《本草》不言治汤火伤。

治汤火伤，疮脓烂，痛不可忍者。李莫安抚方。

牛皮胶入少汤，于火上溶稠，狗毛剪碎，以胶和毛，摊软帛封之，直至痂脱不痛。吴内翰家婢，夜炊米，釜翻伤腿膝，以夜不敢白④，比⑤晓已溃烂，用此治之而愈。

又方

黄瓦刮取细末，湿者干掺，干者麻油调涂。

又方䈽与箸同音，今作䈽，乃大箭竹叶包盐者是也

䈽叶烧存性灰傅之，煮酒瓶头䈽尤妙。

又方，仍无瘢痕，孙盈仲所传。

鸡子清涂之神效。一方鸡子壳烧灰，麻油调傅之。

又方，薤白不拘多少，烂研，以鹅翎傅之，更无瘢痕。

又方⑥，以腊茶傅之。

又方，之文侄传。

干桑叶为细末。干者，以蜜调涂；湿者，干掺。

又方，王仲杞以干甑箅⑦烧存性灰傅之。

又方，张德俊云，顷年和倅，徐杭人，将赴官，因蒸降真木犀香，自开甑，面仆甑上，为热气所薰，面即浮肿，口眼皆为之闭，更数医不能治。最后一医云：古无此证，请以意疗之。于是取僧寺久用

---

① 莓：底本作"苺"，从"母"音，《集韵》作"武候切"，音 móu，与"缪"同音。
② 佃客：中国汉代以后对佃入土地进行耕种的农民的称谓。
③ 遗漏：此指失火，火灾。
④ 白：报告，禀告。
⑤ 比：等到。
⑥ 又方：源按："谨按《杨氏方》无痕散同。"
⑦ 甑箅：古代蒸锅中的隔屉。

炊布，烧灰存性，随傅随消，不半日而愈。盖以炊布受汤上气多，返用以出汤毒，亦犹以盐水取咸味耳。医者之智亦可喜。

又方

郑亨老以冷面糊涂之，旧烂者尤佳。

又方

用白磁器末，汤煮过，碾极细，以油调涂，立效。或用炼银甘锅子，捣为细末，调涂之亦可。

又方，禹锡侄。

葱白　砂糖

上二味相等，烂研傅之，痛立止，仍无瘢痕。

又方，高司法传。

韶粉四两　腊脂一斤，用柳木槌于净器中研千下，净磁器收之，遇烧烫着傅上，痛立止，无瘢痕

又方

初烧烫着，只用醋糟渍之，不痛即止。仓卒中亦易得，酸醋浇洗尤妙，更不肿痛。

又方

无名异研细末，轻粉、麻油调傅。破者干掺之。

治汤烫火烧，已溃脓出不已者。

先以山栀子煎汤，放温，洗净渍干，以赤焦大油饼，炭火上烧存性灰，研细傅之。

又方

大黄为细末

上以米醋调傅，或仓卒不能得末，只于新净磁瓦器上，以醋磨，傅亦可。

【点评】古人选用麻油、醋等物涂抹烫伤疮口，现代认为这些做法可能对创面造成污染，增加感染概率，当审慎对待。

治破伤风及金刃伤，打扑伤损，**玉真散**①。《本事》《必用》两方皆有，但人不知。张叔潜知府云此方极奇，居官不可阙。予宰清流日，以授直厅医，救欲死者数人，奇甚。

天南星　防风

上等分，为细末。破伤风，以药敷贴疮口，然后以温酒调下一钱；如牙关紧急，角弓反张，用药二钱，童子小便调下；或因斗殴相打，内有伤损，以药二钱温酒调下；打伤至死，但心头微温，以童子小便灌下二钱，并进三服。天南星为防风所制，服之不麻。

又张弥明知府家传，御医李子厚方。

黄腊一块，热酒化服，立差

治紧急破伤风，神应元。华宫使方。

半夏一两半　草乌头三两　巴豆一两，去壳

上生用，同为细末。好枣四两，换水煮烂，剥去皮，同药捣成剂，元如莲子大。紧者，无灰酒磨一元；慢者，半元。吐涎或泻勿疑。轻者，不须服。更审量老幼岁数虚实加减之。宫使名光祖，向任统制官，尝重伤，服此得效。

治竹签在脚腿，或四肢皮肤内，无缘②可出。韬光传。

白榄树根捶碎，细研，酒浸平服，滓罨患处即出，神妙。

治竹木针刺入肉。

以象牙细屑傅之，立出，疮即愈。有人手中指为竹刺，痛甚，傅之立效。

治竹木刺③。富次律云：出《圣惠方》，曾用救一庄仆，极妙。其

---

① 玉真散：源按："谨按《家宝方》玉真散同。《三因方》以童便煎服，名防风散，治同。《杨氏方》治金疮，二味为末，填疮口，名神助散。《十便良方》夺命散、《得效方》禁声饮子并同。"

② 无缘：无从。

③ 治竹木刺：源按："谨按《千金方》《外台秘要》同，一云用干羊粪末。《肘后方》取羊粪燥者和脂涂之，《十便良方》同。"

人脚心有一刺，痛楚濒死，黄昏傅药，痛尤甚，至四更视之，刺已出，遂安。

乌羊粪烂捣，水和，罨伤处，厚傅之为佳。

又方①

嚼白梅傅之，其刺自出。

又方

上烂嚼栗子黄傅之，自出。三方并出《圣惠方》第六十八卷，栗黄者尤效。

又方，陈正卿云，焦济卿说。

用咸白鱼鳔贴伤处，然后服鳔胶烧存性灰，以酒调下。

治竹木刺不出者，孙盈仲传，郭都巡方同。不用绢衬，出即拭之。

烂研蓖麻，以绢帛衬伤处，然后傅药，时时看觑，若觉刺出即拔之，恐药太紧，并好肉努出②也。

治打扑伤损，筋断骨折，接骨定疼，**黑神散**。华宫使传。⬜续添

黄牛胫骨带髓者不以前后脚，用炭火烧，烟尽为度，取出用米醋浸，于地上盆覆，令冷　**真定器**炭火煅红，米醋淬十遍，以苏为度

上二味，各碾为细末，以黄牛胫骨末七分，定器末三分拌令匀。如是扑损，用好米醋调面入药末，打如稠糊，敷贴损处，上用纸三重封贴；如是骨折，于纸上更用竹片封扎，绢帛缠缚，不得换动；若初扑损，先以热酒调下二钱，甚妙。伤在腰上，食前；伤在腰下，食后。日进二服。

又方，**如圣膏**。同。

良姜　吴茱萸　金毛狗脊去皮　木鳖子去壳　白胶香别研　败龟壳醋蘸，炙黄　牛膝　当归各半两

---

① 又方：源按："谨按《千金方》同，《肘后方》作乌梅，《外台》同。"
② 努出：伸出。

上为细末，入面，同药末酒熬成膏子，敷贴，用纸七重封系定，筋骨自然相连，七日一换，酒面皆不可多用，以面熟为度，熬过恐失药力。

接骨忘拐元[①] 定痛如神。同。

乳香_研 没药_研 虎胫骨_{酥炙黄} 当归 川椒_{去目} 败龟壳_{酒蘸，炙黄} 赤芍药 雀李根_{取皮} 川芎_{极大者} 自然铜_{醋淬}

上各三钱，为细末，镕黄腊约度多少同，元如弹子大，每服一粒，用好酒一盏，银石器内煎，以东南柳枝搅散，带热服。大段骨碎者，服一粒，些小闪肭[②]，服半粒。

又方[③]。同。

当归 赤芍药 川椒_{去目} 败龟壳 千金藤 骨碎补 川芎_{并生用} 乳香_研 虎骨_{慢火炮黄} 没药_研 自然铜_{火煅通红，醋淬三次}

上等分，为细末，炼好黄蜡，元如弹子大，每服一元。筋伤骨折，用无灰酒半升，入药以东南柳枝搅匀，同煎三五沸，空心热服。五十以上，不过十服，旬日如旧；五十以下，不过五服。真神仙秘方。

治汤火伤。

苦杖碾为细末，清麻油调涂之，疮愈仍无瘢痕。

---

① 接骨忘拐元：源按："谨按《得效方》没药散无虎胫骨、败龟壳、雀李根三味。"
② 闪肭：同"闪䐃(nù 朒)"，筋肉折伤。
③ 又方：源按："谨按《直指方》接骨丹无川芎，有白芷；又方加龙骨。《局方》没药降圣丹无川椒、败龟壳、千金藤、虎骨，有川乌头、生干地黄、苏木，以生姜自然汁与蜜等分，炼蜜和圆。"

第二十二门

肠风痔漏　脱肛

治肠风下血，**荆芥散**。

荆芥穗　缩砂仁

上等分，为细末，每服三大钱，用糯米饮调下，不拘时候，日进三服。

治下血，远年不差，**地榆散**。

地榆洗，焙干，剉　卷柏不去根，净洗

上等分，每用一两，水一碗，以砂瓶子煮数十沸，通口服，不拘时候。

治肠风。葛丞相方。

橡斗子不以多少，用白梅肉以蜜拌和，填在橡斗子内，候满，两个相合，铁线扎定，烈火煅存性，为细末，米饮调下。

又方，朱解元成言传，其兄子①云知丞与渠及陆子揖提刑皆服之，数十年之疾，更不复作。

上淡豆豉不以多少，研令极细，入剥净大蒜，逐旋同研，候可元

----

① 兄子：侄子。

为度，如梧桐子大。遇发时，绝早空心，用陈米饮先下五十元，午时再服一百元，以病安而止，可以永绝根本，无所忌。庐州彭知录大辩亦云此药甚妙。其方所用大蒜，先蒸九次，然后和药，仍以冷齑水送下，病止即辍①药。

治肠风②。昌原长老法一传，平江黄倅维则方同。

鹰爪黄连、吴茱萸等分，新瓦上同炒，候茱萸香熟黑色为度，去茱萸不用，将黄连为细末，空心温酒调下二三钱，米饮亦得。

又方，张德明传。

胡孙姜不以多少，烧存性，碾为末，米饮调下。

治脏毒下血，久远不差者，邹明父运盐方。

用大蒜一枚，上面切开作盖子，每一瓣中插带壳巴豆一粒，却盖了，将湿纸三两重裹，文武灰火中煨令香熟，去巴豆不用，将蒜烂研，和九节黄连细末得所为元，如梧桐子大，每服二十元，米饮吞下，空心服。

又方

乌梅肉、生干地黄等分，炼蜜元，如梧桐子大，每服五七元，米饮下，不拘时候。

又方

用茶篰③、蓼叶，烧成黑灰，研罗极细，入麝香少许，空心糯米饮调下。

又方

五倍子不以多少，以鲫鱼一枚，约重四五两者，去肠胃鳞腮，以药置鱼腹中，入藏瓶，以火煅，微欲烟尽取出，为细末，温酒调下。

---

① 辍：停止。

② 治肠风：源按："谨按《十便良方》茱萸圆同。《直指方》亦同，无方名，但制及服法少异。"

③ 篰(bù 不)：竹篓。

又方

黄连、木香等分，为细末，腊茶同调下。

治肠风。亲曾见一妇人服之立效。

上蜜炙萝卜，任意食之。

治泻血①。

百药煎一两半两煅成炭，半两生用，研细

上合和，软饭元如桐子大，每服三十元，米饮送下。

治下血如猪肝片，煎四顺饮子②**下驻车元**。僧保俊患此，一服而愈。

治下血久不差。

地榆净洗，去须芦

上捣罗为细末，以糯米糊为元，如小豆大，每服三十元，米饮下，日进三服。

治肠风③。张德俊监税传，云是张魏公方。

香白芷为细末，米饮调下。

《泊宅编》云：痔、肠风、脏毒，一体病也，极难得药，亦缘所以致疾不同，虽良药，若非对病，固难一概取效。常人酒色、饮食不节，脏腑下血，是谓风毒。若释子④辈患此，多因饮食久坐，体气不舒而得之，乃脏毒也。王涣之知舒州，下血不止，郡人朝议大夫陈宜父令随四时取其方，柏叶如春取东枝，夏取南枝之类，烧灰调，二服而愈。予得方后，官赣上，以治贰车吴令升，亦即效。提点司属官陈逸大夫，偶来问疾，吴倅告以用陈公之方而安。陈君蹙頞⑤曰：先人

① 治泻血：源按："谨按《杨氏方》百药散同。"
② 四顺饮子：本书未载，传世医书中有多则同名方。《证治准绳》卷二十同名方为大黄、甘草、当归、芍药4味，以薄荷叶煎汁服。
③ 治肠风：源按："谨按《杨氏方》通秘散，治风秘大便涩，《十便良方》同。"
④ 释子：僧徒。
⑤ 蹙頞（cù è 促饿）：因心中愁闷而皱缩鼻翼。

也，仍须用侧柏尤佳。道场慧禅师曰：若释子，恐难用此，不若灼艾最妙，平立量脊骨与脐平处椎上炙七壮，或年深，更于椎骨两傍各一寸，灸如上数，无不除根者。又予外兄[1]刘向为严椽，予过之留饮，讶其瘦瘠，问之，答曰：去岁脏毒[2]作，凡半月，自分[3]必死，得一药服之，至今无苦。问何药，不肯言，再三扣[4]，始云只这桌子上有之，乃是干柿烧灰，饮下二服。《本草》云：白柿治肠癖，解热毒，消宿血，后有病者，宜以求之。《素问》：肠澼为痔。曾茂昭通判之子，年十馀岁时，尝苦此，凡治肠风药，如地榆之类，遍服无效，因阅书见此方，用之一服而愈，是干柿烧灰者，曾与余合肥同官，亲说云尔。

治酒毒下血，多至升斗者。庐州郭医云，赵俊臣帅合肥日，其婿司马机宜患此，服**四物汤**，每料加炒焦槐花二两，如常法煎服，必止，久之不复作效，于一同官处得此方，遂安。

獖猪肚一枚，洗净，入去须土了净黄连四两，以酒醋各二升半，文武火煮，候干控出，将猪肚并黄连一处研杵极烂，元如梧桐子大，每服五十元，米饮汤下。

治下血。汉阳章教授传。

葱须新瓦上炒干，为细末，每服三二钱，米饮调下，甚妙。

治肠风，久而下脓血，日数十度者，枳实三百元。

枳实　　槐花_{生用。}各半两　　皂角刺_{一两，半生用，半烧存性}

上同捣罗为细末，炼蜜为元，如梧桐子大，约可得三百元，每服三十元，食前米饮下，酒亦得，甚者一料即安。刻字人毛文传。

治肠风。张尚书方。

生干地黄_{酒浸}　　熟干地黄_{酒浸}　　五味子

---

① 外兄：表兄。
② 脏毒：源本作"脾毒"。
③ 自分：自以为。
④ 扣：探问。

上等分，为细末，炼蜜为元，如梧桐子大，每服五七十元，酒或白汤下。

又方，梁路公云渠曾苦此疾，五十四日，更十七药不效，服此一服而愈。云因心气下血人可服。

上用**妙香散**①酒调下。

又方，石天民编修说，浓煎黄连汤下**连翘元**或**红元子**。

又方，山枣，俗呼为鼻涕团，并肉核烧灰，米饮调下。

王嗣康为蔡昭先处**厚朴煎**，治积年下血，韩县尉名楚卿传云：乃尊左藏服之作效。

厚朴五两，用生姜五两，同捣开，放银石器内炒令紫色 　白术一两 　大麦蘖
神曲二味各一两，同炒紫色

上为细末，白水面糊为元，如梧桐子大，疾作，空心米饮下一百元，平时三五十元。嗣康云：肠胃本无血，缘气虚肠薄，自荣卫渗入，令用厚朴厚肠胃，神曲、麦蘖消酒食，白术导水，血自不作也。嗣康，继先之父。

治五种肠风下血②。粪前有血，名外痔；粪后有血，名内痔；大肠名脱肛；谷道③四边有努肉如乳头，名鼠奶痔；有大肠出血，名漏，并皆治之。

黄牛角腮一枚，捶碎 　白蛇蜕一条 　猬皮一两 　猪牙皂角七铤④ 　穿山甲一片，七十鳞

上并剉碎，入砂瓶内，以盐泥封固，候干，先少着火烧，令烟出，后用大火煅令通赤为度，取出摊冷为末。先以胡桃一个，分四

---

① 妙香散：本书未载，出于《太平惠民和剂局方》卷六。以下连翘元、红元子出《太平惠民和剂局方》卷三。

② 治五种肠风下血：源按："谨按魏氏必应散，同杨氏穿山甲散无白蛇蜕、猬皮，有蝉蜕。"

③ 谷道：直肠到肛门的一部分。

④ 铤：当作"挺"。"铤"用于块状物，"挺"用于条状物。

分，一分临卧时细研如糊，酒调下便睡，先引出虫，至五更时一服，次日辰时一服，并三钱药末，久患者，不过三服即效。

治酒毒便血①，经年不差者。

橡斗子一两　槐花一两，二味同炒黄色　白矾一分

上为细末，每服二钱，温酒调下。

治肠风。升甫侄曾服有效。

魏桑叶烧存性，黑灰

上每服二钱，米饮调下。更量虚实，甚虚人恐动脏腑。

治肠风。张上舍传名阜。

煎妇人产药**黑神散**调**消风散**，甚妙。

【**点评**】此"妇人产药黑神散"与卷十三用于"治打扑伤损，筋断骨折，接骨定疼"之黑神散属同名异方，当区分之。

治酒毒肠风下血。水军王统领存。

大田螺五个，洗净，仰顿火上烧，以壳白肉干为度

上碾为细末，只作一服，热酒调下。

洗痔。天宁义老。

野苎根一斤　橡斗子壳②

上共捣碎，用水一斗，煮及七分，乘热以盆盛，先熏患处，候汤冷热得所，通手洗之，冷则止，药汁可留，暖用三五次，甚妙。

治外痔如神，**丹石散**。魏丞相方。

黄丹　滑石

上等分，为细末，用新汲水调涂，日三五上。

治痔。宋检法博古传，出《本草》。

----

① 治酒毒便血：源按："谨按《魏氏方》槐花汤同。"

② 橡斗子壳：脱分量。源本引《敖氏方》作"橡斗子一升。"《普济方》卷二九六作"橡斗子壳半斤"。

猬皮烧灰，酒调傅①之。

又方②，谢表之路分传。

木槿花，上不拘多少，采时不得用手，以竹箸就槼子③摘，以细箲④串眼在风头令干。每用时，以水煎沸数滚，用盆盛，先以气嘘，候通手洗之，甚妙。

乌玉丹⑤　治肠风痔漏。钱文子云傅子葵久病此，任和卿传方⑥，数服而愈。

棕榈　乱头发_{皂角水净洗。各二两}　雷丸_{生用}　芝麻_{各一两}　苦楝根_{二两半}　猬皮_{四两}　牛角䚡_{三两，制，洗净}　乳香_研　麝香_{各半两}　猪蹄甲后脚者_{四十九个，洗净}

上除乳麝外，用藏瓶或砂合盛，以盐泥固济，周回用火煅，烟尽存性，不可太过，便去火，入乳麝再研细，用酒打糊，元如梧桐子大，空心食前，用胡桃酒下二三十元。《杨氏方》名**棕榈元**，添不蛀皂角一两半，馀同。浙东堤举司局方，加槐角四两，烧灰存性，楄藤子一两二钱半炒，苦楝根减一半，牛角䚡用四两，猪蹄甲只用二十五个，麝只用二钱，芝麻、乳、麝、雷丸、苦楝根、楄藤子不烧外，馀药各烧灰存性，不用藏瓶，每服五十粒，荆芥茶或温酒、米饮任下，其卖颇售。

治痔。霅川⑦一医家卖此药，甚神验，沈仁父司理传。

上赤雄鸡一只，用笼罩饿三日，令腹空，移就别处，切精猪肉喂

---

① 傅：源本作"服"。

② 又方：源按："谨按《杨氏方》洗漏疮佛疮散同，《魏氏方》木槿散，木槿花八月九日采取阴干。"

③ 槼子：此指花托。全句谓以竹筷从花托以上夹取花瓣。

④ 箲：劈成条的竹片，亦泛指劈成条的芦苇、高粱秆皮等。

⑤ 乌玉丹：源按："谨按《魏氏方》同《家宝方》神圣乌玉丹加槐花一两半、芜荑一两，共十二味。《直指方》黑玉丹加槐花三两、楄藤子一两一分。"

⑥ 传方：源本作"得方"。

⑦ 霅(zhá 闸)川：水名，在浙江省湖州市内。此代指湖州或其属下吴兴县。

之，收其粪，入甘锅子，煅通红存性，入脑麝少许。疮干，用生麻油、轻粉调傅，湿即干掺。苏韬光家方，用乌雄鸡，仍须眼足俱黑者，又脑麝外，更用乳香少许。赤乌二色，更当以问医者。

治痔。

莲子十四个　草牙茶十四个　乳香看上二药多少，随意入

上三味，一处捣了，以纸裹煨透，先以黄连汤洗患处，然后以药生贴之。苏韬光传于吕子厚右司，云病此累年，用之立效。

余庚戌除夕痔作，时守官合肥，难得医者，取官局**钓肠元**①一百二十粒，分为二服②，热酒并服之。中夜③腹间微痛，下少结粪，且起已安。治证具载本方，所以作效速者，以服多故尔。

洗痔④。禹锡侄。

上木鳖子、百药煎二味等分，为粗末，每服一掬，布裹煎汤，以桶盛之，盖上穴一窍，先以药气熏蒸，候通手洗之。尝有一妇人患痔，已成漏疮脱肛，用此而愈。

治外痔⑤。

葱青内刮取涎，对停⑥入蜜调匀，先以木鳖子煎汤熏洗，然后傅药，其冷如冰。唐仲举云：尝有一吏人苦此，渠族弟亲合与之，早饭前傅，午后以榜子来谢，拜于庭下，疾已安矣。

灸痔法⑦。郑器先亲曾得效。

鸠尾，骨尖少偃处⑧即是穴，麦粒大艾炷灸七壮、十四壮，甚者止二十一壮。疮发即安，可除根本。

---

① 钓肠元：本方未载。出自《太平惠民和剂局方》卷之八。
② 二服：源本作"二贴"。
③ 中夜：半夜。
④ 洗痔：源按："谨按《得效方》木鳖散同。"
⑤ 治外痔：源按："谨按《得效方》葱青散同。"
⑥ 对停：对等，等量。
⑦ 灸痔法：源按："谨按《外台》灸鸠尾骨上七壮，《千金方》作龟尾。"
⑧ 骨尖少偃(yǎn 眼)处：此指剑突下缘。偃，覆盖。

[点评] 鸠尾是任脉络穴，多用治心胸痛、反胃噎膈、癫狂、心悸心烦等证，此处治痔疾，可供临床参考。

治痔。汉阳章教授传。

百药煎碾为细末，每服三钱，煮稀白粥搅匀，食之立愈。糊元，米饮汤下亦得。

又方，同。

鸭脚草，俗呼为耳环草，又名碧蝉儿花，用手挪软纳患处，即愈。

又方，合肥陈学谕行之说，名应渠，亲取效。

穿山甲，自尾根尽处数，除三鳞不用，取第四、第五、第六鳞横三行，烧存性，为末，用麝香少许，腊茶一匙同调，空心服，以澄下浓，却傅其疮处，其冷如冰，即不痛，无不取效。

治肠风痔漏神丹。钱总领馆客辅汉卿传，名广。

刺猬皮一个，制，铁器中炒焦黑为度　皂角刺半两，烧存性　硫黄一蹲①，研　猪牙皂角半两，去黑皮，涂蜜炙　白矾　枳壳剉碎，炒　黄耆蜜制赤　附子除去皮。各半两

上为细末，酒煮糊为元，如梧桐子大，每服七元至十元，空心食前温酒下。不饮酒，用米饮送下。久年漏痔，服至三四十日，肉满平安。诸痔服之，即自消。外痔，用药十元，同朱砂细碾，蜜调涂之。常服，永除根本。若服药觉热，加白鸡冠花子一两半或二两，更加三五元服之，脏腑自调匀也。

治脱肛②。禹锡侄。

槐花　槐角

上二味等分，炒香黄，为细末，用羊血蘸药，炙热食之，以酒送下。或云以猪膘去皮，蘸药炙服。

---

① 蹲：源本作"噂"。似同"尊"，古代酒器名。用以约计硫黄用量。
② 治脱肛：源按："谨按《得效方》槐花散同。"

卷之十五

第二十三门

膀胱　淋①　赤白浊　小肠疝气　下疳　遗泄
阴汗　阴疮　奔豚

沉香元　治膀胱久冷滞气，兼壮元气方。

沉香　木香　舶上茴香微炒　乌药　菟丝子酒浸三日，研如泥　金铃子每个剉为八片，逐个入去壳巴豆三粒，麸炒熟，去巴豆不用，只用金铃子。各半两　桃仁一两，银器中炒香，去皮尖，研

上七味，为细末，酒糊元，如梧桐子大，每服十元止十五元，空心温酒或盐汤下。初服三日，觉小便多或下泄为验。

治下部，常服**十精元**。

吴茱萸　茴香　台椒三味同炒焦黄色　破故纸炒　川楝子去核，炒　陈皮　青皮　苍术　大川乌用青盐炒赤色，去皮尖　良姜炒

上十味，各一两，同为细末，酒糊为元，每服二十元至三十元，空心盐汤、温酒任下，妇人米醋汤下。

奔气汤②　大治气上奔，胸膈迫塞，及腹中冷湿，肠鸣疞痛。褚

------

① 淋：源本作"淋沥"。

② 奔气汤：源按："谨按《千金》奔气汤有大枣一味。"

日新传。

半夏_{汤浸七遍} 吴茱萸_{汤浸过} 桂心_{各五两} 人参 甘草_{各三两，炙}

上件为末，每服三钱，水一大盏，姜五片，煎至六分，去滓，食前温服。

寸金丹① 治元阳虚弱，寒气攻冲，膀胱小肠发肿作痛，或在心胁牵连小腹，连属阴间，致身体增寒撮痛不可忍。每服两元至三元，空心食前，温酒吞下，并进二服。必效同。

当归_{酒浸一宿} 楮实子 川楝子_{炒。各一两半} 全蝎_{四十个，炒} 巴豆_{七个，炒熟，去皮壳}

上五味，为细末，用浸当归酒打面糊和元，如鸡头大，空心食前，温酒盐汤下。

固真丹② 治元脏③久虚，及小肠肾馀膀胱疝气，五般淋病，精滑精漏，小便白浊，及妇人赤白带下，漏下血崩，子宫血海虚冷等疾。高司法方同。用苍术洗去土，曝干，末，泔浸④，逐日换，春五日，夏三日，秋七日，冬十日，切作片子，焙干，秤取一斤，分作四处。

苍术四两，用茴香一两，盐一两，同炒，令术黄为度；苍术四两，用川乌一两，炮裂，去皮尖，切作片子，并川楝子一两，和皮核劈开同炒，令术黄为度；苍术四两，用红椒一两，去目并合口者，破故纸一两，同炒，令术黄为度；苍术四两，用好醋好酒各半升，一处同煮二三十沸，取术焙干。

上一处同为末，用煮药酒醋打面糊为元，如梧桐子大，每服二十元。男子温酒或盐汤下，空心食前；妇人醋汤下。此药不忌，性温无毒，小便频数为效。

---

① 寸金丹：源按："谨按《局方》寸金圆同。"
② 固真丹：源按："谨按《家宝方》固真补益丹同。"
③ 元脏：此处指肾脏。
④ 末，泔浸：源本作"米泔浸"，义长。

三炒丹 治脾肾。

吴茱萸一两，去枝梗，洗净，以破故纸一两慢火炒，候香熟，去破故纸；草果仁一两，以舶上茴香一两炒，候香熟，去茴香；胡芦巴一两，以山茱萸一两炒，候香熟，去山茱萸。

上三味，为细末，酒煮面糊元，如梧桐子大，每服六十元，盐汤下。

秘精元① 刘子寿家专货此药。

灵砂水飞　龙骨火煅，飞。各一两　缩砂仁　诃子最小者，热灰略炮，取出捶取肉。各半两

上为细末，用糯米糊为元，如绿豆大，每服十五元至二十元、三十元，早辰②温酒下，临卧熟水下。

郑府朱保义方③。

灵砂二两　阳起石一二④，火煅　牡蛎雌雄各半两，火煅，飞　缩砂仁一两　诃子肉一两　白茯苓半两　麦门冬去心，二钱半

糯米饭元，空心温酒下十元，临卧又以冷水下五元。要通吃葱茶半盏。无阳起石，以龙骨代之。

十补元 大治小肠寒疝、膀胱伏梁⑤、奔豚疝气⑥等疾，亦治妇人育肠气⑦。泗州杨介吉老方。

附子一两，用防风一两，剉如黑豆大，盐四两，黑豆一合炒⑧，附子裂，去诸药，只

---

① 秘精元：源按："谨按河间《宣明论》秘真圆，灵砂作朱砂同。"
② 早辰：同"早晨"。
③ 郑府朱保义方：本方原接上条，全文为大字。今据内容分立，并改按方剂体例分行书写。
④ 一二：源本作"一两"，义长。
⑤ 伏梁：秽浊之邪结伏肠道，阻滞气血运行，秽浊与气血搏结日久而成的积聚类疾病，以腹痛、腹泻、右下腹包块为主要表现。
⑥ 疝气：脐旁两侧条索状的块状物。
⑦ 育肠气：《普济方》卷二五〇："令小肠连阴疼痛，故号育肠气也。"
⑧ 炒：此前疑衍"同"字。

用附子，去皮脐① 胡芦巴 木香 巴戟去心 川楝子炮，取肉 官桂 延胡索 荜澄茄去蒂 舶上茴香炒 破故纸炒。已上九味各一两

上为细末，用糯米粉酒打糊为元，如梧桐子大，辰砂为衣，每服三五十元，空心酒下，妇人醋汤下。若入益智子亦得。王元老云、杜夷之苦此岁久，张子公令就王继先医三年，百药不效，后得此方于张倅，数服去根，且去铪②不用，却以此方献继先，继先亦有此疾，服之遂安。葛司理鄞尊人③倅金州日，同官苏主管传得此方，屡效。后失其本，每形于念，余录以归之，葛倅讳立柔，于丞相为从叔云。

治沙血淋④。

淡竹叶 甘草 灯心 枣子 乌豆

上不拘多少，以水浓煎汤，代熟水服，甚妙。

治血淋。孙盈仲传。

以酸草煎**五苓散**。酸草，俗名醋啾啾，炉火家谓之田字草。

治血淋及五淋等疾⑤。韩安伯参议名元修云，渠尊人曾患此数日，痛楚不可言。因阅《千金方》用乳香石研细，以米饮或麦门冬汤调下，二服遂愈，饥饱适中时服，空心亦得。乳香石，乃乳香中拣出夹石者。

又方，郑媪云屡以治人，甚效。

淡竹叶 灯心 当归去芦 红枣 竹猥绥⑥ 麦门冬并根苗用 乌梅 甘草 木龙又名野葡萄藤

---

① 一两……皮脐：此33字注文原作大字，据文例改。

② 去铪(gē割)：据前后文，此二字当为"收藏"之义。故"去"似同"弆"，藏也。但"铪"义不详。

③ 尊人：对他人或自己父母的敬称。

④ 治沙血淋：源按："谨按《得效方》淡竹叶汤同。"又，源本多"车前子"一味，并加注"一本无车前子"。

⑤ 治血淋及五淋等疾：源按："谨按《得效方》乳香散同。"

⑥ 竹猥绥：《本草纲目》卷三十三蘡薁附方引本方作"竹园荽"，《证治准绳》同。竹园荽为海金砂的别名。

上等分，或多少亦不妨，煎汤作熟水。患此疾者多渴，随意饮之。

治小便出血。

茅根煎汤饮之，多饮顿服为上。

又方，李提点宗原方①。

上用多年煮酒包瓶头蒻叶，惟福建过夏酒有之，三五年至十年者尤佳，每七个作一服，烧存性灰，入麝香少许，研极细，陈米饮煮浓汤调下，空心临卧服。渠尊人御干患此甚久，三服而愈。

治小便白浊。葛丞相传。

吴茱萸不以多少，拣净。

上以大萝卜切下盖子，剜作罐子，以茱萸填满，用水线扎定，饭甑上蒸，以萝卜烂熟为度，取出，将茱萸焙干为细末，却以烂萝卜和元，如梧桐子大，空心盐汤米饮任下三五十元。

治疝气肿硬方。徐都丞叔至传，云是钱参政方。

防风去芦　牡丹皮去心

上等分，为细末，食前酒服方寸匕，日三。见《千金》癥②病门，亦见《圣惠方》治癥卵偏坠。又一方加黄檗、桂心，上二味等分，治气上下肿胀。

治小肠气③。蔡邦度传。

香附子擦去毛

上为细末，浓煎海藻酒或汤调下。若以海藻为细末，以热酒同调尤妙，甚者灌之。

治疝气，小肠偏坠等疾。已验神效。

---

① 李提点宗原方：源按："谨按魏氏蒻灰散，蒻叶一两、滑石半两，为细末，入麻油数点，腊茶汤调下。"
② 癥：多指男子阴囊肿大偏坠，又有时用于女子子宫脱垂。
③ 小肠气：即小肠疝气。中医多指腹股沟疝，表现为阴囊偏坠肿痛等。

先服**五苓散**，用酒半盏，灯心、枣煎下**青木香元**二十元。次服煨姜、盐煎**五积散**。候平复再服**沉香荜澄茄散**①。太学朱端尝病疝气，亲服神效，后传之数人，无不验者。四药皆太医局方。

三萸元② 治小肠气，外肾③肿疼。唐仲举苦肾痛，服此药得效，病自泄气中出。

山萸萸 吴萸萸 石萸萸各二两 黑牵牛炒熟④ 川楝子一两，用斑蝥十四个，去翅、嘴，同炒赤色，去斑蝥 破故纸一两七钱，炒香熟 青皮 青盐 茴香各三两，微炒

上为细末，醋煮面糊元，如梧桐子大，每服三五十元，先吃炒桃仁十五个，以温酒或盐汤下药，空心食前。炒茴香酒下⑤亦得。

治小肠气，**夺命散**⑥。前峡州教授王执中《既效方》。

玄胡索不以多少，盐炒过，干蝎半之，二味为细末，每服半钱或一钱，温酒调下。此疾凡人⑦多患，京师有卖此药者，其门如市。苦心痛，醋汤调下。

一捻金散⑧ 治奔豚，小肠诸气，痛不可忍。赵彭老知军方，詹武子传。

玄胡索 川楝子炒 舶上茴香炒 全蝎炒。各一两 附子半两，去皮脐，生用

上为细末，每服二钱，痛作时用热酒调下，甚者不过再服，神效。

治阴肾肿大。凌医云胡伟节传，曾以治人有效。

---

① 沉香荜澄茄散：本书未载。见于《太平惠民和剂局方》卷五。
② 三萸元：源按："谨按《得效方》三萸圆同。"
③ 外肾：睾丸。下文"肾"亦用此义。
④ 炒熟：源本此后有"一两"二字。
⑤ 茴香酒下：源本作"茴香汤下"。
⑥ 夺命散：源按："谨按《得效方》同。"
⑦ 凡人：源本作"北人"，义长。
⑧ 一捻金散：源按："谨按《得效方》荆芥散同。"

荆芥穗不以多少，新瓦上炒干，为细末，每服二钱，热酒调下即散。

治疝气偏坠等疾，灸法。郑亨老亲曾得效。

以净草一条，茅及麦秆尤妙，度患人口两角为一则折断，如此三则折成三角，如△①字样，以一角安脐中心，两角在脐之下两傍，尖尽处是穴。若患在左，即灸右；在右，即灸左；两边俱患，即两穴皆灸。艾炷如麦粒大，灸十四壮或二十一壮即安也。

治寒湿气，小腹疼，外肾偏大肿痛。军头司何押番传与陈端，遇发时只一两服立定。何云等子辈常服此药，故无下部之疾。

茴香　柿楂子《本草》名糖球

上二味等分，为细末，每服一钱或二钱，盐酒调，空心热服。《本草》云糖球子，唯滁州者入药。

淋渫②药方。

蛇床子　川椒　木通　石荣萸　藁本　陈橘皮各一两

上为粗末，每用连根葱白七枚，水三碗，药两匙，煎五七沸，先嘘，候通手③淋洗。

治小肠气。郑判院擢方。

上用曾经煅金银甘锅子，捶碎，碾了，研令极细，每服二钱，热酒调下。

又方，至危殆者，灌下药即愈。知省甘太尉云，禁中方神效，赵抚干传。

海水团，用炭火烧存性灰，热酒调。如无，乌贼肠亦可。

郭察院名德麟，传与葛丞相。云十馀年前尝苦疝气，灸之而愈。其法：于左右足第二指下中节横纹中，各灸七壮至三七壮止，艾元不

---

① △：原书为此图示。即将麦秆折为三角形。
② 淋渫：淋洗去除污秽。此指淋洗治病。
③ 候通手：候温凉适度时满手洗。"候"下隐含"温"字，此为当时惯用说法。

须大，如麦粒而紧实为上，太大，恐疮难将息①。旬日半月间，不可多步履，仍不妨自服它药。渠灸后至今不发。葛甥子纲，尝依此灸之，亦验。

七疝汤　治男子七种疝气②，攻疰小肠，急痛牵搐不可忍。

川乌头一个，重三钱者，炮，去皮尖　干全蝎十四个，去毒，炒　盐三钱，炒

上件㕮咀，水一碗，煎至七分盏，去滓，放温，只作一服，空心食前。

夺命丹③　治远年日近小肠疝气，偏坠搐疼，脐下撮痛，以致闷乱，及外肾肿硬，日渐滋长，阴间湿痒抓成疮，悉治之。

吴茱萸一斤，去枝梗，四两酒浸，四两醋浸，四两汤浸，四两童子小便浸，各一宿，同焙干　泽泻二两，去灰土

上为细末，酒煮面糊为元，如梧桐子大，每服五十元，空心食前盐汤或酒下，神妙不可具述。冯仲柔云，顷年某仓使家传，因令局中合卖。绍熙壬子冬，余亲曾得效，时苦奔豚，寒气攻冲，小腹引痛四日，只一服，脏腑微动，痛若失去，遂安。一方名**星斗元**，汤浸者，用盐水浸；泽泻用四两，切作粗片，酒浸一宿。

三茱元　下五方，汉阳洪签判名价④传，复州史君亲服得效。

山茱萸　石茱萸炒　吴茱萸炒　金铃子去核，炒　青皮去白，炒　舶上茴香炒　马蔺花　小儿胎发烧存性

上各一两，为细末，酒糊为元，如梧桐子大，每服三五十元，用盐酒下。

---

　①　将息：此指调理恢复。文中所述艾灸法是将艾炷直接置于皮上灼灸，为损伤性艾灸，故灸后需要调理恢复。

　②　七种疝气：《诸病源候论》卷二十《七疝候》："七疝者，厥疝、癥疝、寒疝、气疝、盘疝、胕疝、狼疝，此名七疝也。"《儒门事亲》卷二《疝本肝经宜通勿塞状十九》："七疝者何？寒疝、水疝、筋疝、血疝、气疝、狐疝、癥疝，是谓七疝。"

　③　夺命丹：源按："谨按《局方》同。"

　④　价(jiè 借)：《说文·人部》："价，善也。"此非"價"字的简化字。

木香散

木香　青皮_{去白}　玄胡索　土茴香_炒　马扑儿①_{新瓦上焙干}

上等分，为细末，每服抄二钱，空心温酒调服。忌滞气食物，如豆腐、鸡鸭子、湿面、蕌菜等。病愈，任意食无害。

又方

桃仁三十粒，炒，细嚼，**热酒吞下茴香元**，食前。

又方

肥皂子独肾者_{四十九个}

上烧过存性，为细末，再研如粉，用陈米饭烂研如膏子，元如梧桐子大，每服四十元，茴香煎汤下。六兄方，治疝气，细末，热酒调下。

又方

茱萸_{拣，四两}　桃仁_{一百二十粒}

上二味，同炒香熟，去茱萸不用，止将桃仁去皮尖，葱白十寸，细剉，沙盆内烂研，银铫内炒香熟，用酒二盏，浸作一服，热吃，有汗便解。

治下疳疮洗药。

甘草_{三十文}　荆芥_{十文}　淡竹叶_{一握}　灯心_{五文}　麦门冬草_{一握}　小檗_{一把，约五七茎}

上同剉，为粗散，汤洗之。

又方，傅药。

麝香_{三十文，研}　白及_{半个}　坯子胭脂_{十文}　软石膏_{五文，猛火煅过}　黄檗_{五文，炙，醋淬七遍}　木鳖子_{二个，去皮，杖子札之，炙，醋淬七遍}

上为细末，如烂甚者，入炒黄丹参斡耳子。

---

① 马扑儿："瓜子"的隐语。"马扑"为"爪"，形近为"瓜"；"儿"为"子"。此隐语多种古籍有载。元代阴劲弦《韵府群玉》卷十称其出自唐代《博异志》，为崔庆成之事，或径题"独眠孤馆"。

竹蛀屑_{少许}　金花胭脂_{四个}　海螵蛸_{一个}　麝香_{三十文}　石膏_{五文，猛火煅过}

上为细末，傅之。

又方

玄胡索_{五文}　轻粉_{五文}　石膏_{五文，同前法}　枇杷叶_{四个，净洗，去毛}

活田螺_{二个，烧灰，以壳白为度，并肉用}

上为末，傅之。

治肿不下。

冬青叶　小檗　甘草

上等分，煎汤，以五升瓶盛汤浸，三两时必下。

治烂甚出脓不净者。以活地龙二十条，净洗了，用瓶子盛之，以重纸裹，开一窍，夜间入患疮处，令地龙食脓尽，明日傅药。如觉痒，不妨，不可令患人知。

治尿不出方。

用白盐_{以湿纸裹，烧成白花，吹入之，立效}

治血出不止。

上以熟艾裹之，然后再以绢裹，立定。

已上八方，绍兴一小人①王小八者，以卖糕为业，不知何处得此方，治人甚验，所得颇厚，遂弃业行医。因赂其妻兄郑二而得之。

治下疳。季毅传。

五倍子　甘草　滑石_{各一钱}　虢丹_{一字}

上为细末，先以甘草汤或浆水洗之，傅药。

治结成肿实未溃，小便不通者。

葱不拘多少，碎切，入麻油内煎令黑色，去葱不用，只收油，趁微热，通手逐旋涂上，自消。

---

① 小人：平民百姓。

神仙固真丹①　葛丞相云，上元县尉刘处厚服之奇效，专治遗泄不禁之疾。辛亥年以传留丞相胡参政。

禹馀粮　石中黄　赤石脂　紫石英　石燕子五件各一两，炭火煅通红，以米醋三升，淬尽为度　龙骨瓦上火煅　牡蛎盐泥固济，火煅令白。各一两

上同为末，以白茯苓四两、人参二两、青盐一两，为末，入无灰酒约度多少，打糊拌和众药为元，以朱砂为衣，如鸡头大，每服二元止三元，酒或盐汤下，食前空心临卧服。

治遗泄②。平江谭医云，寻常只治心肾未有安者，以《素问》、仲景考之，当治脾，此药屡效。

厚朴去皮取肉，略使姜汁制，为细末，二两　羊胫炭火煅过通红，取出窨杀，别研如粉，一两

上二味，白水面糊为元，如梧桐子大，每服百元至三百元，米汤下。

【点评】《灵枢·本神》有"恐惧而不解则伤精，精伤则骨酸痿厥，精时自下"之语，可见当时已经认识到惊恐等情志因素可致精液滑泄。《诸病源候论》卷四《虚劳失精候》云："肾气虚损，不能藏精，故精漏失。"更为后世遗精多属肾虚的理论奠定了基础。而事实上，遗精由多方面原因造成，其病机大致可分为心肾不交、气郁不畅、湿热内扰、禀赋不足、气不摄精等，而治心肾未效者，多因病由他脏所致。明代张景岳论述尤详，其《景岳全书》卷二十九《遗精》云："遗精之证有九，凡有所注恋而梦者，此精为神动也，其因在心；有欲事不遂而梦者，此精失其位也，其因在肾；有值劳倦即遗者，此筋力有不胜，肝脾之气弱也；有因用心思索过度辄遗者，此中气有不足，心脾之虚陷也；有因湿

---

①　神仙固真丹：源按："谨按《得效方》仙方固真丹无龙骨、牡蛎。"
②　治遗泄：源按："谨按《得效方》理脾圆同。"

热下流，或相火妄动而遗者，此脾肾之火不清也；有无故滑而不禁者，此下元之虚，肺肾之不固也；有素禀不足而精易滑者，此先天元气之单薄也；有久服冷利等剂，以致元阳失守而滑泄者，此误药之所致也；有壮年气盛，久节房欲而遗者，此满而溢者也。凡此之类，是皆遗精之病。"

治阴汗[①]。神妙。

密陀僧好者，研令极细，如蚪粉，扑使[②]

治阴囊上生湿疮，黄水流注，有妨行步。倪尉传。

白矾不以多少，碾为细末，入冷水内，洗疮即愈。

又方

五倍子　黄檗　滑石　轻粉

上四味等分，为细末，贴之，数次即愈。

治阴疮痒痛，出黄水，久不差者。

腊茶　五倍子等分　腻粉少许

上同为细末，先以浆水葱椒汤洗之，频傅。

又方

铜钱一百文　乌梅七个　盐七钱匕

上水一碗半，煎至一碗，热洗。二方相须用之，无不即效。

治阴疮。

坯子胭脂　真绿豆粉

上同研匀，傅之。

治奔豚气。褚日新传，谢景愚家方。

诃黎勒　槟榔各五个，鸡心者

---

① 阴汗：前阴及其旁处局部多汗。

② 如蚪粉扑使：本句疑有讹脱。《普济方》卷三百一引作"蚌粉扑使之干"，当据改"蚪"为"蚌"，补"干"字。

上各将两个半炮过带性，馀两个半只生用，并切作㕮咀，分四服，用水二大盏，入新紫苏三十叶，若陈者，添十叶，煎至八分，通口。遇发时，半饥半饱服，急时不拘时。

茴香金铃元 治奔豚气，马梦山府判方。

金铃子<small>每个剉作四片，用僵蚕半两去丝嘴同炒，令香熟，去僵蚕不用</small> 茴香<small>微炒</small> 马蔺花 吴茱萸<small>汤洗七次，炒令香熟</small> 石茱萸<small>酒浸，炒令香熟</small> 山茱萸 青皮 陈皮<small>已上各一两</small>

上件为细末，酒糊元，如梧桐子大，每服三五十元，温酒盐汤食前服。

治奔豚气。叶道人二方。

木馒头<small>干者，四两，细剉，先以皮入铫子炒，次下子，并炒黄色</small> 茴香<small>二两，炒</small>

上为细末，每服二钱，空心酒调服。

治奔豚气。

以酒、醋各三分盏，煎吴茱萸十馀粒，候三两沸，用调**平胃散**三钱，空心服。此药亲曾服，果有功效，但不能去根。

养气汤 散寒气，亦治奔豚。

茴香<small>炒</small> 丁香<small>各半两</small> 良姜<small>三两，麻油炒</small> 甘草<small>三钱，炙</small> 白豆蔻仁<small>四钱</small>

上为细末，每服二钱，入盐少许，沸汤调下，食前服。

去铃元 一名资政元，王吉老传。

杜茴香一斤，以老生姜二斤，取自然汁浸茴香一夜，约姜汁尽入茴香内，以好青盐二两同炒赤，取出焙燥，碾罗为末，无灰酒煮糊为元，如梧桐子大，每日空心食前服三十元或五十元，温酒、米饮任下。此药专实脾胃，以其有青盐引入下部，遂大治小肠疝气，服之累有效。寻常治疝气药，多是疏导，久而未有不为害者，此药用姜汁专一发散，而无疏导之害，此所以为妙也。

三增茴香元 治肾与膀胱俱虚，为邪气搏结，遂成寒疝，伏留不散，脐腹撮痛，阴核偏大，肤囊臃肿，重坠滋长，有妨行步，瘙痒不止，时行黄水，浸成疮疡，或长性肉①，累治不痊，致令肾经闭结，阴阳不通，外肾肿胀，冷硬如石，渐渐丑大，皆由顿服热药内攻，或因兜取以至如此。此药温导阳气，渐退寒邪，补虚消疝，暖养肾经，能使复元，应小肠气寒疝之疾，久新病不过三料，必有神功。唐仲举传。

第一料：

茴香舶上者用海盐半两，同炒焦黄，和盐秤　川楝子炮，去核　沙参洗，剉　木香洗。各一两

上为细末，以水煮米粉稠糊为元，如梧桐子大，每服二十元，温酒或盐汤下，空心食前，日进三服。小病此一料可安，才尽便可服第二料。

第二料，加下项药：

荜拨一两　槟榔半两

上入前件药，共六味，重五两半，细末，依前法糊元，汤使元数服之，若病大未愈，便服第三料。

第三料，又加下项药：

白茯苓四两，紧小实者，去黑皮　黑附子半两，炮，去皮脐，秤或加作一两

上通前件药，共八味，重十两，并依前法糊元，汤使元数服之，加至三十元，新久大病，不过此三料可愈。小肠气发频及三十年者，寒疝渐至栲栳②大者，皆可消散，神效。

【点评】本方首载于《是斋百一选方》，由茴香、川楝子、沙参、木香等多种药物组成，具有温肾祛寒、理气疏肝的功效。采用渐次加药的方法，以减除"顿服热药内攻"之弊，颇具特色，值得研究。

----

① 性肉：《世医得效方》卷三等载同源方作"怪肉"，可从。
② 栲栳：用柳条编成的形状像斗的容器。此形容阴囊极度肿大。

透经散　治下部诸疾，夏宫医二方。

川楝子<small>二两，剉，炒，入巴豆二十粒，吴茱萸一两，同炒焦赤色，去巴豆、茱萸</small>
茴香<small>微炒</small>　沉香　胡椒　全蝎<small>微炒。各半两</small>　缩砂<small>二两，连皮炒燥，去皮用</small>
木香<small>一两，不见火</small>　玄胡索<small>二两，新瓦上炒</small>

上为细末，每服二钱，食前酒调服。

消坚元

牡丹皮　桂心<small>各二两</small>　川乌<small>炮，去皮尖</small>　桃仁<small>各一两，麸炒黄，去皮尖，</small>
<small>别研</small>

上为细末，酒糊为元，如梧桐子大，每服三十元，温酒下。

川楝子元　凡一切下部之疾，悉皆治之。肿痛缩小虽多年，服此
永去根本。

川楝子<small>一斤净肉。四两用麸一合，斑蝥四十九个同炒，麸黄色为度，去麸、斑蝥不</small>
<small>用；四两用麸一合，巴豆四十九粒同炒，麸黄色为度，去麸、巴豆不用；四两用麸一合，巴</small>
<small>戟一两同炒，麸黄色为度，去麸、巴戟不用；四两用盐一两，茴香一两同炒，黄色为度，去</small>
<small>盐、茴香不用</small>　木香　破故纸<small>炒香为度。各一两</small>

上为细末，酒糊为元，如梧桐子大，每服五十元，盐汤下。甚
者，日进三两服，空心食前服。

治小便白浊，**金锁丹**。华宫使方。　续添

真山茱萸<small>红肥者，不以多少</small>

上以大萝卜切下青蒂，剜作瓮儿，以茱萸实盛，却用蒂盖，竹丁
扎定，于饭内蒸，萝卜软烂为度，取出，不用萝卜，以茱萸晒干，为
末，面糊为元，如梧桐子大，每服三四十粒，空心食前温酒盐汤下。

卷之十六

第二十四门

痈疽疮肿　瘰疬　疥癣　头疮　漏疮　瘤赘

软疖　敛疮口　驴马涎汗①入疮　丁疮　便毒

乳痈见妇人门　杂疮　髭疮　狐刺

治脑疽发背，肾痈②奶痈，一切疮肿等疾③。詹判院传。

鹿朴④在处。人取其叶捣汁，投溪潭中以醉鱼。江西人谓之鱼醉草，绍兴人谓之鹿木

上腊中取根，捣剉为㕮咀，每服三四大钱，无灰酒一大碗，煎至
七分盏，去滓，空心食前带热服。忌葱、酱、酒等。煎时不得犯铜铁
器。病深者，日进三四服，并不用膏药贴。无问男子妇人、癃老⑤幼
小，远年近岁，体虚气实，一切疮肿，凡在身者，种类殊异，悉皆治

---

① 驴马涎汗：原作"驴涎马汗"，正文作"驴马涎汗"，义长，据之乙转。

② 肾痈：指阴囊痈疡。

③ 等疾：《普济方》卷二八四此下有"生于险处者，一名鹿木散"十字。

④ 鹿朴：《普济方》作"用鹿扑"，连下文为同号字。注文所谓"鱼醉草"者，通称"醉鱼
草"，属马钱科，有毒。《本草纲目》卷十七醉鱼草"释名"项作"闹鱼花、鱼尾草、槲木"；
"集解"项云："醉鱼草，南方处处有之……渔人采花及叶以毒鱼，尽圉圉而死，呼为醉鱼儿
草。"鹿，当作"槲（lù 录）"，槲木；朴，当作"扑"，音义近"敷"。所在句当作"用槲木扑痈
在处"。

⑤ 癃老：衰老病弱。

之。已溃脓自出，未溃毒自消，不耗真元，不动脏腑，入少甘草、石薜荔同煎尤佳。有娠妇人不可服。

治痈疖①。任和卿方。

牛皮胶，以汤泡动，摊纸上，随大小贴疮上，即安。

治一切痈疽发背疮肿，治便毒②最验。韩市舶宁道方，此即淮西赵参议所传，刘鹏察院**万金散③**，东平陈彦哲有序，多不复录。如大便秘涩，可服**拔毒黄耆散**。

大甘草半两，为粗末　没药一分，研　大瓜蒌一个，去皮，切

上三物，用无灰酒三升，熬至一升，放温顿服之。如一服不尽，分三服连进，屡有神效。

拔毒黄耆散④

黄耆　大黄酒浸，煨　羌活去芦　甘草炙　当归去芦　芍药　白附子炮　黄芩　杏仁去皮尖　连翘已上等分

上捣罗为细末，每服先以黑豆半两或二合，水一大碗，煎至七分，去黑豆，入药末三钱，再煎至一盏，食后一日两服，候逐下恶物即止。其贴疮敛疮药，随宜用。

治谷道前后所生痈，谓之悬痈。韶州医人刘从周方。林谦之祭酒云，用好粉甘草一两，四寸截断，以溪涧长流水一碗，井河水不可用，文武火慢慢蘸水炙，约自早炙至午后，炙水令尽，不可急性，擘甘草心，觉水润，然后为透，细剉，却用无灰酒二小青碗，入上件甘草，煎至一碗，温服之，一二服，便可保无虞。此病初发，如松子

---

① 治痈疖：源按："谨按《直指方》明胶酒方，通明牛皮胶一两，上醇酒一大碗，入胶，重汤铫令溶，敷，通口服。"

② 便毒：生于阴部，结肿成疮毒者。

③ 万金散：源按："谨按《杨氏家藏方》一醉膏、《简易方》万金汤、《经验方》并同，《家宝方》神效瓜蒌散有乳香。"

④ 拔毒黄耆散：源按："谨按《外科精要》国老膏同，《十便良方》甘草汤作好甘草三两。"

大，渐如莲子，数十日后，始觉赤肿如桃李，即破，若破则难治。服此药，虽不能急消，过二十馀日，必消尽矣。投两服亦无害。林判院康朝尝患此，痈已破，服此药两服，疮即合，甚妙。

治痈疽发背。

汤寿资云，光州有人患肾痈，大小便皆秘，甚以为苦。本州胡判官令以明净牛皮胶，炭火上烧成黑灰，研极细，每服五钱，以米饮调下，服至二两许方通，所下皆秽恶物，痈肿遂消，不复出脓。胡云：凡疮肿皆可服，不拘多少，以脏腑通利为度。

治一切肿毒，**水调膏**。叶道人传。

小粉①不以多少，炒令焦黑，研细，先以米醋一大盏，入捶碎皂角二挺，煎滚数沸，滤去皂角滓，密收之，逐旋调药，或摊纸花上傅之。

治男子肾痈、妇人乳痈，一切赤肿燋毒，服之自散。周才传。

赤土一皂子大　木鳖子七个，炮，去皮

上同研令极匀，分三服，热酒或米饮调下，食后服，不动脏腑，不过一剂即效。

治发背。初作，取水蛭置肿上，令饮血，胀自落，别换。胀蛭以新水养之即活。吴内翰备急方云其侄祖仁一日忽觉背疮赤肿如碗大，急用此治之，至晚遂安。

又方，生甘草末，酒调二钱匕，频服。王中奉蘧服之得效。

【点评】利用水蛭吮吸痈脓瘀血，有着悠久的历史，在国内外都曾经流行。由于水蛭吸吮人体脓血时会释放麻醉剂和抗凝剂，因而痛感较轻且有利于恢复。现代也有外科手术（如断肢再植）后采用活体水蛭来消除瘀肿、促进恢复的做法。值得注意的是，为了卫生考虑，应尽量采用专供医用的水蛭。

---

① 小粉：小麦麸洗制面筋时澄淀的淀粉。

疗肿毒痈疽，未溃令消，已溃令速愈。

草乌头为细末，新水调，鸡羽扫肿处，有疮①者，先以膏药贴定，勿令乌头抹着疮。有人病疮肿颇甚，以此涂之，坐中便见皮皱，稍稍②而消。初涂药，病患觉冷如冰，疮乃不痛。

治疖毒及痈疽发背。初作时，贴散立效。唐锜主簿方。

草乌头_{去皮}　秋后芙蓉叶_{阴干}

上等分，为细末，生姜自然汁调如膏，傅疮肿，四面留一小窍，出毒气，干则易之。其冷如冰，痛立止，肿立散。毒气盛者，加天南星末等分。

消毒散③　治一切肿毒，及治肿而疼痛者。滁医魏全方。

天南星　郁金　木鳖子_{去壳}　草乌头　赤小豆　朴硝_{令研细，旋入}

上等分并生，为细末。如肿赤色，用冷水调敷，扫肿四畔；如不赤色，用温淡醋调傅之。

神仙灵宝膏

上，瓜蒌五个，取子细研，乳香五块，如枣子大，亦细研，以白砂蜜一斤，同熬成膏，每服二三钱，温酒化下。大治发背诸恶疮等，日进二服，无不立效。昔严州士人，一通判，忘其名，母病发背，祈祷备至，夜梦吕真人服青衣告之曰：公极孝，故来相告，更迟一日，不可疗矣。通判公急市④药治，服之即愈。杨和玉得此方，家中使令凡百疮肿等患，服之皆效，遂合以施人，无不验者。漏疮恶核，并皆治之。此即郑府朱保义所说神妙方。

治痈疽发背痄腮等疾。

赤小豆为细末，以新汲水调，傅疮及四傍赤肿处，干落即再傅。

---

① 疮：此指疮口破溃处。"疮"，古作"创"。

② 稍稍：渐渐，逐渐。

③ 消毒散：源按："谨按《直指方》退毒散无郁金、朴硝，有半夏、白芷。"

④ 市：购买。

又方，治发背。

以不耕之地，遇野人粪为虫鸟所残处，即以杖去粪，取其下土，筛以傅之，即如冰着背也。

治发背痈疽。

留丞相云，只吃白煮萝卜，不以多少，以肿毒散为度。屡以治人，极有神效也。

治痈疽结成肿核，痛楚不可忍者。《夷坚庚志》第八卷时康祖事梦广德张王神授方。

上香附子去皮毛，以生姜自然汁浸一宿，为细末，米饮调下二钱，数服即疮溃脓出，肿亦渐消。

水调膏　治软疖及一切肿毒二在后①。

黄皮　白蔹　甘草

上等分，为细末，井水和，少蜜调贴之。

三色膏　治痈疖未成，拔毒止痛消肿。

蚌粉半两　黄丹一分　草乌一两，生，为末

上和匀，水调涂，干即再上。

治诸疮疖已结未结赤肿者。

大天南星一个，陈者，为细末，生面与南星等分，生姜自然汁调涂肿处。热肿者，只以水调，不用面。

治发背，归命膏。

野生茄子熟黑者，取子，不拘多少，烂研取汁，以绢滤滓，入大银盂内，慢火熬成稀膏，以细青竹枝子去叶五七茎扎聚，不住手搅，候成稀面糊收之。用时不问阴阳二证，发背或赤不赤，有头无头，或痒或痛，皆可用之。如无头，无异色，或热不热，一发，从外渐渐傅

---

①　二在后：指水调膏另有同名方两首在后。但现见另两首水调膏一在本方前，一在本方后，且后者附注"一在前"，说明底本篇序已发生改变。

入；如有赤脉有头，先从赤脉傅之，渐渐傅出①。一日上三四度，不可轻易。药物至贱，其效最贵，重于万金。

治风毒痈疖。

车螯壳频蘸米醋炙，令赤色，碾为细末，温酒调下。

水调膏——在前

天南星生为末　白矾细研

上二味等分，新汲水调涂，干即再上。

又方

大天南星一两　厚黄檗半两　赤小豆一合　皂角一挺，不蛀者，烧存性

上为末，新汲水调成膏，皮纸贴之。已结即破，未结即散。

治久年瘰疬②，但未交合项者，皆可服。邹明父方。

鲫鱼两个，三寸大者，开去肠肚，不去鳞，巴豆不拘多少，填鱼腹内，以满为度，麻皮缠定，用炼熟黄泥裹了，晒七分干，用三二斤炭火煅过，鱼药同研极细，用陈米饮和元绿豆大，每服两粒或三粒，用陈米饮下，日进二三服。加少许麝香在内同研，尤妙。

治疬子③。滁州丁府判牧仲方。

大田螺并壳肉烧存性灰，破者干贴，未破者油调傅。

治瘰疬。王宣教名宬传。

不蛀皂角子一百枚，用米醋一升，硇砂二钱，同煮醋尽，炒令酥，看所生疬子多寡，若生一个，即每服一个，生十个，即每服十个，细嚼，米饮汤下，神效。史氏小儿方亦有，但酒煮，夜卧含化三粒，**名破疬丹**。《博济方》用酒浸三日，文武火熬尽酒为度，每夜含化三粒。

---

①　如无头……傅出：谓肿起无头者由外向内敷药，已有头者由内向外敷药。一发，刚一发作。

②　治久年瘰疬：源按："谨按《苏沈良方》同。《得效方》必胜圆可并见。"

③　治疬子：源按："谨按《得效方》烧灰散同。"

灸瘰疬法①。

以手仰置肩上，微举肘取之，肘骨尖上是穴，随所患处，左即灸左，右即灸右。艾炷如小箸头许，三壮即愈。复作，即再灸如前，不过三次，永绝根本。光②倅汤寿资顷宰钟离，有一小鬟病疮已破，传此法于本州一曹官，早灸，晚间脓水已干，凡两灸，遂无恙。后屡以治人，皆验。骆安之妻患四五年，疮痂如田螺靥不退，辰时着灸，申后即落，所感颇深，凡三作三灸，遂除根矣。

【**点评**】肘尖穴属于经外奇穴，主治痈疽、疔疮、瘰疬。除此之外，瘰疬治疗常用穴位还有肩井、臂臑、手三里、百劳、翳风、天井等。

治瘰疬③。崑山僧方。

不蛀皂角，不以多少，每三十条作一束，以棕榈裹之缚定，于溷缸④内浸一月，取出，却于长流水内再浸一月，死水不能渲⑤洗，不可用，去棕榈，晒干，不得焙，捣罗为细末，皂角末一两，入麝香半钱，全蝎七个，研细拌匀，每服一二钱，温酒或汤饮调下，不过一两即愈。

治瘰疬久不愈者，**立应散**⑥。郑府朱保义传，渠亲得效。

连翘　甘草炙　黄芩　赤芍药　川当归　滑石各半两　地胆半两，去翅、足、头，以糯米一合同炒赤黄色，去米　白牵牛　土蜂窠一分，蜜水洗，饭上蒸　川乌尖二十一个，生用

上件为细末，每服一大钱，浓煎木通汤调下，临睡服，次夜再一

---

① 灸瘰疬法：源按："谨按《直指方》《得效方》灸法同，即肘髎骨，薛己屡用此法。"
② 光：指光州。此后似脱"州"字。
③ 治瘰疬：源按："谨按《得效方》皂角散同。"
④ 溷（hùn 混）缸：粪缸。
⑤ 渲：似为"浣"字音误。
⑥ 立应散：源按："谨按《直指方》有川芎，《得效方》亦同。"

服。有孕不得服，或素来气血虚弱者，亦不可服。大忌毒物。服药次日，毒随小便下，其色如血。疮已破者，先用云母膏贴定，然后服药。

治癣方。

雄黄一钱，好者　　川乌一个

上二味，为细末，先用竹刀子刮破，用醋调少许，傅之。

又方，朱提干传。

旱莲草叶不以多少，候癣痒时，手抓破碎，挪叶擦之。不可误食，害人。

治疗瘰等疮。吴希深尚书方，郑亨老传。

硫黄、白矾不以多少，肥皂倍之，羊蹄根又倍之，同捣为元，浴时揩擦痒处，微痛甚妙。

白芨散　治干湿疮癣延生①或如钱成圈晕，久不效者。

天南星一两　蝎一钱　大草乌半两　白矾五文②

上件捣罗为细末，先以手于癣处抓动，将药掺贴，每用药二钱许，入烧蟹壳灰一钱，合和生油，好粉贴疮。

治疥。倪尉方名震。

硫黄不以多少，火上用熨斗镕成汁，以荆芥穗手碾碎投之，候干放冷，碾为细末。每用药，以手抓破疮，擦药在上即愈，仍③不作硫黄气。

治癣如神方。

以杏仁七粒，去皮尖，自嚼令烂，于手心安少腻粉，带津吐出，急和腻粉擦之。

疥药。钱太师方。

---

① 延生：繁衍生长。

② 文：《普济方》卷二八一引作"分"。

③ 仍：用同"乃"。

硫黄　雄黄　地黄　剪草　蛇床子　白矾_{飞亦得}

上等分，为细末，麻油一两，巴豆七个同煎，候巴豆焦，去不用，油冷旋调药擦。

治癣久不差者，甚验。

决明子为细末，入少轻粉，拌匀，先以物擦癣令微破，以药傅之。

澧州王教授执中少患疥，凡十五年，遇冬则为疮，人教用羊蹄菜根、蛇床子根片切如钱，米泔浸三二宿，漉出，入生姜、矾同研细，裹以生布，遇浴先擦洗良久，以水浇三四次用，即除根。后数年再生，用前法亦愈。

治疮疥风疹。亲曾得效。

野鸭白煮或燠①，作常食，无时。《本草》此物性冷，而能解金石毒故也。

癣药。此方治久近癣，极验。

豆豉_{半合}　斑蝥_{七个，头、翅、脚全者}

上二味，一处慢火炒，候微烟生为度，捣为末。遇欲用此药，即抓破癣，上以蜜或砂糖水涂之，良久，干掺药末在上，三二日必愈。

治癣②。金山长老云，尝有人患七年，一旦得此方，两傅而愈。

斑蝥一个，去头、翅、足，以针扎灯焰上烧，米醋内淬，如此三两次，就烧成存性黑灰，研为细末，用红枣一枚，汤③泡，剥去皮核，与斑蝥末一处同研烂，先以手抓，或生布擦动癣，然后搽上药。不可侵好肉，恐有毒。

治癣方。

贯众　吴茱萸　官桂_{等分，高下亦不妨}

---

① 燠：用同"熬"，小火煎煮。
② 治癣：源按："谨按《直指方》宣毒方同。"
③ 汤："烫"的古字。

上同为细末，先以手抓破，以药擦之，或用米醋调傅亦得。冯仲柔云亲曾用，只一两傅而愈之，奇甚。

治疥。逸老庵中光相寺僧传。

鹿梨根捣取皮，不以多少　生姜半之　白矾随意用　吴茱萸看多少入

上同于砂盆内，入米醋烂研，以净器盛之，候白醭①生方可用。遇浴时以代皂角，不过一两次即安。若遍身生者，尤宜用之。

治癣②，此方甚妙。

羊蹄根同百药煎，一处捣烂，傅之即愈。

又方，林伯敬传。

以饭甑内热饭，搦成团子，擦之。专治面上生者。

治癞头疮。

白矾五文，刀头飞过　杏仁五文，去皮尖，细研　大风油五十文省

上一处，溶成膏子，后入轻粉三十文，调傅之。

治一切恶疮，头上疮。魏监务。

平胃散入腻粉，清油调傅之，甚妙。

【点评】平胃散出自《简要济众方》，由苍术、厚朴、陈橘皮、甘草四味药物组成，并加姜枣煎服，有燥湿运脾、行气和胃的功效。本书中多处运用该方，既有内服，如加川续断治疗血痢，加吴茱萸治疗奔豚气；又有外用，如加皂角治疗脚气膝肿，加米醋糟治疗闪肭。此处入腻粉，清油调敷，治疗恶疮，当是取其行气燥湿之功效，可为临床提供参考。

治白癞头疮。叶元方云：以白炭不拘多少，烧令通红，先用盆盛百沸汤，以炽炭投之，却漉令净，将此灰汤候通手洗疮，即愈。

---

① 白醭(pú 葡)：白色霉菌。
② 治癣：源按："谨按《千金方》治癣捣羊蹄根和乳涂之。《家宝方》白矾散治遍身顽癣，羊蹄根四两，白矾半两。"

治小儿头上热疮。四侄之子，年一岁馀，满头脓疮成片，用此药两三次，作痂而愈。

屋尘，即乌龙尾也，以麻油脚①研令极细，傅之，虽痛不妨。

治小儿头疮。孙盈仲云，屡见人用。

煮熟鸡子黄，炒令油出，以麻油、腻粉调傅。

治一切漏疮恶疮②，生肌止痛。

人牙不以多少，烧过，用轻粉、麝香少许和匀，湿则干掺，干则用生油调傅。

治漏疮。赵君猷抚干云屡效。

胭脂　血竭　轻粉_{各一钱}③　麝香半钱

上碾为细末，干傅。

治胁下生漏疮，如牛眼之状，脓水不止。葛邦美传。

先以盐少许，安白牛耳内，然后取耳中垢，以傅疮上，即差。如不用盐，即牛耳不痒，难取垢。

治漏疮瘘子。

上以口含盐水洗疮口令净，次以盐少许，同新槲叶或旧槲叶一处烂嚼，贴疮口，如疮口未合，再依前法用，神效。干湿瘘子皆可贴。

治漏疮。

五味子_{一两}　青黛　腊茶_{各半两}　麝香_{随意用}

上为细末，干掺或用生油调傅，入轻粉少许尤妙。

系瘤法，兼去鼠奶痔。《集验方》。真奇药也。

芫花根净洗带湿，不得犯铁器，于木石器中捣取汁，用线一条，浸半日或一宿，以线系瘤，经宿即落。如未落，再换线，不过两次自落。

---

① 脚：沉淀物。第九卷亦有"滓脚"，义同。

② 治一切漏疮恶疮：源按："谨按《直指方》人牙散，人牙、油发、雄鸡内金，上为末，入麝香、轻粉，湿则掺，干则麻油调敷。"

③ 钱：源本作"分"。

后以龙骨并诃子末傅，疮口即合。依上法系鼠奶痔，累用得效。系瘤法，《苏沈良方》亦有用蜘蛛者，然费力，不如此径捷。如无根，只用花泡浓水浸线亦得。赵氏家姊尝用以系腰间一瘤，不半日即落，亦不痛。

【点评】赘瘤系扎后，其供血的血管被收紧，可能由于失养而脱落。以普通棉线、麻线系扎亦可。

治身上生赘肉。彭知录若讷云：以海藻为末傅，仍煎海藻酒，服之即去。

治软疖。

建茶盏，捣罗为细末，油调傅之。

又方，六兄传。

枳壳大者一枚，剜去穰令空，地上磨令口平，以稠面糊搽四唇，沾在疖上，自破，脓溜出尽，更无瘢痕。

治软疖屡安再作者。文字客传。

桑螵蛸烧灰存性，麻油调傅。

又方，用雀抱卵壳①烧存性灰，为末，入轻粉少许，麻油调傅。此物难得，只以鸡子抱退壳，如上法用亦可。

敛疮口方。

白及一钱　赤石脂一钱，研　当归三钱，去芦头　龙骨少许，研

上为细末，干掺。

生疮口，**桃红散**。

龙骨半两　白矾半两，飞　黄丹少许，飞

上为末，每用少许掺在疮口上，先用口含浆水洗净，揩干，用药贴之，以差为度。

治驴马涎汗入疮，**冬青散**。

---

①　抱卵壳：幼鸟孵出后的蛋壳。

上以冬瓜青皮阴干，为细末，挑开疮口傅之，少顷即退。

治疔疮。六兄。

苍耳子或叶或根，不以多少，烂研，以米醋脚调涂，肿立散。已去肉丁了，再傅，以差为度。仍研汁服之，尤妙。

又方

蜣螂肉捣傅。安后不可食羊肉，《本草》蜣螂所忌。

灸便毒法。张德俊曾亲取效，云屡以灸他人，皆验。

以细草或软篾一茎，随所患左右手量中指，自手掌尽处横文量起，通三节至指尽处为则，不量指甲，绝①断，却将此草于手腕横纹量起，引草向臂当中，草尽处即是穴，麦粒大艾炷灸三壮，肿散痛止，即时而安。

【点评】 该取穴手法可归于"手指比量法"，即以患者本人手指为标准度量取穴，又称为"同身寸"，但与常用的中指同身寸（患者中指屈曲时中节内侧两端纹头之间的距离为一寸）、横指寸（一横大拇指作一寸，两横指作一寸半，四横指作三寸）皆不同。

治生疮，因入汤成毒脓出，或赤肿者。苏莹中传。

淡豆豉不以多少，手内碾为膏子，捏作饼傅贴之，以片帛裹定，脓即止。未有头，以用米醋调涂。

治漆疮。以谷精草煎汤，放温洗，立验。收稻了，田间生矮根株成丛，如小鼓捶儿者是。生姜汁擦亦得。

治疮药。

五倍子、黄檗为末，傅之。

治中寒，露水入手，疮痛不可忍，能杀人。以盐数合着疮上罨

---

① 绝：同"挽"。折断。

之，火炙令热气透疮，又以蜡入竹管内，插热灰中，令蜡溶，滴入疮口立愈。吴尚书家婢因浣衣，手中水毒，昼夜叫唤，用此效验。

治疮方。

白矾　虢丹飞　胶香各五文　乳香五十文省

上同为末，用麻油少许，轻粉十文，同调傅之。

治恶疮十全方。

白蔹　白及　黄柏　苦葫芦蒂　赤小豆　黄蜀葵花

上等分，为细末，以津于手心内，调如膏药涂之，只一上。

治一切恶疮，遍用药不效者。

陈米饭紧作团，火煅存性，麻油、腻粉调傅。苏韬光丁亥年，耳上病碎疮，或痛或痒两月馀，百药不效，季倅子长传此，初不之信，试用之，次日即愈。辛丑年再作，吕仲发显谟云，此证盖以痰饮之故，只用肥皂烧存性，生油、腻粉调傅，用之尤佳。

治一切恶疮，医所不识者，神效方。赵通判传，名百中，字德全。

水银　甘草　黄檗　黄连　松脂　腻粉　土蜂窠着壁上者，南方多有之，或云蠮螉①窠，可自取用

上取水银放掌中，以唾杀为泥，入瓷器中，以生麻油和研，生绢滤如稀饧，和药末，再研如稠饧。先以温水洗疮，帛拭干涂之。一切无名疮，涂一次即差。有黄水者，涂之随手便干。痒不堪忍者，涂之立止；痛甚者，涂之立定。治疥尤佳，抓破傅药。合时细心，不可蒇裂也。

治多年恶疮，疮口不干者。

采冬瓜叶，阴干，瓦上焙，碾极细贴疮。湿处三二次便干，累效。

治一切恶疮已破，脓血不止者。

---

① 蠮螉(yē wēng 耶翁)：一种小的土蜂。

蜗牛并壳肉烧存性，入轻粉少许，调傅之。

治疮。高司法方，蒋签判云极妙。

江茶　大黄一分，焙干　小粉焙之，炒令青黄色秤

上为细末，干者，冷水调傅；湿者，干掺。

张定叟侍郎传，**专治恶疮瘰疬**，神效。

黄皮不以多少，以童子小便浸，春秋五日，夏三日，冬七日，焙干为细末。穿山甲不以多少，火煅存性，研细。土牛不以多少，新瓦砖干，研细。每黄皮末三钱，穿山甲末、土牛末各一字，轻粉半钱，同研极匀细。湿疮干掺，干疮麻油调涂之。

治冻疮。张仲安传，名皂。

黄檗烧存性灰，研细，以鸡子清调傅。破者，干掺神妙。

治恶疮及一切肿毒①瘾疹，或痒或疼。

茄子花　黄蜀葵花

上二味，各采来时，用竹夹子夹，不得犯手，约度相等，共用磁瓶盛，密包，挂净室中，久而成膏。每患处，以竹篦子挑傅，神验。

治恶疮，**妙用膏**。治项上有瘿及漏疮。

真清麻油入古文钱三二十文，久浸年深，每用以鹅毛扫患处。

治暑伤肌肤疮烂，或因搔成疮，多是大暑汗出，坐卧湿地，致肌肤多疮，烂汁出。有一乳姥曰此易差也。取干壁土，揉细末傅之，随手即差。

治久疮，用猪筒骨者。见小儿门中。

治恶疮。

雄黄飞　白矾飞　黄丹飞　白蔹细末

上等分水调，鹅毛扫纸花贴，中留小窍，出毒气。

治胫股间生疮成片，拆裂②者。六兄。

———————————

① 治恶疮及一切肿毒：源按："谨按《家宝方》夺命散同。"
② 拆裂：同"坼裂"。

巴豆_{十四粒，去壳}　麻油_{二两}

上同煎巴豆，焦黑为度，去巴豆不用，入黄蜡少许，轻粉三十文，搅匀，如面油擦疮上。

治髭疮。六兄。

用耳中垢塞①傅之，立愈，神效。

治狐刺。

土中饶瓷片，上色细白，向阳日色所照者，不以多少，背阴者不可使，不用底足，揩去土，不须洗，以黄泥作一窝子，盛磁片在内，复以黄泥固济成团，于灶内以木柴烧令通红，只须于饭锅下烧，候饭熟已通红矣。取出，放净地上候冷，打开去泥，将磁片刮令极净，捣或碾为细末，然后再入乳钵，熬研如粉，无声乃止，每用一耳掎②，掺疮上即愈。凡狐刺，多因手足间被物签擉③损，因而成疮，痛不可忍，甚至于堕指。仍有二种，雄狐刺只一个疮头，母狐刺七个疮头，逐旋发出，其疮头内黄水出不止，向日视之，疮头及四边若有丝网其上，疮内亦如乱丝，痛楚，手不可近，如其间有刺者是也。用药时，先以口含温盐汤洗疮，以软帛浥干，挑药在疮口内，水即干而不痛，一贴即愈。如母狐刺，即以药傅第一次所发疮口，即安，其馀疮不须贴也。滁州李直学名敏求家传方，云兵火中得之于一过军，后尝施此药，所治已千百人矣。研时须用铙钵④，若使石捶钵，即返⑤被药研下石末，不可傅贴也。

治狐刺。湖州人谓之水刺，越州人谓之水汉。

赵君猷云：取炉中炭灰，干罨在肿赤处，上以好米醋浇之，二物多用不妨，无力即易之，赤退肿散，立可见效。

---

① 垢塞：俗称"耳屎"。

② 耳掎（wò 卧）：挖耳勺。掎，掏，挖。

③ 擉（chuò 辍）：戳，刺。

④ 铙钵：此指金属药钵。铙，原作"饶"，据文义改。

⑤ 返：用同"反"。

治丁疮①，**土鬼丹**②。华宫使传。

金头蜈蚣_{一条，全者}　铜绿　胆矾_{各一钱}　乌鱼骨_{二钱}　麝香_{一字}

上为细末，用针豚③_{音笃}蘸油擿④药在上，若疮不破，灸破用药。

———————————

① 丁疮：固定而深入的毒疮，古人以"丁（钉）"名之，后世作"疔"。

② 土鬼丹：源按："谨按《直指方》丁疮方同。"

③ 豚：原作"豚"，据文义改。豚，古音丁木切，与原注"音笃"相近。针豚，俗称"针屁股"，指针尾部。

④ 擿（tī 踢）：挑取。

卷之十七

第二十五门

解毒　蕈毒　河豚　虫毒　蛇虫　蜂蝎等
蜈蚣　猫犬　寸白虫　百虫入耳　去虱子

神仙解毒万病元[①]　喻良能方，葛丞相传。解一切药毒，恶草、菰子[②]、菌蕈、金石毒，吃自死马肉、河豚发毒，时行疫气，山岚瘴疟，急喉闭，缠喉风，脾病黄肿，赤眼疮疖，冲冒寒暑，热毒上攻。或自缢死，落水，打折伤死，但心头微暖，未隔宿者，并宜用生姜蜜水磨一粒灌之，须臾复苏。痈疽发背未破，鱼脐疮，诸般恶疮肿毒，汤火所伤，百虫犬鼠蛇伤，并东流水磨涂，并服一粒，良久，觉痒立消。打扑攧损伤折，炒松节酒磨下半粒，仍以东流水磨涂。男子或中颠邪狂走，女人鬼气鬼胎，并宜暖酒磨下一元，可分两服，有毒即吐或利，毒尽自止。昔有一女子，久患劳瘵，命垂旦夕，此病为血尸虫所噬，磨一粒服之，一时久，吐下小虫千馀条，一大者正为两段，后只服**苏合香元**，半月遂愈如常。至牛马六畜中毒，亦以此救之，无不效。人凡居家或出入，不可无此药，真济世卫家之宝。如毒药岭南最

---

①　神仙解毒万病元：源按："谨按即后世紫金锭是。《外科精要》名神仙追毒圆，又名圣授丹，同《得效方》，有全蝎五枚，大山豆根半两，朱砂、雄黄各二分。"
②　菰（gū 估）子：即"菇子"。

多，若游宦岭表，才觉意思①不快，便服之，即安。二广山谷间，有草曰胡蔓草，又名断肠草，若以药人，急水吞之急死，缓水吞之缓死。又取毒蛇杀之，以草覆上，以水洒之，数日菌生其上，取为末，酒调以毒人，始亦无患，再饮酒即毒发立死。其俗淫妇人多自配合②，北人与之情相好，多不肯逐③北人回，阴以药置食中，北还即戒之曰：子某年来。若从其言，即复以药解之；若过期不往，必毙矣，名曰定年药。北人届彼，亦宜志④之。若觉着毒，四大⑤不调，即便服之，立愈。鸡、豚、鱼、羊、鹅、鸭等肉内下药，复食此物即触发，急服此药一粒，或吐或利，随手便差。

文蛤三两，淡红黄色者，捶碎，洗净，《本草》云五倍子，一名文蛤　红芽大戟一两半，净洗　山茨菰二两，洗，即鬼灯檠、金灯花根也　续随子一两，去壳秤，研细，纸裹压出油，再研如白霜　麝香三分，研

上将前三味焙干，为细末，入麝香、续随子研令匀，以糯米粥为元，每料分作四十粒，于端午、七夕、重阳日合，如欲急用，辰日亦得。于木臼中杵数百下，不得令妇人、孝子、不具足人⑥、鸡犬之类见之，切宜秘惜⑦，不可广传，轻之则无效。

宋参议方，汤使不同，今录于后。

痈疽发背未破之时，用冰水磨涂痛处，并磨服，良久，觉痒立消。

阴阳二毒，伤寒心闷，狂言乱语，胸膈壅滞，邪毒未发，及瘟

---

① 意思：迹象，感觉。
② 配合：配药，合药。
③ 逐：跟随。
④ 志：记。
⑤ 四大：代指人身。佛教以地、水、火、风为四大。认为四者分别包含坚、湿、暖、动4种性能，人身即由此构成。
⑥ 不具足人：身体或智识有残缺者。此说本自佛家语。佛家以眼为视根，耳为听根，鼻为嗅根，舌为味根，身为触根，意为念虑之根。六根应具足，有残缺谓之"不具足"。
⑦ 秘惜：隐藏珍惜，不以示人。

疫、山岚瘴气，缠喉风，冷水入薄荷一小叶，同研下。

急中及颠邪喝叫乱走，鬼胎鬼气，并用暖无灰酒下。

自缢、落水死头暖者，及惊死、鬼迷死未隔宿者，并冷水磨灌下。

蛇、犬、蜈蚣伤，并冷水磨涂伤处。

诸般疟疾，不问新久，临发时，煎桃柳汤磨下。

小儿急慢惊风，五疳五痢，蜜水薄荷小叶同磨下。

牙关紧急，磨涂一元，分作三服，如元小，分作二服，量大小与之。

牙痛酒磨涂，及含药少许吞下。

汤火伤，东流水磨涂伤处。

打扑伤损，炒松节无灰酒下。

年深日近[①]头疼太阳疼，用酒入薄荷杂磨，纸花贴太阳穴上。

诸般痫疾，口面㖞斜，唇眼掣眨，夜多睡涎，言语謇涩，卒中风，口噤，牙关紧急，筋脉挛缩，骨节风肿，手脚疼痛，行止艰辛，应是风气疼痛，并用酒磨下。

有孕妇不可服其方。

五倍子_{十五两}　大戟_{七两半}　山茨菰_{十一两}　续随子_{十两，炒，不去油}
麝香_{半两}

王排岸行之云，绍兴府帅有施此药者，渠一子溺水已死，用其法救之遂苏。

解砒毒。韬光传。

汉椒_{四十九粒}　黑豆_{十四粒}　乌梅_{两个，打破}　甘草节_{三寸，碎之}

上水一碗，煎七分，温服。

解一切药毒。

白扁豆，生，晒干，为细末，新汲水调下二三钱匕。《吴内翰备

----

① 年深日近：《本事方续集》《证治准绳》等作"不问年深日近"，义明。亦有作"年深日久"者。

急方》云，全椒医高照一子无赖，父笞之，遂服砒霜自毒，大渴利，腹胀欲裂，余教照令服此药，以水调，随所欲饮与之，不数碗，即利而安。

治中一切药食虫毒。高鲁叔传。

续随子随多少，以热汤送下，毒即随大便利去。

治食蟹反恶①。陈正卿云：顷年与一承局②同航船，承局者为舟中人言，尝为官司差往昌国见白蟹，不论钱③，因买百金，得数十枚，痛饮大嚼，且食红柿，至夜忽大吐，继之以血，昏不识人，病垂殆。同邸有知其故者，忧之，忽一道人云，惟木香可解。但深夜无此药，偶有**木香饼子**一贴，试用之，病人口已噤，遂调药灌，即渐渐苏，吐定而愈。

解砒毒。叶春。

白扁豆不以多少，为细末，入青黛等分，细研，再入甘草末少许，巴豆一枚，去壳不去油，别研为细末，取一半入药内，以砂糖一大块，水化开，添成一大盏饮之，毒随利去，后却服**五苓散**之类。

解斑蝥毒。叶春。

上以泽兰按汁饮之，干者为细末，白汤调下。俗人谓之厌草。

治中毒，附子、河豚、乌头之类，一切药毒皆治。刘医方，袁司法同。

上用多年壁土，热汤泡搅之令浊，少顷，乘热去脚取饮。不醒人事者，灌之甚妙。

解毒散　不以是何毒药，服之虫皆吐出，神效。

石菖蒲　白矾

上等分，为细末，新汲水调下二钱，不过两服必效。

---

① 反恶：谓变为重证。
② 承局：宋代殿前司属下阶级较低的将校。
③ 不论钱：不管价钱。

解巴豆毒。

生油即解，又煎黄连汤服，亦能解之。

解砒毒。 林伯敬。

酽米醋多饮之，吐出毒即解，不可饮水。

治中诸药毒。

甘草_{生用}　黑豆　淡竹叶_{浓煎汤服之}

治中附子毒。

浓煎防风汤饮之。

【**点评**】《备急千金要方》卷二十四《解百药毒第二》引《本草经集注》云："乌头天雄附子毒：大豆汁、远志、防风、枣肉、饴糖。"故此处"防风汤"当理解为单独用防风这味药物煎汤服用，而非医籍中所载诸多以"防风汤"命名的复方。

治覃毒欲死。 史丞相方。

用石首鱼头白水煮浓汁，灌之即愈。如无生者，鲞头亦得。

治菌毒， 或云枫树菌食之，令人多笑。

《北梦琐言》：有人为野菌所毒而笑者，煎鱼椹汁，服之即愈_{今行《北梦琐言》无此方}。

解菌毒。 掘地，以冷水搅之令浊，少顷取饮。此方见《本草》，陶隐居注谓之地浆，亦治枫树菌，食之令人笑不止者，俗谓之笑菌，盖菌种类不一，往往蛇虺①毒气所熏蒸而成耳。《石林避暑录》。

解河豚毒。 喻子才家方，张法师传。

五倍子　白矾

上等分，为细末，水调灌之。

又方，宋检法傅古传。

---

①　蛇虺(huǐ 毁)：泛指蛇类。

槐花　脑子

上为细末，水调灌之。

治河豚毒。

来安县主簿李绂元度云：白塔寨丁未春有二卒一候兵①同食河豚，既醉，烧子②并食之，遂皆中毒，人急以告巡检，二卒已困殆，仓卒无药用。或人之说③，独以麻油灌，候兵者油既多，大吐，毒物尽出，腹间顿宽，以此竟无恙。

姚宽令威《西溪丛话》云：泉州一僧，能治金蚕蛊毒。如中毒者，先以白矾末令尝，不觉涩而味甘，次食黑豆不腥，乃中毒也。即浓煎石榴根皮汁饮之，不下，即吐出虫，皆活，无不愈者。李晦之云，凡中毒，以白矾茶芽捣为末，冷水饮之。

解蛊毒。张知府叔潜云：平生用此甚验。

上菖蒲一味，切，焙干，为细末，以甘草煎汤调下，不拘时候服，以病退为度。叔潜居官，每施此药。

治蛊毒④。从酒食着者，重五日⑤合尤效。赵彦裔备急方。

辰砂　雄黄别研，水飞　赤足蜈蚣　续随子各一两　麝香一钱

上为细末，糯米煮粥元，如鸡头大。如觉中毒，热酒下一元，药与病俱下。蛇蝎螫⑥，醋磨涂之。

又方，嚼黑豆不腥，白矾味甘，乃中毒之候。亦解药蛊毒。

白矾末一大匙　腊茶一分，等分亦可

上同为末，取二大匙，新汲水调下顿服，一时久当吐毒出。若欲验知是中蛊，当令病人唾水中，沉者是蛊，不沉者非也。又凡欲知蛊

---

① 候兵：侍候长官的士兵。

② 子：此指河豚鱼子，毒性较强。

③ 说：劝说。

④ 治蛊毒：源按："谨按《得效方》丹砂圆同。"

⑤ 重五日：农历五月初五，即端午节。

⑥ 螫（shì 是）：有毒腺的虫子刺人或动物。

主姓名，以旧鼓皮烧作末，水调服方寸匕，须臾自呼蛊主姓名，可语令去则愈。

治毒蛇咬。

先以麻绳扎伤处二头，次用香白芷细末掺之，以多为妙，仍以新汲水调下半两许，毒气自消。一方用热酒调下。诸方皆用麦门冬水，盖欲先护心气也。

【点评】毒蛇及毒虫螫人后，毒素进入人体，随血脉上行入心，危及生命。因此，现代急救要求尽早阻断静脉血向心脏回流，常将伤口近心端3～5cm处用绷带结扎（注意也不能结扎过紧，防止导致组织缺血缺氧坏死）。本书要求结扎两头，说明古人对毒随血行已有所了解。

治蛇伤及蜈蚣蝎螫，诸毒虫咬方①。

麝香少许，研　干姜　雄黄研

上等分，为细末，用津唾点，时掺患处，痛即止。

又方，用艾灸咬处五壮或七壮，其痛立止，二方甚佳。

治白花蛇骨刺肿痛方，亦治蛇咬。李德公传。

上用生远志捣碎，酒煎服，以滓罨之。如无生者，干者亦得。

治蛇伤及一切恶虫所伤，已死但有微气，可以下药，即活，神效不可言。

贝母为末，酒调，令病者尽量饮之，饮不得即止，顷之，酒自伤处为水流出，水尽为度，却以贝母滓塞疮口，即愈。苏韬光寓婺女城外魁星馆，有人书此方于壁间，云此方神妙，与前香白芷方②并书之，韬光屡以救人，皆验。

---

① 治蛇伤……毒虫咬方：源按："谨按《千金方》《外台秘要》同，《肘后方》引《广利方》无麝香，《十便良方》与《千金》同。"

② 前香白芷方：即上文"治毒蛇咬"条所用香白芷之方。

227

治蛇咬。吴内翰方。

辣母藤五叶者，盐嚼傅之。江医沈锐。吕大夫疑问以治蜈蚣螫如神。钱文子曾用之。

又方，生龙脑傅之，沈锐云甚妙。

治天蛇螫毒，举身溃烂，号呼欲绝者。秦皮煮汁一斗许，恣饮之，初日减半，两三日顿愈。不知天蛇为何物，或云草间黄花蜘蛛是也，人遭其毒，仍①为露水所濡，乃成此疾。沈存中《笔谈》载之甚详。

雄黄散　治一切恶虫咬着人成疮，不可辨认，医疗不效者《千金方》同。

雄黄　硇砂　白矾　土蜂窠　露蜂房

上五味，等分为细末，入麝香少许，同研匀，用醋调涂疮上。难辨认者，尤宜速疗，三五日毒气入心，不得闻哭声。

诸蛇虫所伤，皆可治，真有神效。重五日合。

以杏核七七个，每个磨开一窍，去仁，研真雄黄末填其中，次以腊封之，共置一瓦合内，合口更须固济，窨于向北静处檐下，七七日取出，要用则旋开一核，以津液调雄黄傅咬处，当不移时毒气尽作黄水消去。

治蛇伤。

急取虾蟆烂捣罨痛处极妙。仍将绢片轻轻包定药，又以头垢傅伤处。

治蜂螫②。

于地上寻小竹或木棒儿，正南北安顿者，取在手，就地写十字，先从南画至北，次从东画至西，然后于十字中心掏一捻土，傅在痛处，立止，屡曾用之，殆不可晓，须志诚乃验。

---

① 仍：再。
② 治蜂螫：源按："谨按《外台》疗蝎螫方，划地作十字，取上土，水服五分匕。"

又方，生芋头刮汁傅之。沈存中尝用之，出《笔谈》。

治壁镜①咬。《西阳杂俎》。

桑柴灰汁三度沸，取汁调白矾末为膏，涂疮口即差。兼治蛇毒。

治蝎螫。《千金》。

雄者螫止在一处痛，用井底泥涂；雌者痛牵诸处，用当檐下泥涂之。

蠷螋叮②。

向南燕窠泥，新水浓调涂。燕粪亦得。

胡蜂叮③。

生姜汁涂。又苦荬汁涂。又用齿上垢傅。

沙蜂叮。

水磨生朱涂。又磨雄黄涂。

治蜈蚣伤④。

烂嚼吴茱萸一味，擦之立效。

又方

以鸡粪涂之，痛即止，白鸡粪尤妙。

又方，张友闻县尉传。

大捻纸灯一个，浓蘸麻油点着了，于咬处照熁⑤之，毒气自出，尽入油烟中也。

又方，以右手大指、中指托地上，于中指尽处掏少土傅之，勿令患者知，此亦厌胜法耳。

又方，高鲁叔传，出《圣惠》，其子亲效。

---

① 壁镜：又名"壁钱"，蜘蛛的一种。
② 蠷螋(qú sōu 渠搜)叮：源按："谨按《千金方》治蠷螋尿疮方，燕窠中土以猪油和酽醋涂之。"蠷螋，一种昆虫。古人称其溺射人影，令人生疮。
③ 胡蜂叮：源按："谨按《千金方》治蜂螫方，齿垢涂之。"
④ 治蜈蚣伤：源按："谨按《外台秘要》一切螫毒，嚼茱萸以封之，立愈。《得效方》同。"
⑤ 熁(xié 胁)：烤。

生姜汁调腻粉傅之，其痛立止。

又方，六兄。

烂捣蚰蜒，傅之立愈。

又方，陈学谕行之方。

菖蒲细嚼，以傅咬处，立愈。

又方极妙，甚者不过二枚。

取大蜘蛛一枚，放所咬处，令收其毒。赵参议、陈寺丞、钱文子皆云之。初亦不信，亲曾用之。既啮，痛果即定。蜘蛛虽着身稍远，必径寻其处而啮之，渐觉腹胀，盖为毒气所攻，须急投水中，不尔①即死。

又方，取桑树汁涂。又头发烟熏。

治狗咬②。

上烂嚼杏仁傅之，或以人屎汁傅尤良。

又方，井口蚯蚓粪，湿傅疮上，以物包定，即差。

又方③，杏仁去皮尖，同马蔺根研细，先以葱汤洗疮，然后涂之。

猫儿伤。

研薄荷汁涂之。

治寸白虫。 燕贤仲侍郎年二十三四时患此，依方治一剂服之，良久，据厕下虫，二时许不断，其长数丈，遂愈，更不复发。此病多因食生牛肉得之，尝药时所下皆其子，故多再发，若取其母，则不发矣。又云，其虫母④二条相合，疑牝牡⑤云。

酸石榴根南引者，掘取洗净，细剉半升，用水五升，煎取半碗以下，去滓，五更腹空时，先炙猪肉，随意吃，以引虫，不可过饱，然

---

① 不尔：不然。

② 治狗咬：源按："谨按《千金方》同。"

③ 又方：源按："谨按《得效方》无马兰根。"

④ 虫母：源本作"母虫"。

⑤ 牝(pìn 聘)牡：牝，雌性的(鸟兽)；牡，雄性的(鸟兽)。

后温服此药，只作一服，虫自取下，吃白粥一日补之，永绝根本。《图经》用东南引根，《千金》《日华子》用东引根，学生见服之，一啜即下而愈。

又方，《本事方》云出《良方》，所载甚详。

锡沙_{作粗泥者，无即以黄丹代，油和元，如梧桐子大}　薏苡仁　槟榔_{等分，为末}

上浓煎石榴根汁半升，下散三钱，元五枚，中夜服，旦日①下。

治百虫入耳。以桃叶火熨之，卷而塞耳，虫立出。

治头上虱子。章县丞朴曾试有验。

上藜芦为细末，掺擦在发中，经宿，虱子皆干死自落。

① 旦日：第二天。

第二十六门

妇人诸疾　产前　产后　血崩　吹奶

秦桂元① 　知金州范罗进。

秦艽_{去芦}　桂心　杜仲_{去粗皮，炒丝断}　防风　厚朴_{去粗皮。各三分}　附子_{去皮脐}　白茯苓_{各一两半}　白薇　干姜_炮　沙参　牛膝　半夏_{汤洗七遍。各半两}　人参_{去芦，一两}　细辛_{二两一分}

上十四味并生用，须秤择精细，同为细末，炼蜜元如梧桐子大，每服三十元，空心食前，温酒、醋汤、米饮任意下。如未效，更加元数。已觉有孕便不可服。其效如神，真仙方也，亲见一贵人服此药得子。

宁志膏 　治妇人因出血多，心神不安，不得睡，语言失常。滕生色家方，极有效。

辰砂　酸枣仁　人参　茯神_{去木}　琥珀_{各一分}　滴乳香_{一钱，别研}

上为细末，和匀，每服一钱，浓煎灯心枣汤调下。

百花膏② 　治妇人因失血后气弱，或产后虚羸，亦宜服之。

---

① 　秦桂元：源按："谨按《得效方》秦桂圆同，治妇人无子，经进有效。"

② 　百花膏：源按："谨按《御药院方》五灵散无人参。"

熟干地黄　生干地黄　川当归　川芎　白芍药　人参各一两

上为细末，入生藕自然汁、生姜自然汁、蜜各一盏，同煎数沸，令香熟，入药调成膏，用砂器盛贮，每服一匙，用灯心枣汤化下。

拱辰丹①　夫方当壮年，而真气犹怯，此乃禀赋素弱，非虚衰而然也。憯燥之药，尤宜速戒，勿谓手足厥逆便云阴多，如斯治之，不惟不能愈疾，大病自此生矣。滋益之方，群品稍众，药力细微，难见功效。但固天元一气，使水升火降，则五脏自和，百病自去，此方主之。行在孙琳郎中方，葛丞相妇人②少年时服之，果效。

鹿茸酥炙，去毛皮用　山茱萸新好有肉红润者　川当归洗去土。各四两　麝香半两，别研

上三件为末，入麝香拌匀，酒煮面糊为元，如梧桐子大，每服一百粒或五十粒，温酒盐汤下。

暖宫元

当归　川芎　禹馀粮醋淬七遍。各一两　川姜　附子炮，去皮脐　桂心各三两

上为细末，酒糊元，如梧桐子大，空心食前酒服三十元，日进二三服，增至五七十元。

不换金元　治妇人诸虚不足，心腹疼痛。

当归　没药　玄胡索　川芎　藁本　人参　白茯苓　牡丹皮　甘草　白芍药　白术　熟干地黄　白芷　白薇各等分。《产宝方》有桂心，又无地黄

上为细末，炼蜜为元，如弹子大，每服一元，酒送下。

正经汤

熟干地黄半两　人参　桂心　半夏汤洗七次　白芍药　牡丹皮　阿胶　麦门冬　当归各二钱半　吴茱萸汤洗七次，二钱

---

① 拱辰丹：源按："谨按魏氏拱辰丹无麝香，有附子、沉香。"
② 妇人：源本作"夫人"。

上为粗末，每服三钱，水一中盏，生姜五片，煎至七分。**温经汤**有川芎、甘草，无熟干地黄。

艾煎元 治妇人一切虚寒，胎前产后赤白带下，或成血瘕，久服此药，自然融化。汉阳苏司法孝详传，名次参。

伏道艾揉去尘土，择净枝梗，取叶秤五两。先用大肥淮枣一十二两，砂瓶内水煮烂，去核，同艾叶一处捣烂如泥，捻成薄饼子，猛火焙干，乘热急碾为末

大汉椒去目、枝梗，并合口者，取净秤五两。以阿胶二两，米醋三升，同椒于砂瓶内煮极干取出，焙燥，碾为细末

当归去芦及须，酒洗 白芍药真白者 熟干地黄如铺上卖者，须净洗，漉去浮者，晒干，酒浸蒸晒，再入酒浸，蒸五七次，如糖煎香美方可用 川芎 白薇 附子大者，炮，去皮脐 卷柏取青叶 泽兰去枝梗，取叶。已上各焙干秤

上八味，同为细末，与前艾叶、椒末拌匀，米醋面糊为元，梧桐子大，每服五七十元至百元二百元，艾醋汤空心食前服此药。向来①一妇人，因产后虚寒，呕恶不食，腹痛如割，时作寒热，复出盗汗，瘦瘁骨立，脐腹之左，结成硬块，其大如掌冰冷，虽盛暑，此处独无汗，每块微动，则痛不可忍，百药不效。梦中人告以此方，服之数服，恶心、寒热、盗汗辄止，尽一料遂平复，独血块如故，服五六料，其块自融化，如鱼冻而出。

内灸丹 治宫脏久冷，中焦停寒，心腹或脐下疼痛，肢节倦怠，心悸怔仲，食少恶心。

荜拨 桂心 干姜炮 舶上硫黄细研 金钗石斛细剉，酒浸。各半两附子炮，去皮脐 泽兰叶各一两

上捣罗为细末，面糊为元，如梧桐子大，煅过朱砂为衣，每服三十元，加至五十元，煎艾叶盐汤空心下。

治妇人血隔若血崩者②，服之住血，隔者，服之通。李秀传。

---

① 向来：先前。
② 血隔若血崩者：因实邪而经水不通为血隔，经水过多为血崩。若，或。此句下应重复"血崩者"三字。

生地黄　熟地黄　甘草炙　柴胡　白芍药　当归　地骨皮　牡丹皮　玄胡索　川芎各三两

上为粗末，每服三钱，水一大盏，同古老钱一两文，煎至熟，入麻油一两点，候煎及八分，去滓热服，空心食前。忌鱼腥之类。

桂香散　治脾胃虚弱，并妇人脾血久冷良方《类聚》无治脾胃虚弱并六字，良方二字作时作腹痛泄泻。

草豆蔻去壳，炒　甘草　高良姜剉，炒香熟　白术　宿砂仁各一两　青皮去穰，炒黄　诃子肉各半两　肉桂一分　生姜切　厚朴去皮　枣肉切。三味各一两，水一碗，煮令干，同杵为团，焙干

上同为细末，每服二钱，入盐少许，沸汤点，空心服。此药乃疗腹痛，又治冷泻尤妙。腹痛最难得药，此方只是温脾药耳，特工①止痛，理不可知。

治妇人血虚，能散滞气风肿水肿。姚岳运使传。

泽兰　防己

上等分为末，每服二钱，温酒调下，不拘时候。

十柔元　补妇人血气。蒋签判传。

熟干地黄四两　当归　桂　苁蓉酒浸，无，以鹿茸代之　紫苑　补骨脂　鹿角胶炒　柏子仁　熟艾别碾，酒浸，熬膏　白茯苓各二两

上为细末，艾膏为元，梧桐子大，每服七八十元，温酒或米饮汤下。

补气固血，治本脏因虚生寒，月经行多，或来不及期，腹痛怯风，脏腑不和，**茱萸鹿茸元**。

吴茱萸汤洗三次　附子炮裂，去皮脐　干姜　肉豆蔻面裹，炮　白茯苓　黑龙骨炭火三斤，烧通赤，经宿，研细水飞。已上各半两　杜仲剉碎，酒浸，炒丝断　五味子　苁蓉酒浸一宿　鹿茸削去皮毛，劈开涂酥炙　赤石脂州土粘舌者。已上各一两　熟干地黄一两半

①　工：擅长。

235

上为细末，酒煮面糊元，如梧桐子大，空心食前热米饮服五十元至七十元。一两月后血气已安，去龙骨，加沉香半两，可以常服。母氏中年之后，甚得此药之力。

消腹内血块，大庆通监院方。

舶上茴香　益智仁　玄胡索　陈橘红　肉桂　蓬术　川姜_{各半两}附子_{两个，炮，去皮脐}　乳香　沉香　白术　人参　当归　木香　白芍药_{各一两}

上为细末，枣肉为元，每服六十元，米醋汤吞下，温酒亦得。

胜金丹[1]　治妇人月水湛浊不通，久无嗣息，血癖气痛，四肢浮肿，呕逆心疼，虚烦劳闷，面色痿黄，崩漏带下，寒热蒸劳，头疼齿痛，血下无度，淋沥[2]诸疾，产前安胎，临产催生，产后胎结疼痛，伤寒烦渴泻痢，血晕血劳筋挛，痰盛头疼，败血上冲，血刺泄泻、咳嗽喘急，咯血，血块起伏，气痞气膈，血作腰痛，小便不禁，子死腹中，失盖[3]汗不出，血风，脚手痹顽，凡产后诸疾，并皆治之。

牡丹皮　川藁本　人参　川当归　白茯苓　赤石脂_{别研}　香白芷　官桂　白薇　京芎　玄胡索　白芍药　白术_{米泔浸一宿。各一两}　甘草_炙　沉香_{不见火}　没药_{别研。各半两}

上件药材，皆用温水洗净，捣罗为末，炼蜜元如弹子大，每服一粒，空心温酒送下。凡妊娠临月，服此五六粒，即易产。如久无子息[4]，服二十粒，当月有子。并治积年血风，半身不遂，种种血疾，不问年深皆疗，神效。

加减十宝汤

黄耆_{四两}　熟干地黄_{酒浸}　当归_{酒浸}　白茯苓　人参　白术　半夏

---

[1]　胜金丹：源按："谨按杨氏白薇圆有附子，无沉香。《得效方》胜金丹无没药。"
[2]　淋沥：水点滴沥貌。此指月经淋漓不断。
[3]　失盖：也称"失覆"，失去覆盖，即指着凉。
[4]　子息：子嗣。

汤泡七遍 白芍药 五味子 桂各一两 甘草半两，炙

上为粗末，每服二钱，水一盏半，姜三片，乌梅一个，煎至七分，去滓，空心食前服。

治妊孕伤寒①。

生姜三十片 葱十茎，连根用

上用水二大碗，煎取八分盏服之。

治妊孕吃撅，或闪朒着②。钱季毅传。

缩砂仁去膜，熨斗内略炒，为细末，每服二钱，温酒调下，不饮酒人，米饮调下，或盐汤亦得。

治难产不顺，催生立效。

黄蜀葵子一两，净洗，入童子小便一盏，烂研，作二服，立分娩③。

胎死腹中。其证指甲青，涨闷，舌青，甚者口中作屎臭。郭宅心方，王顺伯运使传。

瓜蒌根一味，焙干为细末，每服二钱，倒流水调下，二服取效。仍先备防晕药。

催生药，极妙。孔世贤方，赵太叔方同。

朱砂 雄黄各一钱半 蓖麻十四个，去皮 蛇退一尺

上件为细末，浆水饭和元，弹子大，临产时，先用椒汤淋溧脐下，次安药于脐内，用醋纸数重傅药上，以阔帛系之，须臾即生，急取下药。一元可用三遍。

治妇人胞衣不下，恶血冲心。

用五灵脂拣择砂石及铁屑之类，一半炒，一半生，为细末，每服

---

① 治妊孕伤寒：源按："谨按《千金方》同。"
② 治妊孕吃撅，或闪朒着：源按："谨按杨氏作安胎散，《十便良方》同。"吃撅，遭受跌仆；闪朒，亦作"闪朒"，扭折伤。
③ 娩：原作"免"，"娩"的古字，据文义改。

二钱，小酒调下。

妇人生产不下，死胎在腹，横生倒生，胞衣不下，一切危急，神效。史丞相方，苏韬光传。

蛇蜕一条全者，断者不可用，以火箸挑起令直，用麻油纸捻，从尾烧上，以乳钵接贮，研细罗过。又蠮公窠一个，泥须通透，儿出了者，研细。

上和匀，作一服，以无灰酒半盏，暖热，再以童子小便半盏浸平之，服下即便分娩。蛇蜕须是雄者，墙头或篱上者是。

治妇人难产，数日不下，至危急者。张监税德俊传。

官桂一味，去粗皮，剉碎略炒，铁器不妨，碾为细末，每服三钱，白汤调下，立产。此药须旋合[①]乃佳。

催生药。柳正之寺正方，屡验。

蛇退一条全者，烧灰存性　蚕纸一片，方五寸以上，烧灰存性，约与蛇退相等

上二味合和，只作一服，以麝香温酒调下，立产。

妇人难产方[②]。治妊娠胎气不和，怀胎近上，胀满疼痛，谓之子悬。兼治临产惊恐气结，连日不下，**紫苏饮**。刘经略施此方，云经验无比。

大腹皮　人参　真陈皮　白芍药各半两　紫苏茎叶一两　当归二分　粉草一分

上细剉，分作三服，每服用水一大盏半，生姜四片，葱白七寸，煎至七分，去滓，空心服。曾有妇人，累日产不下，服遍催生药不验。予曰：此必坐草[③]太早，心怀恐虑，气结而然，非顺不顺也。《素问》曰：恐则气下。盖恐则精却，却则上焦闭，闭则气还，还则

---

① 旋合：服用前临时制作。

② 妇人难产方：源按："谨按《妇人良方》一名七宝散，《本事方》紫苏饮有川芎，《得效方》与《本事方》同。"

③ 坐草：临盆，预产。

下焦胀，气乃不行矣。得此药一服便产。及妇人六七月子悬者，予用此药，数数①有验，不十服，胎便近下。注云：恐则阳精却，上而不下流，故却则上焦闭也，上焦既闭，气不行流，下焦阴气亦还回不散而聚为胀也。然上焦固禁，下焦气还，各守一处，故气不行也。

治产难，**立圣鹤顶丹**。濠州朱学长，名炳，字明道，能医，此其家秘方，云国初异人所传。

寒水石不以多少，江南人谓之软石膏者，分作二处，一半生，一半炭火煅，令通红。

上相和，同研令极细腻，入朱砂再合研，色与桃花色相似即止。每用二大钱，以新汲水调下。又法，用鸡子清少许，同调如薄糊，摊在杏叶样纸花子上，急贴于脐中心，候干再易，不过三个，即分娩矣。合时须极志诚，勿令杂人及鸡犬见。

治产难。密以净纸书本州太守姓名，灯上烧灰，以汤调下即产。此虽厌胜，颇验。

治产后恶露不下，腹中疼痛，下血太多，眩晕不能支吾②，及妊娠胎动不安，腹痛下血。

芎藭　当归

上等分，为粗末，每服三钱，水一大盏，入酒少许，同煎至六分，去滓服，不拘时候。

三圣散③　治儿枕痛不可忍者，此神药也。

当归洗　肉桂去皮　玄胡索炒，等分

上为细末，每服二钱，热酒或童子小便调下。

凡妇人产后，急饮新汲水数口，恶露或胞衣即下，永无血晕之

---

① 数数：屡次，常常。
② 支吾：支撑。
③ 三圣散：源按："谨按《得效方》延胡索散方同。"

虞。世人但以产后怕生水为言，惑矣！初产后不可不服，既定一两日，却忌生水也。

治产后血晕。柳正之方。服催生药既产之后，便须准备此药。

松烟墨二钱，以火煅通红，窨灭，研为细末，作一服，温酒调下。

治妇人产后下血，**六合散**。

四物汤去川芎外，当归、白芍药、地黄各一两，**四顺理中元**去干姜外，甘草二两，人参、白术各一两，六味㕮咀，每服三钱，水一盏，煎八分服。先进**固经元**，次服此药。温州医者李郎中以医任和卿阁中，钱文子传。**固经元**出《保庆集》。

治妇人产后感冒伤风。钱文子方。

只服小续命汤，其意防中风搐搦故也。任和卿曾用此药与人屡效。《活人书》治伤寒，识证依法煎服。

治妇人血崩。钱季毅传，临安邹郎中方，屡效。

当归　白芍药　干姜　棕榈

上四味，各烧存性灰，等分秤，醋汤调，以有节朱箸左转调四十九调，食前服。

治血崩①。

乌贼鱼骨　阿胶剉碎，以蚌粉炒成珠子

上等分，为细末，米醋汤调，以朱红箸左转调四十九调，食前服。

治妇人崩漏。

妇人经血正淋漓，旧瑞莲蓬烧作灰，热酒一杯调八字，自然安乐更无疑。

治血崩②。姜侍郎夫人经验。

---

① 治血崩：源按："谨按杨氏螵蛸散，治血崩漏下，乌贼鱼骨一味，木贼汤调下。"
② 治血崩：源按："谨按魏氏蛎香散同。"

棕榈_{不以多少，烧灰存性，细研如粉}　　牡蛎_{火煅，研如粉}

上二味，抄棕榈灰一钱，牡蛎半钱，入麝香少许，拌令匀，空心米饮调下。

又方，此亦姜家传。苏氏外甥女每苦此，服之必安。

香附子_{不以多少，去毛并黑皮，炒深黑色，焦不妨}

上为细末，入盐少许，沸汤点下，不拘时候。此方甚妙，勿谓药粗贱而轻之。合时当以斤计，大剂服之，方见奇效。

治妇人经候淋沥不断。孙盈仲祖方，苏韬光阁中久患，一服而愈。

四物汤加侧柏煎服。

治乳赤肿欲作痈者。张才卿方。

天南星为细末，生姜自然汁调涂自散，才作便用之。

治吹奶①。

妇人吹奶药娄罗②，皂角烧灰蛤粉和，热酒一盏调八字，双手揉散笑呵呵。加乳香少许尤佳。

又方，史仲华方。

用常使木杓柄上尖，烧灰存性傅之。

又方

牛皮胶不以多少，镕开，用纸花摊贴奶上，次以旧齿刷子一个，烧灰存性，研为细末，酒调服，甚有功效。

又方

苔脯③中泥调涂奶上，甚妙。

又方，未成肿痛者。

上小粉炒令黄色，以纸摊在地上，出火毒了，碾为细末，新水调傅之。

---

① 吹奶：乳房肿胀如吹，属乳腺炎一类。

② 娄罗：委曲，烦琐。

③ 苔脯：水苔（即陟厘）晒干制成的可食之脯。脯，干肉、干果等可食之物。

又方①，痛不可忍。

雄鼠粪不以多少，大而两头尖者即是，研细入麝香少许，同研匀，每服二钱，温酒调下，连进三两服即愈。刘驻泊名汝翼，云渠亲以治一屠户之妻，立效。但不必令病人知，恐不肯服耳。

又方，禹锡侄。

百药煎为细末，每服五钱，热酒调下，以滓傅肿痛处。

治奶头裂。蜀人方，盖尝用之甚奇。

取秋后冷露茄儿花裂开者，阴干，烧存性灰傅之。如未是秋时，但是裂开者亦可用。

胎死腹中。《得效方》。

鹿角屑二三方寸匕，煮葱豉汤和服之，立出。

治子肠不收②。

铁精粉肠上推纳之，仍酒服磁石末。

上二方，《类聚》援③《是斋》方，因附于此。

---

① 又方：源按："谨按《十便良方》通经散，治室女月水不通。鼠屎一两，烧灰，细研，空心以温酒下一钱神效。"

② 子肠不收：指产后子宫脱垂不能收回。

③ 援：引用。

卷之十九

第二十七门

小儿诸疾　脾胃　急慢惊风　伤风　吐泻痢　走马疳　痰嗽　疮疹　疮疖　杂证

真方木香散　治小儿脾胃虚弱，泄泻气滞，饮食不进。钱都厢二方。

木香　藿香叶　青皮去白　甘松　丁皮　香附子　益智仁各半两　甘草炙　缩砂仁各一两　姜黄一钱

上为末，每服一钱，紫苏姜汤调下，食前。大人增至三钱。

双金饮　治小儿吐泻，实脾进饮食。

丁香　人参　甘草各一钱　白术　白茯苓各半两　半夏半钱，姜制

上为末，每服二钱，水七分盏，姜二片，枣二个，同煎至四分，去滓温服。

治小儿脾胃虚弱，乳食不调，时作身热，或吐或泻不定，**藿香散**。

藿香叶　人参　白茯苓各一分　丁香一钱

上为细末，每服一大钱，水半盏，煎至三分，去滓温服，不拘时候。若伤风热，入生姜一片；作惊，加羌活、防风各半寸；有痰逆，加汤洗半夏一片，生姜三片，煎如前。

243

治小儿伤食腹胀，**褐元子**。

萝卜子炒　蓬莪术各一两　胡椒半两

上为细末，面糊为元，如黄米大，不拘时候，萝卜汤下，每服十五至二十元。

治小儿脾胃，**厚朴散**。

厚朴姜汁制　白术各一两　神曲炒　麦蘖炒。各半两　藿香　甘草各一分

上为细末，枣汤调下一二钱。

治小儿诸疾，**银白散**①。慢惊搐搦，麝香饭饮调下，日进六服；急惊定后，陈米饮调下；惊吐不止，陈米饮调下；天柱②倒，脚软，浓米饮调下；夹惊伤寒，发搐，薄荷葱白汤调下；疳气胀急，多渴，百合汤调下；发热面赤，浑身壮热，忽然惊叫，金银薄荷汤下；赤白痢，不思乳食，生姜三片，枣五个，陈米一合，煎饮调下；吃食不知饥饱，不长肌肉，麦蘖一撮同炒，姜汤调下；暴泻，紫苏木瓜汤调下；形神脱改，语言不正，及大人吐泻，藿香汤调下二钱。海上名方，甚妙。

白术细剉，以绿豆一合炒香，去绿豆　黄耆拍开，微炙，勿令焦　人参　干山药　白扁豆微炒黄香，勿焦。各一两　白茯苓一两半　白附子文武火炒微黄，地上出火毒　天麻剉，如棋子大，麸炒黄色　真糯米炒黄　藿香去土，生用。各半两　白僵蚕洗去灰，微炒，勿焦　木香湿纸裹煨　川升麻水浸过，生用　甘草剉，炙勿令焦。各一两

上为细末，患依汤使服，常服米饮调下。小儿半钱或一字，妇人产后亦可服。

---

①　银白散：源按："谨按《和剂局方》去木香、黄芪、白僵蚕、糯米、藿香，加知母，只八味，各等分，治证同，亦名银白散。杨氏银白散无黄芪、白附子、糯米、藿香、白僵蚕、木香、升麻，有全蝎。魏氏银白散无白术、黄芪、白附子、天麻、藿香、白僵蚕、木香、升麻、甘草，有干葛、半夏。"

②　天柱：指颈椎。

治小儿涎多，留在两口角，此由脾胃有冷，流出渍于颐下，乃名滞颐之疾，**温脾丹**方，俗谓之惶破涎滴①儿者。葛丞相云：此方甚奇。张涣三方。

丁香　木香　半夏各一两，用生姜六两同捣细，炒黄　青皮　白术　干姜微炒。各半两

上为细末，炼蜜和元，黍米大，每服十元，米饮下，量大小加减服之。

又方，**温胃散**。

丁香一两　肉豆蔻　半夏白矾水浸，炒黄　白术　干姜　甘草　人参各半两

上为细末，每服一钱，水八分盏，入生姜二片，煎至五分，去滓，空心温服。

又有涎多乳食不下，涎流不出口者，乃名脾热，**金朱丹**方。

金箔十片，研　朱砂细研，飞　牛胆　天南星　半夏汤洗七次。各一两石膏研飞　白茯苓各半两

上为细末，拌匀，用生姜自然汁和元，如黍米大，每服十元，煎人参汤下，乳后服。

肥儿元②　马敏叔传。

川黄连　芜荑③仁各一两　麦蘖炒　神曲炒。各半两

上为细末，生猪胆汁煮面糊为元，如麻豆大，每服五元，米饮吞下，食前服。

百粒元　钱季华方。

川黄连　厚朴　吴茱萸各一两，用生姜一两，擦碎，同淹一宿，炒令香熟

---

①　滴(hào 浩)：水泛白光。

②　肥儿元：源按："谨按《局方》肥儿圆无芜荑，有肉豆蔻、使君子、槟榔、木香，俱七味。魏氏方于《局方》加干蚵蚾，都八味。《易简方》《三因方》与《局方》同。杨氏方、《十便良方》无麦蘖，有川楝、神曲、使君子，俱六味。"

③　芜荑：当作"芜荑"，参卷九同例。

上为细末，面糊元如梧桐子大，陈米饮下百粒，粟米饮尤妙。小儿即小元，如黍米大。如泻甚者，加肉豆蔻一个，没石子两个。

沉香豆蔻元① 治小儿乳哺失宜，冷热不调，热冲上膈，冷归下焦，致虚实不等，水谷不化，遂伤脾胃，胃气虚则呕吐，脾气虚则泄利，夹积则变为下痢脓血，盖居常脾胃最在调适也。庐州郭羽方。

当归 木香 白术各半两 沉香 白芍药 人参 蓬莪术 缩砂仁各二钱半

上为细末，面糊元如黍米大，每服十元至二十元，米饮送下，量儿大小加减。

治小儿积滞，肠胀食伤等疾，**当归元**②。滁州丁医。

芫花未开者，及时采取，眼晒③干，摘去枝梗用，和淡米醋或糠④醋浸药面上，醋高一指，隔宿取出，控起带醋于铁铫内，以慢火炒之，不住手搅拌，水脉断，即以碗器盖之，候冷倾出，着底焦者不用。洗过铫子，揩净，再炒香熟，焙干为细末，却以先浸药醋，打硬糊为元，如粟米大。每服三二十元，米饮下，不拘时候，一时许再进，脏腑必动，不过利一两行即止，甚快而无所损。若去脾胃停滞，见效欲速，即用砂糖水或紫苏汤下。打糊醋须澄清者用，或少却添别醋不妨。元时更作一等如绿豆大者，治大人酒食所伤，元数斟量所患，随虚实服之。庐州郭医云，芫花、海藻、甘遂、大戟，四者皆反甘草，服此药了，须忌它药一日，脏腑既动，当以白粥补之。

治小儿白浊。都下医者孙琳，尝以此医一贵人，不数服而愈。

淡豆豉不以多少，研细，入剥净大蒜，逐旋同研，可元为度，如绿豆大，每服十元，米饮汤下。

① 沉香豆蔻元：下文组方中无豆蔻，当有误。《普济方》卷三九三引作"益胃丹"，异名同此；《普济方》卷三九七引同方名"沉香丸"。

② 当归元：下文方剂组成无当归，当有误。《普济方》卷三九二引本方无方名。

③ 眼晒：当作"晾晒"。晾（làng 浪），曝晒。

④ 糠：原作"康"，《普济方》卷三九二引本方作"糠"，据改。

治小儿骨弱，至七八岁不能行立者，只服**八味元**①一料自愈，功在泽泻耳。

治小儿初生不饮乳及不小便。

葱白一寸，四破之，以奶汁二合，于银石器内煎取一合，灌之立愈。吴内翰曾氏外孙，初生移时不饮乳及不小便，皆惊以为恶证，亟取《外台秘要》，检之得两证，用此一方遂愈。

夺命散　治急慢惊风。

全蝎二七个　蛇含石醋淬七遍　铁孕粉　丁头大赭石各一两

上为细末，薄荷汤调下。如身热，入朱砂末少许。

治小儿急慢惊风。

白矾生用　雄黄等分

上研细，蜡柜元如绿豆或粟米大，以麝香、朱砂养之，量儿大小，取青绿物自大便出即愈。

韶州医者刘从周，论小儿吐泻发搐，觉有痰者，但服**五苓散**，入生姜、半夏煎服，吐了痰，泻亦止，惊自退。林谦之祭酒云。

【**点评**】痰饮可流窜全身，导致各种不同的病变，故有"百病皆由痰作祟"之说。痰的致病特点主要包括阻碍气血运行、影响津液代谢、扰乱神明等，因而才有文中"吐了痰，泻亦止，惊自退"之说。

治小儿慢惊，**青金元**②。

青州白元子、金液丹等分，同研为细末，面糊元，如黍米大，量儿大小服二十元至三十元，姜汤下。

又方

---

①　八味元：名"八味丸"者诸多，此当指《金匮要略·中风历节病脉证并治》之崔氏八味丸。方用干地黄、薯蓣、山茱萸、泽泻、茯苓、牡丹皮、桂枝、附子，治"脚气上入，少腹不仁"。

②　青金元：源按："谨按《十便良方》双金圆治小儿泄泻，引胡氏方同。"

正坐大附子，去皮脐，生，为细末，以白项蚯蚓令于药末内滚，候定，刮蚯蚓上附子为元，如黄米大，每服十元，温米饮下。

治小儿因吐泻胃虚生风，作惊痫状，曾用极妙。

上白术二分，蜜煮至焦，须木炭火，取出，水净洗，切片焙之，入蝎梢三七个，天麻、附子各一分，共为末，米饮汤调下。

治小儿慢惊，百药不效者。葛丞相方。

大川乌头去皮脐，生用　全蝎等分

上咬咀，每服半两，水两大碗，生姜五十片，煎至三四分，去滓，逐旋以药注灌之。

辰砂蝎梢膏①

辰砂研　青黛研　天竺黄研。各一钱　全蝎五枚　天麻一分　麝香一字，研
龙脑半钱，研　白附子一钱半，生用　金箔二十叶

上研匀，以生姜蜜和成膏，每服一皂子，或两皂子大，量儿大小加减，用生姜或薄荷汤研化下。

保生元　治小儿胎中惊积，盘肠内吊②，伛身③返视④，啼哭不止，或潮热风痰，骤成急惊，吐泻日久，变成慢惊，手脚搐搦，哭如鸦声，脾胃虚极，不进乳食，如能常服，令小儿永无惊风之疾，眠睡安稳，乳食增进。虽是伤风疮痘之候，服之亦能解利寒邪，透肌消毒。大人手足顽麻，运动疼痛，睡中惊悸，心神不宁，以两粒依方于临睡时化下。刘尉传，平江邹宰秘方。

天南星炮　白附子炮。各半两　朱砂　麝香各一分　蛇含石四个大者，于地上依方位写十二时辰字，只于辰字上用瓦衬如法，炭火煅令通红，醋淬七遍，须预前煅下，临时入药

---

① 辰砂蝎梢膏：源按："谨按《本事方》蝎梢圆全蝎、白附子、硫黄、半夏四味，无馀药。"
② 盘肠内吊：小儿突发性腹痛、肠绞痛一类病证，又称"盘肠钓痛"。
③ 伛（yǔ 雨）身：驼背，弓背。
④ 返视：指目睛上翻，俗称"翻白眼"。

上为细末，于重午日修合，用三五家粽子尖搜和为元，如梧桐子大，每服一元，薄荷汤磨下。若肚疼，用吊藤汤磨下。未周晬①儿，只服半元。合时勿令妇人猫犬见之。

治小儿夜啼，钱文子传。钱氏小儿方有之，**谓之灯花膏**，但只用一味，此方加下二味。

灯花七个　鹏砂一字　朱砂少许

上同研，令极细，以蜜调成膏，俟儿睡时，以少许抹口唇上，立验。

抱龙元② 庐州陈法师家方，小儿惊药。

人参　雄黄飞。各一两　郁金　白茯苓　藿香叶　甘草各二两　山药四两　朱砂二两，一半为衣　全蝎半两　麝香　脑子各一钱

上为细末，炼蜜和成剂，每一两分作六元，朱砂为衣，十元用金箔一片，小儿一元，分作四服，薄荷汤化下。

万金丹③ 治小儿急慢惊风。

朱砂一钱　轻粉一小蓝④　全蝎一个，微去梢　雀儿饭瓮三个，其状如雀卵，树刺上有之，去壳取肉，生用，候前三味研细方入，同研

上为细末，以男儿乳汁⑤元，如鸡头大，半周⑥半元，一周一元，一岁⑦加一元，至三元止，用金银薄荷汤化下。服药后，必昏睡，虽终日亦不可惊觉⑧，自醒即无事，其惊涎随大便出。然药性微冷，若慢惊宜少服。

---

① 周晬(zuì 最)：周岁。

② 抱龙元：源按："谨按钱氏抱龙圆出《简易方》，与本方不同。"

③ 万金丹：源按："谨按《十便良方》朱砂散治小儿一腊后月内忽中慢惊风，及无辜之类。无轻粉，有牛黄、麝香各一分，薄荷汤调下。"

④ 蓝(lǜ 录)：古代用来装脂粉等的小盒子。

⑤ 男儿乳汁：生养男儿之母的乳汁。

⑥ 半周：半岁。下文"一周"则指一周岁。

⑦ 一岁：一年。

⑧ 惊觉：惊醒。此指使睡中小儿受惊醒来。

又方

螳螂_{一个全者，炙黄，碾为细末}　朱砂　麝香_{各半钱}

上为细末，如一两岁儿，分作四服；四五岁儿，分作两服；六七岁，作一服，以金银薄荷汤调下。慢惊，加生硫黄一豆大，同为末；急惊，则不用硫黄。前二方世所未有，医者所不知，乃贵家①珍秘不传之方，甚妙。

和解汤　治小儿四时感冒寒邪，壮热烦躁，鼻塞多涕，惊悸自汗，肢节疼痛，及麸疮豆疮，已发未发者，皆可服。翁主簿翀之传，婺州医人方，甚奇。

羌活　防风　川芎　人参_{各一两}　干葛　川升麻_{轻者}　甘草_{微炙。各半两}

上为粗末，每服，三岁儿一钱，水三分盏，生姜半片，枣子少许，同煎至二分，去滓服，不拘时候，量大小加减。

治小儿泻清水不止，**白龙元**。

白石脂_{一分，只白礬好者亦得}　白龙骨_{一分}

上为细末，滴水为元，如芥子大，每服三四十元至五十元，紫苏木瓜汤下，日进三服，量儿大小，加减服之。

治小儿泄泻不止。

上用鸡子一个，打破，入铫子内，同黄蜡一块，小指头大，炒熟，如常啖之，即止。项文学从龙，在临安见乡人潘省干之子服之，其子方三岁。

治小儿吐逆。

丁香　半夏_{生用。各一两}

上同研为细末，姜汁和元，如绿豆大，姜汤下三二十元。李正字常传，以治疗多效_{元板作"滞"}。

治小儿泻。郑丞相方。

---

① 贵家：高门大族之家。

黄连_{去须}　南木香_{各一两}

上各半生半炒为末，醋糊元，绿豆大，每服三五十元，米饮下。

治走马疳。史仲华方。

用蛇吞虾蟆，逐蛇而取之，以藏瓶一枚盛，黄泥固济煅，烟尽存性取出，研为细末，入麝香少许，于患处贴之即止。

又方，沈司理张运干方同。

五倍子陈者敲开，只取虫蛀末，入麝香同和匀，先以浆水洗疮，浥①干傅药。干者油调涂，新者和皮用亦得。

治疳，**苦楝元**。

芜荑_{三两}　川黄连_{一两半}　苦楝子_{三两，去尖皮并核}

上为细末，箬叶裹，粟米煨成饭，元如黄米大，每服十五至二十元，米饮下，空心食前，日进三服。

除疳散　治小儿走马疳，蚀透唇鼻损骨者，用之大效。川本史氏小儿方。

大天南星一个，当心剜作碗子，安透明雄黄一块在内，用大麦面裹，火煨，候雄黄溶作汁，以物合定，出火毒一宿，去面，将天南星、雄黄研细，入麝香少许，擦在疮处立验。

治小儿五疳，烦热烦躁，烦渴泄泻，腹急胀满，面黄羸瘦，一切虫痛，**芦荟元**②。

龙胆草_{去芦}　黄连_{各半两}　雷丸_{一分，并生用}

上为细末，面糊元，如黍米大，每服三四十元，米饮下。此方费省而功效博，苏韬光家中外小儿常服极佳，不可一日无也。

治小儿走马疳，甚验。

取大蜘蛛一枚，以湿纸裹，外用荷叶包，火中煅令焦存性，细研，入少麝香傅之。

---

① 　浥（yì 义）：原作"溰"，形近之误，据文义改。用布、棉花等拭干水分。
② 　芦荟元：下文组方中没有芦荟，应有误。

又方

芭蕉杆或叶，无即用根，烧存性灰，入麝香、轻粉傅之。

治小儿走马牙疳。郑判院名擢传。

上用干蒴叶不以多少，裹软饧一块，同烧成黑灰，用轻粉相和傅。干者油调。

治走马疳并疳疮等疾。

上以人中白火煅通红，地上去火毒，研细，入麝香少许傅之，及治一切疳疮，恶疮赤烂等疾，不过三两次，必效。

治诸疳走马疳。

蛆不以多少，用河水浸三日，新瓦盆内顿，外以火煏干①，入麝香少许在内，用贴患处，吃亦不妨。

治小儿走马疳。

蟹壳十个，白矾五文，枣子三个，一处炭火煅过，为细末，入麝香少许同研，干揩牙。

又方

五倍子全者，不以多少，炭火中烧，候烟欲住取出，置地上，以碗覆之，存性去灰，碾为细末，入麝香少许研细，如牙药傅患处，虽咽津亦无害，先以盐汤漱口，一傅即愈。

又方

上用白矾、上色坯子各少许，研细傅牙。

治小儿壅嗽。钱文子说，任和卿方甚妙。

白僵蚕半两直者，水洗刷尽灰，焙干　皂角子不蛀者，五十个

上将水一碗，浸皂角子一夜，次日于砂铫内，慢火熬取浓汁半盏，去皂角子，以僵蚕蘸炙，汁尽为度，碾为细末，炼蜜调成膏，候小儿睡着，以抹唇上，自咽下即效。

---

① 煏(bì 必)干：烘干。

治小儿咳嗽。

贝母　拣甘草生用

上等分，为细末，每服半钱，米饮下。牙儿①以一字乳上饮。吴氏外孙子服之立效。

治疮疹不透，干黑危困，神妙。

柿楂子不以多少，为细末，每服二钱，紫草酒调下。小儿量大小加减，徐徐进三两，服即红活②。苏韬光云其家累世用此，甚佳。柿楂子，《图经本草》名糖球儿，第二十三卷云：惟滁州者入药。

治襁褓小儿面上生奶癣。张仲宝方极验。

白胶香碾为极细末，酸浆水调傅，不过一两上③。

治小儿头疮。

以多年篱竹入土烂者，存性灰，入轻粉少许，湿者干掺，干者油调涂之存上有烧字。

治小儿头上有疮，因入汤入水成毒，浓水出不止。唐仲举安孙亲用之验。

红曲不以多少，口烂嚼，罨之立效。

又方，曾用立效。

肥皂烧存性灰，麻油腻粉调涂。

治小儿头疮。庐州知录彭大辩仲讷传，亲曾试之，果验。《海上名方》治久不差疮，猪筒骨中髓，以腻粉和为剂，复纳骨中，火煨香熟，取出，先以温盐水浴疮，乃傅之。本出《良方》。

以猪筒子骨髓调轻粉，涂疮上，立效。早涂至晚即干而愈，神妙不可具述。肥疮、疳疮皆可用。

又方，汉阳章教授传。

---

① 牙儿：新生不久的小孩。《幼幼新书》谓一周岁以内，但通常指数月之内。

② 红活：红润有生气。

③ 一两上：谓上药（敷药）一两次。

树上干桃烧存性，碾为细末，入轻粉麻油调傅。

治小儿秃疮①。亨老传。

鼠粪不以多少，新瓦上煅存性，入轻粉麻油调涂。

治小儿眉间生练银疮。郑判院擢传。

用曾煅金银甘锅子捶碎，碾细，重研如粉，用生麻油腻粉调傅。

治小儿脐湿将烂，不早治，即成脐风。沈仁父。

上当归为细末，干掺。

治小儿风热，阴下赤痛退皮壳方。

滁州赵史君曰渠长子数岁时，忽连夕夜啼，莫晓所谓，继而觉外肾下一处焮赤，不数日阴囊退皮，宛如②鸡子壳然，如此三五次，愈而复作，作即夜啼，退皮如前。忽见一道人说用杉木麸炭末、腻粉，生油调涂，一傅遂止。

赵史君云，其子年十馀岁，因小遗③为犬所惊，当时虽无它，后旬日，忽小便不通，大便初觉自利，后复如常，率半月馀，方一小遗，饮食起居间，皆无所苦，亦无腹涨④、肢体肿满之患。凡服通利水脏，治淋涩药并不效。移书⑤问一医姓刘忘其名，寄三方来，第一方用地骨皮一两，防风半两，甘草一分，为细末，煎麦门冬汤调下，不四五日即通，服之不已，即三日一通，终剂已两日一通矣。再服第二方，用青皮、陈皮、通草之类，不能尽记，数服即平愈。第三方不曾用也。

治小儿坐地，为风或虫蚁吹着，阴肿不下。蒋签判传。

以种葱地内蚯蚓粪水调涂，立效。

理小儿，**守胃散**。治阴阳不和，吐泻不止，预防风证，常服调脾

---

① 治小儿秃疮：源按："谨按《十便良方》治小儿猫鼠惊风，雄鼠粪七个，薄荷汤调服，对麝香少许。"

② 宛如：好像，仿佛。

③ 小遗：小便。

④ 涨：用同"胀"。

⑤ 移书：致书。

胃，进乳食。华宫使方。 续添

人参　白术　白茯苓去黑皮　山药　白扁豆炒　干葛　天南星炮
甘草微炙　藿香叶　防风　天麻

上等分，为细末，每服一钱，水一盏，冬瓜子二十粒，生姜一小
片，同煎至四分，温服。如大泻不止危急，每服入沉香、肉豆蔻各
少许。

百枝膏　治小儿禀赋怯弱，易感惊邪，心神恍惚，眠睡不安，常
服安心神，镇惊悸。同。

人参去芦　防风去芦，并钗股者　天麻各一两　麦门冬汤浸，去心　白附
子炮　白僵蚕划去丝嘴　羌活洗去土　石菖蒲已上各半两　朱砂二钱，别研
麝香一钱，别研

上除朱砂、麝香外，同为细末，却入二味研匀，炼蜜元，每一两
分作四十元，每服一元，煎荆芥汤，放温化下。

掌骨膏　治小儿脾胃虚弱，呕吐泄泻。

人参　白术　白茯苓去黑皮　甘草炙　肉豆蔻面裹煨，去面　白豆蔻
去壳　陈皮去白　沉香　枇杷叶去毛　青皮去白　丁香　草豆蔻去皮　木
香　藿香叶　缩砂仁

上各等分，为细末，炼蜜元如龙眼大，每服一元，空心食前米汤
化下，日进二服。

治小儿滑肠不止，**神功散**。同。

五倍子　百药煎　干姜炮

上等分，为细末，每服一钱，米饮调下。大人煮糊元，如黍米
大，每服三十元，米饮下。

卷之二十

第二十八门

乌髭

乌髭药① 赵太叔知县。

蛤粉八两 韶粉 海螵蛸 黄丹各一两 腻粉半钱 杏仁八个 石灰矿二两 乳香一块，皂子大

上各为末，和匀，将髭先用皂角汤洗过，不可见油，看白髭有得多少，加减使用，河水调药如稀糊，黄昏时用篦子涂在髭上，将荷叶作片子盖之，以片帛包系定，至三更后，用温汤洗去，更将少胡桃肉捻髭上。

乌髭鬓 常用揩牙药。沈丞相家方，亲曾见人用，甚效。

青盐一两，别研 杏仁二两，去皮尖 熟干地黄洗净 旌德乌头各一两

上同为粗末，将瓜蒌去蒂顶并穰，入药在内，以麻线扎定，用蚯蚓粪固济，厚半寸以上，阴干，或有小裂缝，再用粪泥合，将熟炭火烧，候烟出未尽一二分间，用黄土覆之，至冷取出，去土取药，为细末，每日揩牙，或临睡更用以津咽之，尤妙。

刘郡王**倒流油乌髭发神方**。

大诃②子十六个，湿纸裹，慢火煨熟，取皮碾罗为末，用糯米清

---

① 乌髭药：源按："谨按魏氏乌髭方同。"
② 诃：原作"呵"，据药名常例改。

粥饮调得所，涂在熨斗内。用麻油四两，灯心二十四条点，无风处合，熨斗在上，四边略通烟，频挑灯熏，尽油为度，放冷，刀子刮下。乳钵中，灯上烧胡桃肉二十个，存六分性，杏仁八十个，如胡桃烧，更入百药煎二钱同研。针砂半两，醋一盏，浸一宿，煮尽醋，入干生姜四两同研，入诸药末，再研极细，要滋润如膏，恐硬，多入胡桃，磁合内收。如用，洗髭发净，干搽上药，以手指捻匀，皂纱软帛拭之，两上^①，如琴光色，一月中可一次染之。

乌龙髓

汉防己　绿矾各一两　当归二两　桑椹子一百个，须是大紫黑者

上以磁罐盛，用麻油十二两浸，以纸数重紧扎定罐口，于饭甑上蒸，饭熟为度，取出，埋地下窨一百日，用以染髭，大妙。

乌髭鬓揩牙药。张棣子华通判方，舒抚干传。

不蛀皂角，切作小段，长寸许，先镕黑铅，令销成水，投皂角，炒如炭，不可太过，恐成灰，取出候冷，研细，入盐少许，逐日早晚两次揩牙。已白者，三四揩^②则变黑，尚黑者，更不白。

染方。

没石子　母丁香　杏仁　胡桃穰

上等分，逐件以针扎于灯焰上，烧过存性，同研为细末。如要用时，以浆水或蔺水洗髭令净，拭干，捻药在上，每一次用，可黑两月。

乌髭揩牙药，能反白为黑。

蓖麻子四十九个　生干地黄一两　龙骨　青盐各半两　细辛一分，华阴者

上用大瓜蒌一个，开一窍子，去穰，以上件药填入瓜蒌内，将元盖盖定，纸封盐泥固济，晒干，火煅青烟出为度，取出存性，研为细

---

① 两上：谓涂两次药。

② 摘：据前文，当作"揩"。《普济方》卷四十九引本条正作"揩"。

末，早晚揩牙良久，用温酒咽下，用之四十九日外见效。

乌髭药方。广南张市舶法，杨叔子知府传。

针砂五两，筛出粗大片不使，只以细者，水澄过，去泥沙，晒焙干，以浓酸米醋浸数日，然后入铫内炒，令针砂通红为度，倾地上，以盏覆，出火气，瓷罐密收。遇要使时，约髭多寡，抄一钱或二三钱，碾细，和荞麦面相等，又以浓醋调令得所，重汤打作稠糊。第一夜临卧时，先以皂角温汤洗去髭上油腻，次用竹篦二枚挑药连根搽髭，此药不损皮肉，惟恐涂之不厚，仍先以沸汤煮软荷叶，相视髭厚薄，剪作片子，压在粗纸簿中渗干，才使药涂遍了，即以所剪荷叶覆之，令周密，又以帛包系，恐污衣被，亦要护荷叶不走作也。次早起来，以温汤款款①洗之，白者已黄，黄者黑矣。使皂角澡豆末洗面不妨，但不可自使手染，恐指黑。亦须耐烦，第二夜再上药。又四五日前，以诃子不拘多少，铫内使麻油煎，以黑色为度，取出，用热炉灰逐日换泌尽油，临时用皂角水洗净，焙干为细末。又以诃子去核，亦不拘多少，使麦麸同炒，急手搅动，令诃子赤色为度，取出去尽麸，碾为细末。两味诃子，各使净砂罐子盛，每使看髭多寡，使一钱或半钱，并百药煎细末，同前二样诃子各等分，又使小麦麸，如三味药多少，以淘白米第二次泔调重汤煮，如先夜糊厚薄搽髭，并依上法染三五次后，却以两夜药并作一处，同调打糊亦得。

乌髭鬓，**黑锡散**。

黑锡一斤，镕成汁，入桑柴白灰十两同炒，令锡尽为度。又入青盐四两，再炒。少时候冷，为末，磁瓶内封，地下埋五日，取出入下项药 升麻 细辛各一两 诃子四两

上炒令黑色，同前后药末，一处拌匀，如牙药，用百日，自然黑。如要急用，每日揩牙，用好酒灌漱，只一月见效。

---

① 款款：慢慢地。

【点评】本篇题为"乌髭","髭"指嘴上方的胡须，篇中实指面部各处的胡须。条中亦有"乌髭鬓","鬓"指耳前的头发，篇中实指人满头的头发。故"刘郡王倒流油"一条直写为"乌髭发"。胡须和头发变白是变老的表现，古人方书中也有不少使须发变黑的方剂。一以修饰老态，二以延缓衰老。因此，这类方剂往往可分两类，一类是外染，可用于染黑须发；一类是内服，用延缓衰老的内服之药在内补的同时改变须发颜色。本篇所记多属前者。但值得注意的是，本篇一共9首方剂，有4首涉及通过"揩牙"的路径实现"乌髭发"。按中医基础理论，肾主骨，齿为骨之余；肾藏精，精血同源，发为血之余。实际上，牙齿坚固也是不老的表现，而"揩齿"的动作本身也有养肾固齿的意义。故揩齿乌发实际是通过养肾来固齿乌发，有一定的理论基础。

第二十九门

膏药

神验金丝膏

清油半斤　白胶香赤者七钱半，白者七钱半　韶粉半两　腻粉冬季用七个，夏季用八个，临安所卖者

上件细研，入在油内，用银器文武火熬，以向南柳枝系作小把子，搅成膏，如琥珀色，于白碗底上试，以不散为度。如汤烫火烧并金疮，以鸡翎扫之；如久患恶疮，用口含浆水洗净，或以面圈疮口，倾药在内，痛立止；如刀斧所伤，倾药在患处，定疼止血，愈无瘢痕。

木鳖子膏　治经络受风寒邪气，筋脉牵连皮肤疼痛，结聚成核，

拘挛麻痹。张才卿方。

木鳖子一两，去皮，剉如小豆大，用清油二两，浸一两宿，然后慢火熬及一半以来，取出木鳖子，下黄蜡一钱，相搅匀，等蜡化为度，绢滤去滓　乳香一钱，别研细，等木鳖子油与蜡相次欲凝，急投在油内，不住手搅匀

上以磁器收，每用少许，擦肌肉皮肤疼痛聚硬处，不住手，以极热为度。

治一切痈疖毒，**万金膏**。沈仁父司理年七八岁时，苦脑疽见骨，痛楚异常，沈德和尚书传此方，一夕傅之即减，不数日间，凡五换，遂全愈。张承祖方同。

大甘草根节四两，剉去皮　真麻油八两　黄丹四两，真好者

上将甘草根节剉成寸段，椎破，内留一条长者搅药用，银石器入油，煎甘草令焦黄，取出不用，入黄丹，以前所留长甘草一条，不住手搅，如黑色，点少许入水试，候成膏不散，用绵滤，入瓶封闭令密，坎地①二尺许埋药，二十日取出，腊月合尤妙。发背，梧桐子大五十元，甘草汤下，傅贴如常法。

治诸般恶疮，**万金膏**。深兄堂主。

五倍子一钱　赤芍药　白芷　大黄　官桂　当归　玄参　干地黄各二钱半。已上第一次煎　虢丹四两。第一次入　当归二钱半　羌活　云母别研。各一钱　巴豆三十五粒。已上第二次煎　乳香别研　滑石别研　白胶香别研。各一钱　没药别研，二钱半　虢丹四两。已上第二次入

上件各细剉，用真清麻油一斤省②，先将半斤入铫煎沸，下五倍子、芍药、白芷、大黄、官桂、当归、玄参、地黄八件，以柳枝一条搅油，候药带焦色，用绵一绚③滤去滓，再将药油入铫，候略沸，下虢丹四两，打转看候紫色，将油一两点滴在水面上成珠子，即便倾出

---

①　坎地：掘地坑。"坎"用作动词，挖掘。

②　省：不足，将近。

③　绚：通"屯"。"屯"为古代绵的计量单位。《通典·食货六》原注："六两为屯。""屯"亦分化为"纯"。文中虚指，犹言一片、一块。

安稳处。再将清油半斤，如前煎沸，下当归、羌活、云母、巴豆及青杨柳枝皮指面大一二十片同煎，候药带焦，用绵子滤去滓，再煎药油，下乳香、滑石、胶香、没药、虢丹同煎，候如前带紫色，滴入水中，才成珠子，却将前煎药油倾作一铫同煎，打匀为度。煎药时不要火太紧，恐煎过药味。唐仲举云渠令嗣颏颊间苦一漏疮年馀，用此膏药两枚而愈，后以治它人亦多验。

如圣膏 郑都丞方，有效。

当归　熟地黄　玄参　大黄　香白芷　续断　赤芍药　官桂各二两
蓬术一两　黄丹秋夏用三斤半，春冬只用三斤

上用麻油六斤，将前六味剉碎，留香白芷一块，入锅内，以炭火熬香白芷焦黄色，滤去诸药不用，候油冷，下黄丹，用柳枝不住手搅，再上火熬，色转为度，放冷自成膏矣。

治一切恶疮，**太一膏**。李侍郎传，妙甚。

赤芍药　大黄　香白芷　官桂　玄参　当归　生干地黄各一两

上件药并剉，先煎清油二斤令香，候沫尽，即入药煎至黑色，取出不用，将油滤过，然后入黄丹一斤，用青柳枝不住手搅，滴于水中成珠，不粘手为度，倾入瓷器中，以砖盖口，堀窖子，埋树阴下，以土覆三日，出火毒，欲服，元如鸡头大。

发背，先以温水洗疮，拭干，用帛子摊膏药贴之，温水下一元。

久远瘰疬，摊贴，温水下一元。

诸瘘疮，盐汤洗贴，酒下一粒。

打扑伤损，摊贴，橘皮汤下一粒。

腰膝疼痛，盐汤下一粒。

妇人血气，木通甘草汤下一粒。

赤白带下，酒下一粒。

唾血，桑白皮汤下一粒。

风赤眼，摊贴，栀子汤下一粒。

咳嗽，咽喉肿，绵裹一粒含化。

一切风劳病，柴胡汤下一粒。

一切疮疖并肿痛疮，及诸般疥癣，别炼，入油少许，打膏令匀，涂之。诸疾亦度情①而用，甚妙。

此方得之于一僧，颇有异，誓不传与取利之家。苟或②取利，则入山遇虎，入水遇蛟，传者切宜戒之！葛丞相传，郑知县亨老得之昆山僧，皆此方，屡合以施人。奇妙奇妙！

水晶膏　华宫使传。 续添

好白油单纸十张，每张剪作八片　　鹰爪黄连一两，去须，细剉

上用水两碗许，入砂锅内，同黄连煎至一碗半，先下油单五张，又续下五张，同煎五七百沸，汤耗旋添，不得犯铁器，漉起，擦去黄连滓屑，焙干。如疮破有脓，将药花旋松贴；如杖疮，约度大小恰好剪贴，不可太大，先将周回剪下油单烧灰，热酒调，嚼生姜送下，次贴药，切不得犯女人手。此药大治疔疮、背疽、瘤疽、奶脾③、奶疽，鬼面、丹毒、黑痛，贴药后忌荤腥一二时辰，如才觉病早用，见效尤速。

第三十门

杂方　合油　洗油黑漆　驱蚊　浇烛

合油窗油法　韩御带提刑家方，甚奇。

---

① 度（duó 夺）情：估量情势。

② 苟或：假如，如果。

③ 奶脾：大致属疳积范畴。《儒门事亲》卷五："夫小儿身瘦肌热，面黄腹大，或吐泻，腹有青筋，两胁结硬如碗之状，名乳痈癖，俗呼曰奶脾是也。"

麻油四两　桐油三两　定粉一钱　蓖麻子一百粒

上四件，先研定粉、蓖麻子令细，将麻油同打，候匀熟，然后入桐油，再打成油，使须猛日中便干，方有光彩。歌曰：桐三油四不须煎，百粒蓖麻细细研。定粉一钱相合和，太阳相射便光鲜。

煎油法　琅邪长老。

真麻油一碗　挪浓皂角水滤去滓，一碗

上二物，并一处，须用磁器内煎，以杖子搅，每碗煎至七分，候冷，澄清者用，碗底浓者不用。

去油法　甚妙，屡用之，污处如新。

白礁土　黑牵牛等分　滑石减半，等分亦得

上为细末，先以纸一两幅，掺药一重在上；次将油污衣铺在药上了，再用药一重于衣上，又铺纸一重，方用熨斗于纸上熨之，少刻除去药，油已去。未净，再换药熨，其用了药，铫内炒过又可用。熨斗不可太猛。

洗油腻　告成观道士传云造墨人以洗手极净，甚妙。亦可洗手①。

茶茗子即食茶子也　杏仁去皮尖。如欲洗字，压去油

上二味等分，如肥皂法洗手。如洗字，以药末安字上，以熨斗略熨，弹之即落。

洗桐油

以生银杏肉擦污处令透，用热汤浇洗尽去。

去漆污衣服

拣真杏核敲取仁，台椒等分，烂研，以揩污处，净为度。孙盈仲尝衣一新褐道服，过其舅家，见日中晒一胡床，据之而坐，不知其方修，新漆未干也，既而遍身皆污。漆匠者偶先传得此方，未试，亟合而用之，郊居仓卒二药不甚好，然污亦尽去，馀迹隐隐而已。漆已干

---

①　手：据下文，当作"字"。洗字，谓除去纸上已写之字。

者，恐不可用。

洗油法　蒋签判传之于内道场一黄冠①，用之信然②，但不若熨者之全洁耳。

滑石　白龙骨　白礜土_{等分}

上为细末，掺油污处，良久，揉去即净，更不须洗熨，若加黑牵牛末尤妙。一上未净，再上药，即尽去矣。一方，白礜土一斤，滑石四两，赤石脂、龙骨各一两，同研细，干掺之，良久，揉便落。

神仙无瑕散　去油污颜色，绣作衣物书画。

龙骨_{一两半}　海螵蛸　滑石_{各二两}　白礜土_{一两}

上为细末，以掺污处，良久，揉之便落。如欲急用，以纸衬熨之，未净再用，以净为度。如衣物等油了多时，却用麻油涂在旧迹，过些小不妨，如前法用，其效如神。

洗油污衣服药。

白矾_{一两}　滑石_{二两}　软石膏_{三两，烧过，研如粉}

上研令极细，以掺油污处，良久，揉之便落。

洗墨污衣服。

蝙蝠粪着水洗之。

洗油墨。之纯侄传。

苍术_{二两}　黑牵牛_{二两}　赤小豆_{一升}　皂角_{三挺，好者}

上为细末，白水元如弹子大，以滑石为衣，每洗用一元，或只作末，不元亦得。久污衣裳，水浸一宿，然后洗。桐油之类所污，皆洗之如新。加零陵香、香白芷在内，亦可作洗面梳头药。

熏蚊子。南剑杨守叔子传，甚妙。

香附子_{一斤}　苍术_{半斤}　雄黄_{别研}　樟脑_{别研。各半两}

---

① 黄冠：代指道人。
② 信然：确实如此。

上为细末，入雄黄、樟脑和匀，重罗过①，打作香印②蒳③之。恐樟脑湿难打，临用时略焙令燥。

驱蚊蚋壁虱。张彦亨监丞传，云甚好。

苍术_{一斤}　木鳖子　雄黄_{各二两半}

上为细末，蜜元如弹子大，床下烧一元，或于蚊合时④当门烧之，熏落如面静尽。

夏夜初上灯，以净草或竹木七寸，至心咒曰：波利瑟吒护生草，救护众生离烦恼。咒七遍，横置灯盏上，虫不飞入。如不戒肉食，即于晨起未食肉时，净口预咒，下至夜安之。

辟⑤蚊子。之纯侄。

木鳖川芎分两停⑥，雄黄减半始为精，炼蜜为元如皂大，一夜齁齁⑦直到明。于香炉文武火烧，仍辟恶虫。

浇烛法。利州监作院安敞传，出《陆氏集验方》⑧。

玄胡索　赤芍药　定粉　蛇床子

上为细末，每油、蜡各一斤，用药末一大钱，先将油一斤，蜡三分之一化开研用，药末搅匀，浇三两遍，添蜡一分⑨，又浇三两遍，再添馀蜡，则一重硬如一重矣。布心须用新布，勿令煎过，则不明。此烛可作极大者，有三妙，一省蜡，二极明，三更耐于真蜡，捍心洗布浇烛之类，止用常法。凡烛工皆能之。

---

① 重罗过：用细筛筛过。重罗，细密筛。
② 香印：亦称"印香"。用模具打压成的曲折长条香，形状类似现代的盘蚊香。
③ 蒳（ruò 若）：烧。
④ 蚊合时：蚊子聚合时。有些种类的蚊子会在傍晚聚飞入室内。
⑤ 辟：用同"避"，避开，亦有驱离义。
⑥ 两停：均等。
⑦ 齁齁：熟睡时的鼻息声。
⑧ 《陆氏集验方》：唐朝著名政治家、文学家、政论家陆贽（754—805），字敬舆。曾任宰相，贞元十一年（795）贬为忠州别驾。在忠州时辑抄方书一部，即《陆氏集验方》五十卷。
⑨ 一分：此指前分三份之中的一份。

皂角油蜡烛法。

清油一斤，用好肥皂角十铤，先将皂角水润煨过，捶碎，以少汤浸，挼取浓汁，直令皂角无苦味，以绢绞去滓，其汁如面糊。先倾油在铛中，记却多少分数，然后下皂角汁搅匀，慢火熬，仍不住手搅，直候油却到元记处，即下蜡半斤，搅令极匀，倾在磁盆器中，别以盆盛水，水之极凝取出，香色过于真者，其皂角汁不见，只底下有少细滓。若作烛，依寻常捍烛法。夏月上面微以薄薄浇之，尤佳。

[点评] 记载中医治病之法的书称"方书"。"方"的基本义是"方法"，在中医领域，"方"就是治疗方法。中医在历史发展中，逐渐发展为以用药之方为主要治法，故"方"往往被狭义地理解为用药之方。但广义地看，治病之"方"还包括针方、灸方、推拿方、按摩方、导引方等，认为有药的才是"方"是不符合实际的。更广义地看，在人们的生活中，往往还需要多种助益生活的"方"，这些可称为"生活方"。敦煌医方中，就有将生活方混录于医方书中的(如法藏敦煌卷子 P.2882 即是在医方之外又抄录了数首生活方。早先的校录者往往将这些生活方强释为医药方，所释不当)。本书为医方书，但亦录入生活方。

第三十一门

京汤方

金粟汤 魏云范方。

粟米一升　生姜十两　甘草四两　草果子二两，净皮上先将粟米淘净，同生姜研碎，罨一宿，作饼子，焙干，却同甘草、草果捣罗为细末，若更入白术二两绝妙，每服二三钱，入盐少许，沸汤点下，不拘时候。

江公谟，**集香汤**。

缩砂和皮五两，去皮用　甘草三两　胡椒　檀香各半两　青盐四两

上先炒盐、甘草，次下馀药，炒令香熟，为细末，如常点服。无青盐，只用海盐。王直之判院方，名子渍，此方甚妙。

清中汤①　陈行之监仓方，名正学。

菖蒲半斤，须水中生者，净洗，切作片子　桔梗　生姜切作片。各四两　盐二两　甘草二两半，炙

上五味和匀，淹一宿，晒干为细末，入瓶窨一月，如常点，见火即色不白。

粉姜汤

生姜十两，去皮秤，洗净，切作片子　杏仁五两，汤去皮尖　白盐五两　甘草五两，微炙，别捣为末

上先将杏仁细研，次下生姜，次入甘草、盐，一处研如泥，拍作薄饼子，一日焙干，碾罗为细末，经宿即色不白。

彦僧录，**韵姜汤**。

生姜一斤　甘草五两　盐六两　缩砂仁二两

上先以甘草炙过，同姜、盐为碎块子，同淹一宿，焙干，乘热罨缩砂一宿，为细末，汤点如常服。

紫姜汤

生姜一斤，片切，慢火炒令熟　舶上丁香皮二两　甘草二两，剉　盐三两，炒　丁香五十粒

上件搅，焙干为度，捣罗为末。

---

① 清中汤：源按："谨按杨氏清中汤无桔梗，有白术。云清气快膈，治腹痛恶心。"

凤池汤① 又名造化汤，腊中②合伏中③方可成，伏中合腊中方可成，故名造化汤。

肥乌梅去仁，留核 甘草 盐

每合时，三味各以一斤为准，炒盐尤好，等分不焙，先以乌梅、甘草杵为粗末，次以盐一处拌匀，入罐子实按收起，须腊月或伏内合，半年后方取出，焙干，为细末，如常点。夏月最宜饮水。

温中汤 燕贤仲侍郎方。

缩砂仁二两 甘草三两，炙 盐三两，炒 丁香一分 生姜去皮，半斤

上将姜捣碎，与缩砂、甘草、盐一处拌匀，淹一宿，焙干，次入丁香，同为细末，汤点下。一方只用甘草一两。

四顺生姜汤 胡运使秉彝方。

神曲四两 生姜半斤，肥嫩者，净洗，细擦，与神曲同和作饼，焙干 草豆蔻一两半，炮熟，去皮秤 大麦蘖一两，微炒 甘草一两半，炙

上捣罗，为细末，如常入盐少许，沸汤点下。

御爱灵黍汤

大小麦各二升 甘草四两，炙 缩砂仁一两半 生姜一斤，带皮薄切 盐六两，白者，用花尤佳

上将大小麦炒熟，入诸药，焙干，为细末，以瓷器内盛，食前后皆可服，暖脾克化宿饮甚佳。大小麦恐有粗皮难服，先别多碾，取净末用，加肉豆蔻八枚尤佳。

生姜汤

生姜一斤，不去皮，薄切 甘草四两，炒 盐六两，炒 麦蘖炒 神曲炒。各二两

上同淹一宿，略炒或焙干为末，沸汤点服。

---

① 凤池汤：源按："谨按魏氏凤池汤有桔梗，俱四味。"
② 腊中：腊月期间。
③ 伏中：三伏期间。

煮香汤

木香　丁香　檀香　沉香　人参各二两　甘草一两　槟榔半两　白茯苓去皮，二两

上八味，细剉，以好水二升同煎，煮令水尽为度，或于银器内贮，重汤干窨尤妙。先择软烂者，切焙令半干，入体燥者一处焙干，捣罗为末，不入盐，加茶点。一方入藿香半两。

干豉汤　又名元夜汤。

好盐豉一斤，焙干，别捣罗为细末　莳萝　茴香　马芹子各半两　椒半两，去目，炒干　干茵陈一两　盐五两，炒干　干姜半两，炮　甘草半两，炒

上同作细末，与豉末再入臼杵匀，以马尾罗隔令极匀，每点入馅头①、燥子②任意，不用亦可，只如汤点服。

龙砂汤

缩砂仁七两，去白膜　丁香一两二钱　甘草二两，剉　盐三两半

上先以文武火炒盐干，次下甘草粗末，候黄下细末，次下缩砂，微炒香熟，急倾入瓷罐内，罐子中先入丁香，然后以厚纸急闭令密，不得透气，候冷取出，为细末，点之。

桂花汤　疗一切冷气不散，心腹疼痛，呕逆恶心，胸膈不利，胁肋满，饮食无味。

桂心生　甘草剉　干姜生。各九两　盐一十四两　缩砂仁三两半，生
上为细末，每服二钱，白汤点，并吃三服，立有神效。

川芎汤

川芎一两　甘草　菖蒲　缩砂仁
上等分，用仁于铫子内，纸衬炒微黄，同为细末，入盐点服。

小煮香汤

香附子四两，不去皮，只洗净，略于沙盆内擦去毛，川水三升煮　草果仁一两，

---

① 馅(niè 聂)头：亦作"捻头"，即馓子。
② 燥(sào 臊)子：同"臊子"，肉末或肉丁。

_{取仁} 缩砂仁　甘草_{各一两}　丁香_{一分}　檀香_{半两}

上件一处，先煮香附子，次用馀药同煮干，切香附子碎，焙干为细末，入盐点服。

醍醐汤　成都保福院僧宝月方。

神曲　官桂　干姜_{煨。各二两}　盐_{十两，炒过}　甘草_{七两，净者}　乌梅_{八两，净洗，拍碎}

上先将内五味焙干，捣罗为细末，后入炒盐滚，合作一处，用新净磁罐收，白汤点下。

鸡舌香汤　张仲宝宿直方。

良姜　干姜_{以上二味细剉，以麻油搭过，慢火炒，令紫色为度，各一两}　茴香_{半两}　甘草_炒　盐_{各一两}

上为细末，点服，每料加胡椒半两，尤佳。

韵梅汤

半黄梅_{一百个，捶去核与仁}　青椒_{四两，拣净秤}　姜_{一斤，去皮研}　甘草_{四两，炙，为末}　盐_{半斤}

上于净盆中一处拌匀，安烈日中晒半月，以色变稍紫为度，更约度稀稠得所为佳，如遇阴雨，展日[1]候熟，安净器中，每用少许，沸汤点。

清韵汤[2]　滁州沈司理传。

缩砂仁_{三两}　石菖蒲_{一两}　甘草_{半两，炙}

上为细末，入盐少许，沸汤点服。

柽汤

柽子[3]_{十个}　干山药_{一两}　甘草_{二两}　盐_{四两，炒用}　盐白梅_{四两，捶破去仁，不去核}

上先用柽子、山药、甘草、白梅一处研细，捏作饼子，焙干，再

---

① 展日：延期。

② 清韵汤：源按："谨按魏氏清韵汤同。"

③ 柽（chéng 成）子：即橙子。

碾为细末，入檀香半两尤佳。一方入生姜二两。

橄榄汤①

百药煎_{三两，细切作片子}　檀香_{剉焙}　白芷_{各半两}　甘草_{炙，一两半}

上为细末，沸汤点②。

八神汤

神曲_炒　麦蘖_炒　甘草_{炙。各三两}　丁香_{一分}　胡椒_{一分}　盐_{三两}　生姜_{四两，细切}　草豆蔻_{三个，剉去皮}

上件除丁香、胡椒二味外，馀药共一处，浸一宿，次日焙干，连丁香、胡椒同碾为末，沸汤点。

橘香汤　治一切气滞，心腹刺痛，寒气痞结。善解宿酲③。

川姜_{七钱半，炮，刮净秤，剉如面者良}　陈皮_{一两，汤浸洗，去白，焙干秤}　缩砂仁_{七钱半，面裹煨}　胡椒_{七钱半，拣净}　甘草_{一两半，炙，刮去焦者秤}　桔梗_{一两半，去须}　盐_{二两，炒干，须是无泥者，如味淡，更以意加之}

上为细末，每服一钱，沸汤点。

干木瓜汤

紫苏_{五两，切}　生姜_{三斤，切}　盐_{三斤}　木瓜_{十斤，去瓤，切作片子}

上件将盐入在三味内，一处拌和匀，淹两日，晒干，为细末，入在瓶子内收之，吃时药末④一斤，甘草三两，炙，为末，入在汤内如常点。

桂浆法　夏月饮之，解渴消痰，气味香美，格韵绝高。

桂末_{二两}　桂须_{四两，去粗皮无味者，取二两}

白沙蜜一升，以水二斗，先煎取一斗，待冷，入新瓷瓶中，后下二味，搅二三百转令匀，先以油单一重覆，上加纸七重，以绳封之，

---

① 橄榄汤：本方中未用橄榄，当有误。
② 点：源本此下有"服疑脱橄榄"五字。
③ 酲（chéng 呈）：酒醉不醒。
④ 药末：原作"汤末"，据文义改。

每日去一重，七日开之，药成矣。三伏中或只悬井底，腊纸蜜封泥，七日出井熟矣。

湿乌梅荔枝汤

乌梅三十个，大而有肉者，先以汤浸三五次，去酸水，取肉烂碾，与糖同熬　桂末半两，入汤内　球糖一斤，临时添减，与梅同熬得所即止　生姜半斤，取汁，加减多少用

上件熬成膏，看可便住火，用汤或水调点，止渴甚妙，密封瓶器。

暗香汤　清神爽气。

香附子一两，拣大而无皮者，炒　缩砂仁一两半，炒　木香一分　檀香一钱　甘草二两，炙　胡椒一钱，炒

上件六味，同为细末，入盐点服，不拘时。

桂香汤　圆通能首座。

桂花三升，净拣去青柄子，细研，以磁器盛贮，覆合略蒸，花须就树摘，坠地者不可　干姜　甘草略炒。各一两

上为细末，同桂花打匀，量入炒盐盛贮，莫令漏气，如常法点。

洞庭汤　赵师厚。

细皮黄橘子一斤，于净盆内，以一小贴子就盆内薄切，去核留汁　生姜去皮半斤　甘草四两，捣碎　盐三两

一处拌，罨一两宿，取出焙，再以橘汁浸，渗尽为度，焙干为细末，如常法点。若更添神曲炒、麦蘖炒各四两，以拌橘汁，即不须再浸，尤妙。风流酝藉①，非其他洞庭汤可比，以其不去橘肉故也。

煎甘草膏子法　风栖长老之照方。

好粉甘草一斤，慢火上炙黄，细剉，碾为粗末，以百沸汤五六碗泡，着竹杖儿搅成浓汁，生绢袋滤过。再将甘草滓别用水煎，以无味为度。并前滤过汁作一处使，熟锅子内，先以麻油少许，乘热擦了，

---

① 酝藉：谓宽厚高雅。

入甘草汁，煎数十沸，以盐一斤，将汁就化开，纱片滤去盐滓，再熬成膏子，如米饮相似，投入干瓶器内，临时修合，每用膏子一升，入前项药。大率一斤甘草熬成膏子，可分作五料，不必限以五升也。

檀香汤

膏子①一升，檀香细末三钱，脑、麝各一百文，研细，入生姜自然汁三两点同碾，投入膏内，点时用少许汤化开饮。

丁香汤

入丁香细末三钱，馀依前法。

辰砂汤

入辰砂细末二三钱，看颜色如何，脑、麝并依前法。

胡椒汤

入胡椒细末一两，脑、麝并依前法。

缩砂汤

入缩砂细末二两半，丁香、干姜细末各少许，不用脑、麝。

茴香汤

入炒黄茴香细末一两，檀香、白姜细末各少许，不用脑、麝。

已上更看滋味如何，随意加减。

【**点评**】本篇题为"京汤方"。所谓"京"，应指京师；"汤"，就是宋代流行的香汤，其时又称"熟水"。宋时盛行用香，一个重要的方面就是配制成各种含香药的汤，以供服用。宋代著名的方书《太平惠民和剂局方》中，就有专篇收载香汤方。本篇收录香汤方亦达30多首。

这种香汤的应用有多方面的特点。

---

① 膏子：此二字原属标题，则方中连文为"一升檀香"，不合文例，下文"投入膏内"亦无着，今据文义改。此"膏子"即上条所说"甘草膏子"。以下五方都是以前膏为基础，配用不同香药而制成的不同的香药汤。

其一，香药为主，他药调味。

既称"香汤"，故主打香药。本篇所列诸方大多用了典型的香药，且有不少是舶来之品。如檀香、丁香、沉香、木香、茴香、麝香、龙脑、椒、桂、川芎、豆蔻、莳萝、砂仁、香附、良姜、干姜、白芷、紫苏、草果、桔梗、菖蒲，等等。这些香药构成了香汤的基调。

在调味方面，几乎都配用了甘草，且往往也同时加盐，显然是以香、甜、咸味为主。另外有几首汤配以乌梅（还有半黄梅、白梅）、橘子，当是配成酸味或酸甜味的。

其二，和剂备用，临时点服。

香汤是预置好半成品，临时点服的。半成品以药末为主，也有膏剂（如本篇湿乌梅荔枝汤、煎甘草膏子等），还有个别其他形态的（如本篇桂浆法为浆液态，韵梅汤为固体液体混合态）。

服用方法都是"点服"。所谓"点"，指的是用沸水冲开。在沸水快速冲兑之下，使得原先的药末、药膏等状态的半成品突然释放出浓郁的药香，成为香汤。

服用时也有灵活性，例如煮香汤服用时可以"加茶点"，干豉汤服用时可以"每点入馅头、臊子任意"。

其三，不重治病，重在韵味。

香汤虽然用了香药及其他药物，但主要并不用于具体的疾病，更不归在之前各病门。本篇30多首方中，只有桂花汤、橘香汤、桂浆汤3方含有指向症状的描述。桂花汤"疗一切冷气不散，心腹疼痛，呕逆恶心，胸膈不利，胁肋满，饮食无味"。橘香汤"治一切气滞，心腹刺痛，寒气痞结。善解宿酲"。桂浆法"夏月饮之，解渴消痰"。此外御爱灵泰汤节度语中论及"暖脾克化宿饮甚佳"。香药多具有理气调中、开窍醒神等治疗作用，但更多的香汤方并不强调这些香药群体常见的功效。

而在另外一些方中，却提示了香汤对服用者的意义。桂浆法"气味香美，格韵绝高"；暗香汤"清神爽气"，洞庭汤则在节度语中指效果为"风流酝藉"。且有数个香汤名中都含有"韵"字，如"韵姜汤""韵梅汤""清韵汤"。这些功用描述和方名，充分表明了香汤可使人神韵清雅，格调高贵。

其四，自饮待客，社会风尚。

宋时香汤盛行，官僚阶层普遍好香，市上亦随处可以买到香汤。且香汤味美可口，又确有理气醒神之功。因而，或自饮，或待客，服香汤成为宋时社会风尚。《东京梦华录》卷之三《天晓诸人入市》记述："更有御街州桥至南内前，趁朝卖药及饮食者，吟叫百端。"此"药"即是诸种香药汤，是在街市上和早点一起贩卖的。

本书第 1 门为"丹药"，丹药是金石药为主、草药为辅的养生方。本篇撰著时丹药的实际影响已呈衰落，而最末一门京汤方是以香药为主的另一路服药潮流，正呈兴盛之势。但是，香药毕竟多属辛燥之品，南宋以后医家对香药盛行之风颇有微词。在流行一段时间之后，香药也就回归到其应在的医药体系之中了。

是斋百一选方跋

　　余受箕裘①之业，得以厕②教谕诸贤之末，荣亦甚矣，思所以报国家渥恩③之万一者，才弱力乏不能标美。今日亦惟研精典籍，覃思④方术，朝夕恪谨⑤，以奉其职已矣。然手之所致，足之所致，心血之所思索，仅仅有所限焉，不若锓一古方书以利人，与众同其乐也。余尝耽读⑥宋王璆所撰《百一选方》，其书凡廿卷，论症详悉，列方精简，而授受之姓氏与奇验之事，实瞭然在目，拯笃患⑦于垂危，济小恙于霎时者，不一而足⑧，实医家不可缺之书也。而世无刻本，誊写互传，讹谬不少，遂因丹波廉夫所藏《医方类聚》方，与荻子元所藏元刻善本，参互订质，以授剞劂⑨，苟有据此书以愈疴起废，奏

---

① 箕裘：比喻祖上的事业。
② 厕：参与。
③ 渥恩：深厚的恩泽。
④ 覃（tán 谈）思：深思。
⑤ 恪谨：恭谨。
⑥ 耽读：极好阅读。
⑦ 笃患：严重的病患。
⑧ 不一而足：同类的事物不止一个，而是很多，无法列举齐全。形容很多。
⑨ 剞劂：雕版刊印。

回天之功者，乃余之志足以酬①满矣。如著书之始末，廉夫序中既尽焉，吾复何言。

宽政十一年岁在屠维协洽②皋月端阳③前一日

东都医官千田恭子敬撰

---

① 酬：回报。
② 屠维协洽：己未年。屠维，天干中"己"的别称；协洽，地支中"未"的别称。
③ 皋月端阳：农历五月五日。皋月，农历五月。

方名索引